JN006544

医師・医学生のための
人類学・社会学

● 臨床症例／事例で学ぶ

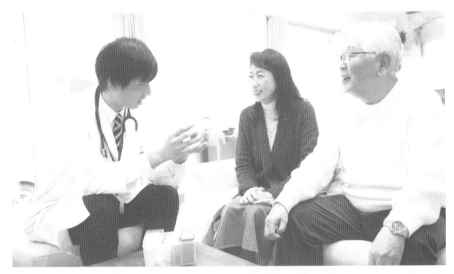

飯田淳子・錦織 宏 編 edited by IIDA Junko & NISHIGORI Hiroshi

Anthropology and Sociology for
Doctors and Medical Students

ナカニシヤ出版

はじめに：本書の使い方

　本書は，全ケースにわたって医師と文化人類学者・社会学者が協働で執筆した，これまでに類のない事例集である。

　2017年3月に改訂された「医学教育モデル・コア・カリキュラム（以下，コアカリ）」では，日本の医学教育史上初めて文化人類学および社会学の内容が導入された（B-4　医療に関連のある社会科学領域）。この背景には，少子高齢化，疾病構造の慢性疾患への変化などにともない，医師が直面する課題に患者の「生命」のみならず，「生活」や「人生」に関する事柄がますます多く含まれるようになってきたことや，国際的な医学教育の質保証における認証評価の基準のなかに社会科学（医療人類学，医療社会学を含む）が含まれたことなどがある。

　社会科学を卒前医学教育カリキュラムにとり入れる動きは諸外国にもみられるが，各国ともうまくいっているとは言い難い。その要因の一つに，医学生が社会科学と臨床との関連性を感じにくいということがあり，心理社会的側面に関心が向けられやすい臨床実習と結びつけた教育の重要性が指摘されている（Benbassat et al. 2003, Isaac & Rief 2009）。けれども，臨床現場の医師は社会科学に必ずしも精通しておらず（Litva & Peters 2008），社会科学者は臨床現場の状況に疎い傾向があり，双方の連携が課題とされている（Satterfield et al. 2010）。

　これらのことに鑑み，編者の飯田（文化人類学者）と錦織（医師・医学教育学者）は，さまざまな協働の試みをおよそ10年にわたっておこなってきた。その一つが国立民族学博物館共同研究「医療者向け医療人類学教育の検討：保健医療福祉専門職との協働」（2015–2018年度）であり，本書はその成果である。それに加え，後述する医師と人類学者合同の症例検討会や，京都大学「現場で働く指導医のための医学教育学プログラム─基礎編」の文化人類学の授業等でも協働をおこなってきた。それらを通じて明らかになってきたことは，臨床現場のケースを基盤とした学習・教育が，医学生や医師に社会科学と臨床との関連性を感じやすくさせ，学習者の関心・学習意欲を喚起しやすいということである。

　以上を踏まえ，本書は，臨床現場の多種多様なケースから立ち上がる問題を人類学・社会学的な視点で考える事例集とした。それぞれのケースは，医師が提供したものか，人類学者・社会学者が記述したものを医師が監修したものである。本書に収められたケースには，上記の医療者・人類学者合同の症例検討会で取り上げられ

たものや,「現場で働く指導医のための医学教育学プログラム―基礎編」の受講生で
ある医師が提供したものも多く含まれている。

　本書の対象には,医学生のみならず,研修医・医師も含まれているが,特にまだ
臨床現場に出ていない臨床実習前の医学生にとって,具体的なケースをもとに社会
科学を学べるという意味では,本書は希少な教材といえる。

　本書は全ケースにわたり,前述した医師・人類学者合同の症例検討会で医師が提
示した症例／事例という体裁がとられている。この症例検討会は,臨床現場におい
て社会的文化的な要因により対処が困難であった事例を医学生／医師が提示し,そ
れについて人類学者を含む参加者で討論したうえで,人類学者がコメントをおこな
うという形で進められる(飯田・錦織 2019)。実際には医学的な「症例」ではなく,
患者の生活や人生,社会関係などを含む「事例」(第2章参照)の検討なのだが,臨
床との関連性を強調するために,医師にとってなじみのある「症例検討会」という
用語をあえて用いていることもここで述べておきたい。

　本書を用いて人類学・社会学を学ぶ方は,さながらこの症例検討会に参加したよ
うなつもりで各ケースを読み,ところどころで差し挟まれている問いについて考え
てほしい。授業でこのテキストを用いる場合は,問いに基づいて小グループ討議な
どをおこなってもよいだろう。各章は,「症例提示→問い→人類学・社会学的視点
からの追加情報のリクエスト→追加情報→問い→解説」という流れになっている。
最初の症例提示の後に出される問いは,その症例を提示した医師が現場で感じた疑
問(もやもやした点)である。まずはそれについて考えるのに加え,それを考えるに
あたって他にどのようなことを知る必要があるかも考えていただきたい。その後,
人類学・社会学的視点からのリクエストに応じて提示された追加情報をもとに,第
二の問いについて検討してみてほしい。そのうえで,人類学・社会学的な視点から
の解説を読むと,新たな視野が開けたり,「もやもや」を言語化・考察する枠組みが
得られたりするはずである。

　ただし,本書でとりあげられているケースはどれも(単一の)答えが出るとは限
らないようなものばかりであり,解説はその答えを出すというよりも,事例を入り
口として人類学・社会学的な視点を紹介することを目的としている。そのため,読
者がそこに解を求めてしまうと困惑するかもしれない。特に,多肢選択試験などに
慣れた医学生は「それで結局,正解は何なのだろう?」と感じることだろう。「モヤ
モヤ」がかえって深まる可能性も大いにあるが,医療現場にはそのような唯一解の

ない問題が無数にあるということに気づいてもらうことも，本書のねらいのひとつとなっている。

　各章には該当するコアカリ項目と対応した学修目標が掲げられているので，教員の方々は適宜参考にしていただきたい。なお，このコアカリ項目は平成28年度改訂版のものだが，令和4年度改訂版コアカリとの対応表は巻末をご覧いただければ幸いである。また，社会科学が出題範囲に含まれるであろう共用試験CBTも想定に入れて，各章に復習のための小テストをつけたので，活用してみてほしい。

　ここまで，文化人類学とは何か，社会学とは何かということを説明せずに話を進めてきた。実はこの二つの学問の定義は難しく，当の人類学者・社会学者の間でも，誰もが納得するような説明がなされていない。それでも，専門家内部での議論はさておき，人類学や社会学について何も知らないから一言で説明してほしい，という読者のためにある程度代表的な定義を挙げておくと，文化人類学とは「フィールドワーク（現地調査）によって世界各地の文化や社会を調査・研究し，最終的には人間とは何かを探求する学問」（岸上 2018: i），社会学とは「人と人とのさまざまな関係や結合からなる社会と社会の中でおこるさまざまな事象のなりたちやあり方に関する学問」（石川ほか 2012: 1）とされる。ただし，この他にも多種多様な定義がある。なお，本書で「人類学」と表記する際には文化人類学のことを指している。

　本書は事例集であるため，文化人類学や社会学の概念や学説史についての体系的な解説などは含まれていない。文化人類学や社会学について体系的に学びたい人は，すでに数多く出版されている文化人類学や社会学のテキストをあたってほしい。

　文化人類学には「医療人類学」，社会学にも「医療社会学」という分野がある。しかし私たちのこれまでの協働活動のなかで，医学生・医師にとって必要なのは医療人類学・医療社会学だけでなく，あるいはそれよりもむしろ文化人類学・社会学であるということがわかってきた。そのため，本書では医療人類学・医療社会学だけでなく，広く文化人類学・社会学の内容を扱っている。

　もう一つ，読者に断っておかなければならないのは，本書は社会学の内容も扱っているものの，本書の執筆者（医師以外）のほとんどが文化人類学者であるということである。これは，これまで私たちの協働活動が医師と人類学者を中心におこなわれてきたというだけの理由による。社会学と文化人類学は，当の社会学者も人類学者もその違いを明確には説明できないほど近接した領域である。もちろん，人類学ではほとんど用いない計量的な分析方法を社会学では用いることも多いとか，人類

iv

学的な考察では異文化間の比較により重きを置くなどといった違いはある。しかし，研究の対象や方法，理論などでは相互に重なっており，今日，その境界はあいまいになっている。そして何よりも，自分にとってのあたりまえを見直すとか，多様性のもとでの共同性を探求するなどといった基本的な思考法は，文化人類学と社会学とで共通している。そのため，今回は人類学者を中心とした執筆陣で本書を作成したが，その結果，内容に若干の偏りがあることは否定できない。コアカリの B-4-1 は全項目カバーしてあるが，どちらかというとそのなかの人類学的内容（2～7）の方が多く含まれている。また，方法については第3章で文化人類学の方法論であるエスノグラフィのみをとりあげているが，社会学の方法にはこれ以外にも先述した計量的（統計学的）な手法やエスノメソドロジーなど，いくつかの方法がある（ただし，私たちは第2章や第3章に述べられているような理由で，エスノグラフィは医学教育にとって特に重要な方法論であると考えている）。現在，医学教育に関わる社会学者との協働も進みつつあり，今後，その成果を期待したい。

　医学生が実のある形で社会科学を修得するためには，これまでのような教養教育としてだけではなく，臨床と関連づけたかたちでの教育が必要である。本書がその一助となり，日本の医療の質向上に貢献することを，執筆者一同願っている。

飯田淳子・錦織　宏

【参照文献】

Benbassat, J., Baumal, R., Borkan, J. M., & Ber, R. (2003). Overcoming barriers to teaching the behavioral and social sciences to medical students. *Academic Medicine*, *78*(4): 372–380.

Isaac, M., & Rief, W. (2009). Role of behavioural and social sciences in medical education. *Current Opinion in Psychiatry*, *22*(2): 184–187.

Litva, A., & Peters, S. (2008). Exploring barriers to teaching behavioural and social sciences in medical education. *Medical Education*, *42*(3): 309–314.

Satterfield, J. M., Adler, S. R., Chen, H. C., Hauer, K. E., Saba, G. W., & Salazar, R. (2010). Creating an ideal social and behavioural sciences curriculum for medical students. *Medical Education*, *44*(12): 1194–1202.

飯田淳子・錦織　宏 (2019). 「臨床現場の社会的文化的課題にともに向き合う――医療者・人類学者共同の症例検討会」『コンタクト・ゾーン』*11*: 392–425.

石川ひろの・進藤雄三・山崎喜比古 (2012). 『系統看護学講座 基礎分野 社会学』医学書院

岸上伸啓 (2018). 「はじめに」岸上伸啓［編］『はじめて学ぶ文化人類学――人物・古典・名著からの誘い』ミネルヴァ書房，pp. i–iii.

目　次

第Ⅰ部　人類学・社会学の視点と方法

第Ⅱ部　臨床症例／事例で学ぶ人類学・社会学

[1] 患者・家族の一見不可解な言動

[2] 治療やサービスを拒否されたら

●各章末の「復習のための小テスト」解答については巻末, 奥付の前に掲載した。

第Ⅰ部

人類学・社会学の視点と方法

01
なぜ医学生が人文社会科学を学ぶのか？

執　筆：錦織　宏

1 医学は理系，医療は文系

　先日，臨床医学分野のある教授と話す機会があった。その際に，私の研究分野（医学教育学）についての話題になったので，「最近，医学部で文系の研究者をやっているんですよね」と話したところ，その先生が「医学は理系だけど，医療は文系だと思う」とおっしゃっていた。たしかに，学生が修得する卒前医学教育カリキュラムを改めて俯瞰してみると，医学の3領域，つまり基礎医学・社会医学・臨床医学の多くは理系の領域である。一方で，臨床現場に出てから患者さんの抱える問題に真摯に取り組むようになって必要になるのは，患者さんを生活者として捉える，むしろ文系的な視点だと私も思う。

2 あずきぼりをしてフイフイした

　その根拠ともなる私自身のエピソードを一つ紹介しよう。

　私が市立舞鶴市民病院の内科研修医だった頃，慢性心不全が急性増悪して入院した患者さんを同時に複数担当した。病歴を取ってみると，皆，主訴は「あずきぼりをしてフイフイした」ということ。意味がわからないので上級医に聞いてみても「フイフイだよ，フイフイ，錦織くん」と言われてしまった。この地域独特の表現のようだが，大阪出身で学生時代を名古屋で過ごした私にはさっぱりお手上げ。「あずきぼり」も知らなかったので，内科病棟の看護師さんに聞いてみたところ，「この辺（地域）は減反政策で，3年にいっぺんは米の代わりに，小豆をつくるんよ」とのこと。そして「小豆ぼり」は小豆の収穫作業であることを知り，さてさて心不全が悪化するほどの収穫作業って一体，どんなことをやっているのだろう，という想像

を膨らませた（ちなみに地元の人によると「フイフイ」は「フイフイ」としてしか表現できない症状で，この地域に赴任した多くの新人医師が戸惑うらしい）。

　数年後，この地域の診療所で週に一度働くことになった際，訪問診療に一緒にいってくださる看護師さんに「（患者さんが入院するほどしんどいとされる）小豆ぼりを一度やってみたい」と言って実際にさせてもらったところ，なるほど確かに大変な作業だった！　中腰になって歩きながら一つひとつ丁寧に小豆を収穫していくので，文字通り骨が折れ，一緒に小豆を「ぼって」くださった看護師さんやドライバーさんには周回遅れの差をつけられて置いていかれ，私のはじめての小豆ぼり体験は散々な結果であった。しかしながらこの経験から，「なるほど，これは確かに心不全が悪化するほどの作業だ」ということも体感できたし，患者さんにとって米の代わりに小豆を収穫することの家計的な重要性も肌感覚として理解することができた。そして，その後，同様に小豆ぼりによって症状が増悪する患者さんについて，その背景をより理解できるようになったのである。

3　生活者としての患者という視点

　さて卒後20年を過ぎて大学（医学部）で教員として働く今，このエピソードを改めて振り返ってまず感じることは，今はこのような時間はとてもとれそうにないなあ，ということである。臨床現場で患者さんの問題に寄り添う時間が豊富にあった研修医時代が素直に懐かしい。「医学生や研修医の時が一番，患者さんとゆっくり話ができるので，研修期間中はできる限りベッドサイドにいるべきだ」という言葉は，私が研修医の時の指導医であった米国 Cleveland Clinic の膠原病内科医 Brian Mandell 先生からもらったものだが，それをそのまま，医学生・研修医の皆さんにも伝えたいと思う。

　ただ，このような体験をしなくても，生活者としての患者という視点について，何かしらの形で医学生・研修医が考えたり学んだりする機会がないものだろうか，とも思う。そもそも患者さんの生活スタイルもずいぶんと多様になってきているし，一つひとつの生活を実際に体験するのは正直難しいだろう。また多くの医学生が比較的高所得者層の家庭に育ってきていると思われる今日，（私も含めた）そのような医学生・研修医・医師に，貧困も含めた社会的問題を抱える患者の生活が想像できるのだろうか，という疑問も湧く。そもそも医学は，医療にまつわる社会的問題にどのように取り組んできたのだろうか？

4　社会医学の欧米への傾倒

　上述した医学の 3 領域，すなわち基礎医学・臨床医学・社会医学のなかでは，社会医学がこのような医療にまつわる社会的問題に取り組んできた領域だろう。しかしながら，衛生学・公衆衛生学を主流とする社会医学は，近年，グローバル化と成果主義の荒波にさらされ，かつてのように丁寧に医療の抱える社会的問題に寄り添うタイプの研究者が少なくなってきているように個人的には感じる。ビッグデータをもとにした国際多施設協同研究を，欧米の読者を宛先にして論文化し，インパクトファクターの高い英文雑誌に掲載したというような華やかな話はしばしば聞く。しかしながら，研究者の勤める大学の地域にある地場産業と医療との関係について丁寧に分析するというようなタイプの研究を見聞きする機会は少なくなったように思える。近年，（患者の社会的問題にフォーカスを当てるという意味では正統な）SDH（Social Determinants of Health）という概念が公衆衛生学領域で話題になっているが，このような米国由来のテーマを研究者が積極的に取り上げるという構造は，社会医学の欧米への傾倒ともいえるかもしれない。地に足をつけ，自分たちの身近にいる社会的弱者に寄り添い，丁寧なフィールドワークから医療の抱える社会的問題をあぶり出し，市民と議論し，政策提言をおこなっていくような仕事を，医学・医療のなかで展開していくにはどうすればよいのだろうか。

5　社会科学としての人類学・社会学

　社会医学に対してやや批判が過ぎたかもしれない。（私も含め）成果主義的に欧米の読者を宛先にすることを求められる医学研究者の立ち居振る舞いはある程度やむを得ない部分がある。ただ今を生きる医学生・研修医には，このこと自体に対しても批判的に捉えてほしいとも思う。

　さて，少し話を戻そう。医療にまつわる社会的問題に，我々医学生・研修医・医師はどのように取り組めばよいのか？　私はその答えを医学の外に求め，医療人類学という分野に出会った。

　社会科学としての医療人類学は，これまで主に，西洋近代医学を批判するという立場に立って仕事をしてきた（と理解している）。医療化という概念を用いて，社会の抱える問題が医療という枠組みに回収され（その問題の社会的な側面が隠蔽され）てきた，とする批判はその一例である。ただ，医療という枠組みで患者にお節介を

することを好む一医師としては，そんなことを言われても現場の問題は何一つ解決しないと思ってしまうし，余計なお世話だとすら思ったりする。そうしたら，医療人類学者のなかにも，批判するだけではなく，医療者と「共に」考えるというスタンスをとってくださる研究者がいた。そして，これまでにそのようなスタンスの医療人類学者といろいろな形で協働してきたなかでわかってきたことは，医療人類学のような社会科学には，我々医師・医療者が臨床現場でしばしば出会う患者さんの社会的問題を考える際に，非常に有用な知見が数多く蓄積されているということであった。我々医師は，医学部で接する機会がない（医学教育で取り上げていない）ために，このような学問があることすら知らない，ということがある。一方で，医療人類学者もこれまで自分たちの学問分野のなかだけで閉じた議論を展開していたために，たくさんの有用な知見がほとんど医療現場に届いていなかったのだと推察する。

6　医療人類学は医療実践にどのように貢献するのか？

　そして，医療人類学者との協働からわかってきたことのもう一つは，医療人類学をはじめとする社会科学には，医療の役に立とうとする目的意識が希薄にみえるということであった。これは「役に立つ」とはどういうことかを根本的に問うていく社会科学ならではのスタンスゆえなのだが，目の前の患者さんの診療に責任感をもって取り組んでいる我々医師（を含めた医療者）は，医療人類学者との会話のなかで，正直，腹がたったり，がっかりしたり，無責任だと感じることがある。ただ，上述の「医療者と共に」というスタンスに立ってくれる人類学者のなかには，「それではどうすればいいのか」ということについて真摯に考えてくださった方もいる。

　そのうちの一人が本書の編者である飯田淳子先生であり，本書は飯田先生と私とで長年かけて積み重ねてきた対話から構想を練り，実践し，そして多くの方の協力を仰いでその内容をまとめたものである。本書の中心にある問いは「医療人類学は医療実践にどのように貢献するのか？」であり，その問いに対する我々なりの答えを本書では示したつもりである。

7　今の自分にはよくわからない（かもしれない）

　本書では症例検討会という教育手法を用いることで，私の専門である医学教育学

を「窓」として，医療人類学と医学・医療を架橋することを試みている。これまでに実際におこなってきた症例検討会の内容や議論をもとに本書は執筆されている。その症例検討会にこれまで参加してくださった医師たちの反応をみる限り，臨床現場で抱えた（主に医療にまつわる社会的問題に関する）悩みを暗黙知の形で蓄積してきた医師の方には，視界が大きく開けるような感覚を得てもらっていると感じている。一方で，医学生や臨床経験の少ない研修医には，このような内容はなかなか伝わりにくいかもしれない。このような内容をあえて医療人類学という学問で取り扱う意味がわからない，という人もいるかもしれない。そんな時は，身近に「本書の扱っていることの意味がわかる」人を見つけて対話をしてもらいたい。もしくは「今の自分にはよくわからない」という形で一旦保留にしてもらうのもいいかもしれない。「今の自分（の価値観）では理解できない」ということは（特に高等教育での）学びの場ではよくあることなのだからと認識している。

8 そして旅はつづく

　圧倒的に理科系（特に生物学）の研究者が多い医学部内での研究会に，今日も私は出席する。そして文系である自分のマイノリティ感を楽しんでいる。それではみなさん，ぜひ本書を通した人文社会科学の旅を楽しんでください。

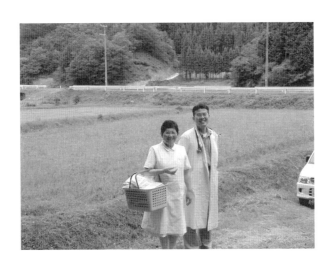

02
社会科学と医療

執　　筆：星野　晋

学修目標：
◆ 医療人類学や医療社会学等の行動科学・社会科学の基本的な視点・方法・
理論を概説できる（コアカリ B-4-1-1）。

---

1 社会科学とは

　人びとの集まりに，その人びとを結びつけている何かが見出せるとき，私たちは
その集団あるいは結びつきの全体を社会とよぶ。人は一人では生きられない社会的
動物であり，血のつながり，恋愛，売り買いや貸し借り，言葉，ルール，役割，制
度，価値観，その他さまざまな物事が私たちを結びつけている。そのような結びつ
きのありようを明らかにしようとする学問分野の総称が社会科学であり，文化人類
学・社会学のほか，法学，政治学，経済学などがこれに含まれる。

　このように理論的背景・視点・方法の異なる多種多様な学問分野の総称であるが
ゆえに，社会科学全体の特性を簡潔に提示することはむずかしいが，社会現象を科
学的に解き明かそうとする姿勢はどの分野にも共通している。ただしここでいう
「科学」は自然科学のいう「科学」とは異なる。自然科学は，研究者の主観や価値観
を可能な限り排除し，客観性にもとづき自然現象のうちに一般法則を見出そうとす
る。それに対して社会科学は，個々人の主観や集団ごとの価値観と切りはなせない，
人間の行為によって生み出される複雑な社会現象に光をあてる。加えてその光のあ
てかた，すなわち各々の研究者の立ち位置や視点によって，分析結果や解釈も大き
く異なりうる。それゆえ社会科学者は，研究者の主観や価値観を排除するのではな
く，自らの立ち位置や視点を掘り下げ，これを誠実に表明したうえで，データと論

理を駆使して，自らが社会現象に見出したことを論証しようとする。このような社会科学の成立に大きく貢献した初期の社会学者であるマックス・ヴェーバーは，社会科学者たるものは，「〔自分がそれによって〕実在を評価し，〔そこから〕価値判断を導き出す〔究極最高の価値〕規準が，いかなるものであるかを，つねに読者と自分自身とに，鋭く意識させるように努める」義務があり，この義務を厳格に守ることで社会科学は「純然たる科学」たりうるとし，この態度を「価値自由」とよんだ（ヴェーバー 1998: 46）。つまり社会科学の個々の研究成果を正確に読み解こうとするならば，研究の結果に先だって，その研究者の価値基準や認識論的立場を，そしてそこから導き出される方法論を正しく理解しておくことが必須ということになる。

　さて医療専門職がこのような社会科学を学ぶことを求められる理由は大きく次の二つの点に集約される。それは，第一に，医療がそれぞれの国や地域において，法，制度，政策，経済などに規定される社会の仕組みの一部をなしている（社会のマクロ的な側面）という点であり，第二に医療の対象とする患者や（医療福祉サービスの）利用者は，家族，近所，職場などの人間関係を生きる社会的存在である（社会のミクロ的な側面）という点である。この社会のマクロ的な側面とミクロ的な側面は常に連動している（アレグザンダーほか 1998）。マクロな社会状況の変化は個々人のライフスタイルや行動様式に影響し，個々人のライフスタイルや価値観の変化は社会全体の変化に影響する。それは社会状況の変化が，医療専門職と患者や利用者の関係のあり方，さらには医療専門職の役割や使命，職業的アイデンティティの変化をもたらすことを意味する。このようにマクロ的側面とミクロ的側面の両面で社会と不可分に関わる医学・医療は，生物としての人間を対象とする自然科学であると同時に，社会的存在としての人の生活や行動を対象とする社会科学の性格を併せもつ学問・実践分野といえるのである。

2　社会の動向と医療

　国や地域によって経済状況，法や制度，医療に使える人・物・金等の社会資源は異なるし，人びとの思考や行動を特徴づける価値観や常識は異なる。だからそれぞれの地域特性に合わせた医療を組み立てなければならない。また大きな社会変化が到来するならば，その変化に合わせて医療のあり方を変えていくことが求められる。それゆえ医療専門職は社会の動向を常に意識していなければならない。そのような社会の現状や動向を読み解く目と方法を提供するのが社会科学である。

　たとえばマーケティング・リサーチャーであった油谷遵は，65 歳以上の人の割合
で捉えられがちな超高齢社会を 50 歳以上の人の割合が急増する社会と読み替え，
日本人のライフスタイルそして消費行動が激変することを予測した（油谷・辻中
1999）。この日本人の行動の変化は保健・医療・福祉の領域でも例外ではないであ
ろう。働き盛りの人たちが人口のボリューム層であり，核家族が標準世帯であり，
そして財政も家計も余裕のあった成長期の日本においては，患者の病気を治し社会
復帰させることが医療の最大の使命であった。ところが今日，少子高齢化により 50
歳以上の夫婦もしくは単身世帯が標準世帯となり，根治しない慢性的な疾患や障害
を複数抱えながら老いていくのが一般的な患者の姿となりつつある。国は医療費を
抑制すべく，在宅ケアに比重を置く政策を展開しようとしている。このような変化
は，社会が期待する医師像を，あるいは医師の社会的役割を大きく変えることにな
る。こうした変化に対応しつづけるためには，マスメディアやインターネット，国
や行政の統計，研究者の研究等から得られる情報や知見を批判的に吟味し，自らが
日々実践する医療に関連づけるスキルを生涯維持しつづけなければならないので
ある。

3 社会的存在としての患者・利用者

　医療専門職の仕事の中心はもちろん臨床現場にある。日々個別の患者や利用者を，
複数の専門職と協働しつつ，診断し，提案やアドバイスをし，治療を実践する。科
学的・普遍的な知見に基づき個人の抱えている医学上の問題を解決することが医療
の基本である。そしてその過程で医療は，患者や利用者を暮らしや人間関係から切
り離された個人として捉える傾向が強い。

　しかし診察室を一歩出ると患者や利用者は日々の暮らしを生き，家族や職場の人
間関係を生きる社会的存在であることに注意を払う必要がある。同じ病気・同じ症
状であっても，病者が医療専門職の提案に対してどのような選択をするかは，その
本人や家族の暮らしや人間関係によって異なってくる。そしてそこで選択される治
療方針は，その人や周囲の人びととの人生や暮らしや人間関係に強く影響を与える。
患者個人を対象としているようにみえる医療であるが，患者は社会の一部であり，
それゆえ医療行為は社会を相手にしている社会的行為であるといえるのである。と
すれば，たとえ患者をいったん社会関係から切り離して個人として捉えることが臨
床的にはいかに効果的であっても，診察室を出ると患者は社会関係のなかに戻ると

いうことを意識しなければならない（星野 2006）。

　急性期疾患を対象とする場合は，患者や利用者の暮らしや社会関係からの切り離しが一時的であるがゆえに，心理的・倫理的配慮を怠らない限り，このことをさほど意識する必要はないかもしれない。しかし複数の慢性疾患や障害を暮らしの現場である自宅で管理しなければならない患者や利用者が増大しつつある今日，医療の方が暮らしの現場の論理に合わせなければならなくなってきている。暮らしの文脈においては，当然患者の生活や社会関係が保たれたままである。家族や知人は，患者に影響を与える背景ではなく，病むことをめぐる当事者である。患者やその周囲の人たちが，病むことに関わるどのような苦しみや不安を抱えているのか，ケアする人も含む当事者たちにとって，そのケースの課題は何なのか，そのことに対して医療専門職はどのように関わっていけばいいのか。それらのことを知り，ケアを組み立てるためには，患者やその家族の暮らしや日常的な人間関係を読み取る目と方法が必要になる。そのような目の前にある具体的ケースに対して，生活や社会の文脈で読み解く視点と方法を提供できるのが，文化人類学や社会学なのである。

4 社会科学の何を学ぶか

　以上のように，医療専門職が社会科学から学ぶべきことは，社会の状況や動向を把握しその文脈で保健・医療を理解するマクロ的な視点と方法，そこで得られる知見を関連づけつつ，多様で変化しつづける臨床現場の具体的ケースを読み解くミクロ的な視点と方法ということになる。そして社会のマクロ的側面とミクロ的側面は常に連動している以上，両者を同時並行してあるいは関連づけながら学ぶことが肝要である。ところが社会科学は文化人類学・社会学の他，法学，政治学，経済学など実に多様な学問領域にまたがり，たとえテーマを保健・医療関連に限るとしても，その全体および各分野を基礎から体系的に学ぶことは，膨大すぎて医療専門職には不可能である。そこでそのような社会のマクロとミクロを行き来する学びは，臨床や暮らしの現場に見出せる具体的な事例を用いた学修であるべきであると考える。すなわち目指すべきは，病むこととそのケアの現場で起きていることを社会・文化的なできごととして読み解き，それを他者と共有すべく適切に記述し，そこに課題を見出し解決をさぐる基礎となる「事例」として（再）構成できるようになることである。そしてその過程では，必要に応じて関連する社会科諸科学の知見を調べ参照することも求められる。それこそが本書が事例ベースで編まれているゆえんなの

である。

　ところでここではあえて "症例" ではなく "事例" という語を使っている。それは "症例" があくまで疾患ベースのケースの捉え方だからである。もちろん目の前に生じていることを「症例」として捉えられることは，医療の専門性の核心であり，それができなければ医療専門職とはいえない。それゆえ本書では "症例" という医療者になじみ深い言葉を使っている。

　しかし同じケースであっても文化人類学や社会学の視点から焦点をあてると，"症例" という枠組みを超えた病むことの別の側面が見えてくる。すなわち社会科学は，病むことを人生や暮らしや人間関係や社会との関わりにおいて理解しようとする。それゆえ "事例" という語の方がなじむことになる。また病者や障害者が暮らしの現場に身をおき，医療系以外を含む他職種がそのケアに関わる精神保健や地域包括ケアの領域では，"事例" とよぶことが一般化している。そこで本書では "症例" を入口としつつも，"症例" と "事例" の両方の捉え方の使い分け，あるいは両者を含んだ捉え方ができるようになることを期待する。そのような病むことの複合的・重層的な捉え方は，現場におけるケアの実践においても生きてくる。

　実際の臨床現場では，患者や利用者，その家族が，専門職が期待するのとは異なる判断や行動を選択する場面に悩まされることになる。そのようなとき，医療専門職は利用者やその家族の医学的知識や理解が不足しているがゆえと誤解しがちである。しかし多くの場合そのような選択は，患者や家族が医療とは異なる判断の論理や枠組みをもっていることによる。

　医療専門職は，患者個人の病気それ自体を解決すべき「問題」であると考える。しかし生活者である患者やその家族等，病むことの当事者たちは，病気それ自体のみならず，あるいはそれ以上に，病むことと関連づけられる（かもしれない）Life（命・人生・生活）や社会関係上の支障を「問題」として苦悩する。それはたとえば経済状態，暮らしや人生の設計，家族や職場の人間関係，人生観や死生観などとの関わりで生じる「問題」であり，それらの「問題」は病気の治療によって解決するとはかぎらない。また，そもそも治ることが期待できない慢性や退行性の疾患の場合，こうした「問題」の比重は格段に大きくなる。病むことの当事者たちは，このような社会文化的「問題」との関係において，治療に関わる選択や判断をおこなうのであり，それは病気それ自体を「問題」とする判断とは異なりうるのである。

　それに対して医療専門職が当事者たちに寄りそう医療を目指すならば，当事者たちは病むことの何に悩んでいるのかを把握したうえで，当事者たちと共に，その社

会文化的「問題」を前提とする治療方針を設計する姿勢が求められる。また当事者たちの抱える社会文化的「問題」の内容によっては，福祉，行政，民間等の医療専門職以外の人や組織につなぐことも必要になる。そのように病むことの当事者たちの Life や社会関係に根ざした行動の論理・背景を理解し，適切な判断ができるようになるためには，社会文化的「問題」を含む多種多様な事例に多くあたり，それを社会科学的な視点と方法を用いて読み解く訓練を重ねる必要があるのである。

　近年注目されている地域包括ケアの現場では，医療専門職のみならず，ケアマネージャーやソーシャルワーカー，行政保健師や社会福祉協議会のスタッフ等の多職種，そして民生委員や福祉委員などの一般住民たちと担当者会議を重ねながら個別のケースを扱う。それぞれが異なった背景や専門性をもつため，専門用語を封印し日常生活言語を用いて会議をおこなうことが多い。今日の日本では，このように患者や利用者のみならず，医療以外の他職種との間で事例をシェアし，読み込み，課題を見つけたり役割を確認したりし，自らのケアへの関わり方を調整するスキルも求められる。このような地域包括ケアは，人口動態や医療経済，疾病構造の変化，それに対する制度の見直しや政策との関わりではじまった仕組みである。その背景や問題点を吟味することで，社会科学のマクロ的なアプローチへの理解も深まるであろう。

5　立ち位置，視点，文脈を動かす

　さて，地域包括ケアに限らずケアの現場では，病む人やその周囲の人たち，各種専門職等の立ち位置や視点によって何を問題とするかはちがってくる。また心身の問題か，経済上の問題か，生活や人生設計の問題か，価値観や文化的背景の問題かなど，その案件の置かれる文脈によって解決すべき課題はちがってくる。立ち位置や視点，文脈を動かすことができてはじめて全体像がみえてくる。事例を読みこなせることは，必要に応じて，時には医療専門職の立場や目線を脇に置いて，立ち位置，視点，文脈を動かすことができることを前提とする。さらには，無自覚かつ善意で医療専門職の論理を押しつけていたことに気がつき，事例の特性にあった臨床的な関わり方に修正するきっかけになるかもしれない。社会科学のなかでも文化人類学や社会学はとりわけこのような立ち位置や視点の移動に長けた学問領域なので，そのやり方を大いに参考にしてほしい。

6 事例を書く

　ここまで事例を読むことにより社会科学の視点や考え方を理解する学修について説明してきた。最後にもう一つ社会科学の学修すべきことを提案しておきたい。それは事例を書くということである。

　カンファレンスにおいて文章化されたケースが用意されていても，その文章に必要な情報が盛り込まれていなければ使えない。事例に必要な情報を過不足なく盛り込むには，そのような情報を得ようとする動機，何が必要な情報であるかを見る目や聞く耳が必要だし，そこで得た情報を文章化してシェアするためには，適切な量と語り口で書く技術が必要である。さらには見聞きしたことや書かれたものを解釈したり分析したりする学術的な方法論も求められることがある。それらのスキルを提供するのが文化人類学や社会学の質的調査である。社会科学のマクロなアプローチでは統計やアンケート・サーベイなどによる量的調査を基本とすることが多いが，ミクロ的なアプローチでは，具体的な事例の取得・解釈・共有の場面で，フィールドワーク，参与観察，会話分析，エスノグラフィックな記述といった質的調査の視点と方法を多用する。

　このような社会科学の質的調査法を学んでおくと，臨床や保健の対象者や現場の理解は格段に豊かなものになる。臨床においては，患者や利用者がどのような人物でどのような生活・人生・人間関係を生きているかを把握しやすくなるし，地域保健や地域医療における地域診断では，住民からのヒアリングの際に，何を聞き，何を意味のある情報として記録にとどめるべきかがみえてくる。たとえば診察室の患者の服装，身振り，口調から，医学とは直接関係なさそうな家族との世間話から，往診や訪問看護で訪れた家の玄関に並んだ靴や居間に置かれた家族写真から，臨床を設計するうえで意味のある情報が手に入る。それらの情報から，患者がなぜ医療専門職の立場では思いもよらない選択をするか，その理由がみえてくるかもしれない。つまり，病むことの当事者たちが病むことの何に悩んでいるかという，社会文化的「問題」を把握する手がかりになるのである。そのような情報取得・問題把握能力を高めるべく，あらかじめ文化人類学や社会学のフィールドワークやエスノグラフィについて学び，余裕があれば臨床実習や課外セミナー等で試してみるといいであろう（エスノグラフィについて詳しくは次章を参照）。

7 結　び

　以上，社会科学とはどのような学問領域か，医療専門職が社会科学を学ぶべき今日的な理由は何か，社会科学のマクロとミクロのアプローチ，事例ベースの学修方法，質的調査の方法等について概観した。ここでは学問としての社会科学諸分野を体系的に学ぶことよりも，将来臨床で社会科学的な知を活かしていくことに主眼をおいて何をどのように学ぶべきかを示した。

　本書を通じてとにかくさまざまな事例に出会い，そこから社会と病むことやそのケアとの関わりを，さらにはそれを読み取るための社会科学のマクロおよびミクロの視点や手法を試行錯誤しながら学んでほしい。同時に，社会科学の視点や方法を手に入れたことで，ものごとの見え方や奥行きが変わることを体験し，将来の現場で活かしてほしいと期待する。

ブックガイド

　本書で社会科学の一端に触れ，関心をもち，さらに研究としての医療人類学や医療社会学を学びたい場合は，過去の文献にあたり，専門の研究者とコンタクトをとり，研究会に顔を出すなどして，自ら能動的に知見を広め深めてほしい。そこで最後に，参考までに，社会科学のなかでも本書で中心的に扱われている文化人類学（医療人類学）関連の文献をいくつか紹介しておく。

　まず文化人類学の基本的な視点や方法を概観できる教科書としては，『文化人類学［カレッジ版］』（波平 2021）が，看護系学生を想定して編集・執筆されていることもあってわかりやすい。また世界的に教科書として採用されている『ヘルマン医療人類学』（ヘルマン 2018）は，医療人類学の多様なトピックについて事例を交えつつ網羅しており，参照文献のリストも豊富である。

　つづいてエスノグラフィでは，慢性疾患の患者の語りに焦点をあてた『病いの語り』（クラインマン 1996）あたりから読んでみるといいであろう。あるいは，脊椎の腫瘍に冒された文化人類学者が，死の直前まで自らそして周囲の社会に起こる出来事を綴った『ボディ・サイレント』（マーフィー 1992）も，病むことの心理・社会的側面の理解を助ける。またインタビューによって得られた「健康と病いの語り」をウェブ公開する「認定 NPO 法人ディペックス・ジャパン」のサイト（ディペックス・ジャパン 2007–）を訪れると，多種多様な病いの語りに出会うことができる。

　これら患者サイドのエスノグラフィと併せて，『ドクターズ・ストーリーズ』（モンゴメリー 2016）も読んでおくといいかもしれない。本書は臨床場面における医師の推論のプロセス，すなわちできごとが"症例"として編集されていく過程をエスノグラフィックな手法で描出する。これを病者の立場から描かれたエスノグラフィと対比させることで，臨床についての文化人類学的な理解はさらに深まると考えられる。

　より本格的な文化人類学（医療人類学）の論考に挑戦したい学生には『医療・合理性・経験』（グッド 2001）がある。いささか難易度は高いが，人が病むということはどういうことか，医学・医療とは何かを社会・文化的文脈においてさらに深く掘り下げて考えてみようという人にお勧めである。また日本語で読める医療人類学関連書籍のレビュー集である『医療人類学を学ぶための 60 冊』（澤野 2018）は，医療人類学への関心を拡げたい・深めたい人にとっては，よきナビゲーターになるであろう。

【参照文献】

油谷　遵・辻中俊樹（1999）．『50 以上の世界――「標準世帯」の終わり・から』游商品環境デザイン研究所

アレグザンダー，J. C. ほか［編］／石井幸夫ほか［訳］（1998）．『ミクロ‐マクロ・リンクの社会理論』新泉社

ヴェーバー，M. ／富永祐治・立野保男［訳］（1998）．『社会科学と社会政策にかかわる認識の「客観性」』岩波書店

グッド，B. J. ／江口重幸・五木田紳・下地明友・大月康義・三脇康生［訳］（2001）．『医療・合理性・経験――バイロン・グッドの医療人類学講義』誠信書房

クラインマン，A. ／江口重幸・五木田紳・上野豪志［訳］（1996）．『病いの語り――慢性の病いをめぐる臨床人類学』誠信書房

澤野美智子［編著］（2018）．『医療人類学を学ぶための 60 冊――医療を通して「当たり前」を問い直そう』明石書店

ディペックス・ジャパン（2007–）．「健康と病いの語りデータベース」〈https://www.dipex-j.org/（最終確認日：2021 年 3 月 9 日）〉

波平恵美子［編］（2021）．『文化人類学［カレッジ版］（第 4 版）』医学書院

ヘルマン，C. G. ／辻内琢也・牛山美穂・鈴木勝己・濱　雄亮［監訳］（2018）．『ヘルマン医療人類学――文化・健康・病い』金剛出版

星野　晋（2006）．「医療者と生活者の物語が出会うところ」江口重幸・斎藤清二・野村直樹［編］『ナラティヴと医療』金剛出版，pp. 70–81.

マーフィー，R. F. ／辻　信一［訳］（1992）．『ボディ・サイレント――病いと障害の人類学』新宿書房

モンゴメリー，K. ／斎藤清二・岸本寛史［監訳］（2016）．『ドクターズ・ストーリーズ――医学の知の物語的構造』新曜社

03
エスノグラフィと文化人類学の視点

執　筆：伊藤泰信

学修目標：
◆ 医療人類学や医療社会学等の行動科学・社会科学の基本的な視点・方法・理論を概説できる（コアカリ B-4-1-1）。

1 はじめに

　エスノグラフィは，文化人類学の調査・研究の方法である。文化人類学者は，対象となる人びとの活動や生活の場に比較的長期にわたって入りこみ，主として観察とインタビューを通じて調査をおこなう。エスノグラフィは今日，看護学，経営学，科学技術論などのさまざまな学問領域，あるいはビジネス実務などで盛んに用いられるようになっている。

　医学生にとって，（医療）現場を観察する機会は多い。とりわけ早期体験実習などはさまざまな現場の見学が主となろう。地域医療（体験）実習などでは生活の場に入り，さまざまな情報を集めることになるかもしれない。臨床実習において診療に参加することは推奨されているが，諸事情で診療"見学"型にとどまることも多い。エスノグラフィックな"観察"を意識することで，見学型の実習も（ただ漠然と見学するのとは異なり）充実したものとなるはずである（錦織 2020）。

　エスノグラフィックに物事を観察する目を養っておくことは，近い将来，患者と向き合い，診察・治療にあたるうえで，あるいは，病院という組織のなかで他職種と協働するうえで，有用なものとなろう。さらに，各診療科の違い（文化の違い）をしっかりと観察して把握しておくことは，将来の進路選択にも役立つであろう（錦織 2020）。

　この章では，文化人類学の視点およびそれと密接に関わるエスノグラフィの諸特
徴とはどのようなものかについて概観したい。

２ 見ること・観察すること

　エスノグラフィで用いる主な手法は，観察やインタビューである。特に参与観察
（参加観察）（participant observation）とよばれる調査がメインとなる。現場に身を置き，
活動に参加しつつ観察するというやり方である。たとえば工場を調査するのであれ
ば，作業を手伝うなど，現場に関わりながら観察をおこなうというふうにである。
　「観察」と聞くと，「ただ現場を見にいけば良いのではないか」「そんなの簡単じゃ
ないか」と思われるむきもあるかもしれない。しかし実際には，見ること・観察す
ることは通常に考えられているよりも難しいものである。
　オーストラリアのキャノンがおこなった，興味深い実験的な試みを紹介しよう
（THE LAB: DECOY - A portrait session with a twist）[1]。この試み（動画）では，6 人のプロ
のカメラマンに，ある 1 人の男性を撮影してもらうのだが，それぞれのカメラマン
に違った肩書きを伝える。「大金持ち」「元アルコール依存症」「超能力者」「元犯罪
者」「ライフセーバー」「漁師」などと，偽の情報をあらかじめそれぞれのカメラマ
ンに伝え，同じ 1 人の男性を撮ってもらうのである。その結果，同じ服を着た同じ
人物の写真にもかかわらず，6 人のカメラマンが撮影した 6 枚の写真は，まったく
印象の違う 6 人の人物のようであった。たとえば「この男性はライフセーバーだ」
と伝えられて撮られた朗らかな表情の人物写真と，「元犯罪者だ」「元アルコール依
存症だ」などと伝えられて撮られた人物写真とでは，同じ人物でありながら，切り
取られた表情はまるで違っていた。後に種明かしをされた 6 人のカメラマンたちは，
他のカメラマンによる写真を見て，自分がイメージして撮影した人物とあまりに違
うことに驚きを隠せない。見る側・観察する側の視点が決定的に大事だということ
であり，素朴な"ありのままに見る"などということは実はないのだ，ということ
である。同じ対象・場面の観察でも，見る側・観察する側の目によって，見えるも
の・ことは違ってくるのだということを示す一つの好例である。
　外来診療の場面を想像してみてほしい。患者が診察室に入ってくるときから，医

１）https://www.youtube.com/watch?v=F-TyPfYMDK8 で動画が視聴可能である（最終確認日：
　　2020 年 3 月 23 日）。

師の観察は始まる。ベテランの内科医であれば，わずか数秒から数十秒のあいだに患者の歩き方から（たとえば脳梗塞などの）医学的な診断をおこなうのみならず，その日の患者の表情や，付き添い者との関係など，医学的な情報以外のことなどもしっかりと観察するという。病棟でも，患者の様子のみならず，患者と家族や他職種とのやりとりなども重要な情報になりうるし，在宅診療などであれば，自宅の状況から家族との関係や患者の価値観，近隣の住民や地域との関係など，多くの情報を得ることも可能であろう（飯田 2020）。

　観察する目が養われていれば，得る情報の豊富さ・きめ細かさにおいて，漠然と見学にいくのとは違ってくるだろうことは想像に難くない。ベテラン医師からすれば，観察する目が養われていない医学生は，見ているようで見ていない（観察しているようで観察していない）ということになるのである。ベテラン内科医は長い臨床経験のなかで試行錯誤の学びを経て上記のように観察しているわけである。上記のベテラン内科医の観察には，（本人は気づいていないかもしれないが）エスノグラフィでいうところの参与観察的な要素も含まれている。見る側・観察する側の視点の重要さ，エスノグラフィ的な観察を学生時代から早めに学んでおくことは，有益であるといえよう。

3　文化人類学の視点とエスノグラフィ

　エスノグラフィ（ethnography）は，ギリシャ語の "ethnos"（人びと）と "graphein"（書く）を語源とする語彙である。もともとは，現場で調査をし，対象となる人びとの営みを記述したもの（報告書や論文）を指していた。今日，エスノグラフィあるいはエスノグラフィックリサーチ（ethnographic research）という言い方で，調査・研究の方法そのものを指すようになっている（伊藤 2017; 2020b）。ある年代以上の文化人類学者は現場調査の方法をフィールドワークとよび，書かれた報告書のみをエスノグラフィ（民族誌）とよんでいた。しかし，もともとフィールドワークという語彙は，研究室や図書館の外の仕事全般を指す用語であったこと（伊藤 2008），そのため，視察でも考古学の発掘でも何でもフィールドワークとよびうるという混乱があり，さらに，英語圏での用法の影響もあって，近年は文化人類学的な意味でのフィールドワークとほぼ同義のものとして「エスノグラフィ」「エスノグラフィックリサーチ」が用いられるようになりつつある。

　エスノグラフィは，アンケートなどの定量的な調査とは対照的である。アンケー

トは，質問紙を用意する段階で「現場はこのようになっているだろう」「人びとの考えや価値観はこのようなものであろう」といった仮説を立て，それを確かめる（確認する）ためにおこなう。それと異なり，エスノグラフィは，調査者のもっている仮説を確かめるためだけに現場にいくようなものではない。「仮説を確かめに現場に行く」というよりも，現場に身を置き，活動に参加しつつ調査をするなかで何らかの新たな気づきを得ようとする発見的な調査の方法である。現場に入る前に抱いていた調査者の勝手な思い込みや先入観を徐々に修正していくやり方であり，時には，調査者の思い込み・先入観がらりと覆る経験をともなうような方法である（伊藤 2008: 108）。それがエスノグラフィという発見的な方法の〝強み〟でもある。

新たな気づきを得るためには，短時間その場にいるだけではなかなか難しい。ある程度の時間が必要になるし，（現場の状況にも左右されるため一概にはいえないが）現場の人びととの信頼関係（信頼関係のことを「ラポール」とよぶ）を形づくる必要も出てくる（ラポールについては第10章も参照）。ほんのちょっと，1〜2時間だけ訪れた〝お客さん〟に普段どおりの姿を現場の人びとはみせてくれるだろうか。時間を費やしてその場に関わり，信頼と和んだ雰囲気があってはじめて普段どおりの姿がみせてもらえるし，みえてくるものがあることは容易に想像がつくであろう。あるいは，信頼関係のないなかでインタビューすることを想像してみてもよい。見知らぬ訪問者からの，型にはまった質問に対する言葉は，本音ではなく表面的なものにとどまるであろう。

文化人類学者は，主として単独の調査者によっておこなわれる参与観察をベースとし，対象となる人びととのラポールを構築し，人びとの活動や生活の場に入り込んで（場合によっては，生活を共にしながら）調査をおこなう。

数量化や統計分析をまったくおこなわないわけではなく，部分的に組み合わせるときもあるが，あくまでそれは補助的である。多くの事例を扱うことはせず，むしろ少数の事例に絞って，深く掘り下げて対象を理解することに時間が費やされる（Atkinson & Hammersley 1994: 110–1）。一つや二つの限られた事例に絞り，そのなかで，対象に関するきめ細かな情報を得ることに努めるのである。

「こういう手続きに沿ってやれば自ずと答えが出てくる」，あるいは，「特定のデータ分析ツールを使えば自動的に調査結果が出てくる」というような，〝決まり切った手続き〟や〝ツール〟として，方法というものを想定する読者もいるかもしれない。しかし，エスノグラフィは，対象とのラポールを構築しながら活動や生活の現場に入りこんで調査する方法であるため，その調査が前もって考えた計画のとおりにい

くとは限らない。活動や生活の場であるため，偶発的な，思いがけない事柄も起こりうる。むしろ，思いがけない事柄に遭遇したとしても，そうしたハプニングに人びとがどう対処するのか，ということが理解の助けになりうる。1回きりの個別の事柄やハプニング・出来事も対象理解のための貴重な情報だと文化人類学者は考えるのである。

　そのような調査であるため，エスノグラフィには，臨機応変さ・柔軟さが求められる。そのため，前もって立てた計画（こういうデータを収集しよう，こういう手続きで調査をしようといった計画）を，時には度外視してでも，対象にアプローチしようとする。文化人類学者は，現場の課題を明らかにするためならば，倫理上の問題がない限り，入手可能なあらゆるデータを手当たりしだい集めるだろう。特に調査をはじめたばかりの初期の段階では，どこに課題があるのかが外部者にははっきりとわからないため，自分の個別の関心を超えて，手あたり次第に広く情報を集めようとするだろう。

　さらに，場合にもよるが，対象となる人びとの生活の場に巻き込まれることになるため，"公的"な調査者の立場と私的な立場といった線引きは難しいということがある（伊藤 2017; 2020b）。傍目からみれば，一見アマチュア的にもみえる手探りのやり方をしているようにみえるかもしれないし，プロとしての調査者というよりも人びとと同じ生活者として物事に接しているようにしか見えないときもあるかもしれない。が，それは，ハプニングや出来事をも貴重な情報と考えて，理解に役立てようとする（前述した）文化人類学者の考え方によるものである。

4　異質馴化・馴質異化

　エスノグラフィには，「異質馴化」（いしつじゅんか）"Making the strange familiar" と「馴質異化」（じゅんしついか）"Making the familiar strange" というキーワードで表されうる，文化人類学およびエスノグラフィの基本的な特徴が密接に関わっている（伊藤 2017; 2020b）。以下，紹介しよう。

　異文化・異社会をもっぱら研究する文化人類学者は，調査をするなかで，一見すると自分たちとは違う，奇妙（strange）にも思える言動に出会う。彼／彼女らは「なぜそのようにおこなうのだろう」「なぜそのように言うのだろう」という疑問を解くべく調査をしていくなかで，他者の論理を私たちにとって理解可能なかたちに翻訳をする。これを「異質馴化：making the strange familiar」とよぶ（伊藤 2017: 2020b）。

「彼／彼女らがおこなっていることや言っていることは，一見奇妙にも思えるけれど，彼／彼女らの生活の文脈のなかで理解しようと努めてみると，実は理にかなっている，筋が通っているのだな」というようにである。他者の論理を，わかるかたちに説明（翻訳）することが文化人類学者の営みである。

　他方で，文化人類学では，そのような異文化理解の経験をもとに，私たちが「当たり前」だと思っている事柄をフレッシュな目で見直そうとする。これを「馴質異化：making the familiar strange」とよぶ（伊藤 2017: 2020b）。「これまでは，自分たちの慣れ親しんでいる考えや価値観が唯一絶対的な真実だと思い込んできたが，なるほど，別の文化の論理から私たちの当たり前を見直してみると，違った捉え方ができるのだな」という気づきを見出すということである。

　前者（異質馴化：making the strange familiar）は，他者をよく知り，理解しようということでわかりやすいが，後者（馴質異化：making the familiar strange）はやや取っつきにくいかもしれない。

　馴れ親しんだものを異化する（馴質異化）ということを感じ取ってもらうために，文化人類学者ホーレス・マイナー（H. Miner）が数十年前に“調査”をして“描写”した，ナシレマ族の“奇妙で一風変わった”健康や病気に関わる身体儀礼を取り上げてみたい（Miner 1956）。ナシレマ族（発音によっては「ナキレマ族」）はチェロキーやクリーク，ナヴァホなどの諸民族と隣接した地域に住む，当時は研究されていなかった人びとである。民族の創始者ノットニソウ（Notgnihsaw）の，桜の木にまつわる英雄譚を共有している。かれらの儀礼や信仰は次のようなものである。

　　（…）ナシレマ族（Nacirema）は，口腔に関してほとんど病的なまでの恐怖と強い関心を抱いており，口腔の健康状態が，すべての社会関係に対して超自然的な影響力をもつと信じている。（…）かりに口腔儀礼を執りおこなわなかった場合，歯は抜け落ち，歯茎は出血し，顎の骨は収縮して，友人からは見捨てられ，恋人には肘鉄砲をくらうことになる，とナシレマ族は信じている。
　　（…）誰もが毎日おこなう身体儀礼には，口腔儀礼が必ず入っている。ナシレマ族の人びとは口腔の手入れに非常に几帳面であるという事実にもかかわらず，この口腔儀礼は，まだこの儀礼の奥義を授けられていない部外者には不快感をもよおす習慣をともなっている。報告によれば，この儀礼では，何かの魔法の粉をつけた豚の毛の小さな束が口の中に差し込まれ，それから一連の高度に儀式化された動作でもってその束を動かしていくのである。

　（…）日常的な儀礼だけでは身体の清浄性や健康を保てない時には，ラティプソ（latipso〔h〕）と呼ばれる神聖な建物にいる治療師（メディスンマン）に治療を依頼し，そこでさらに複雑な儀礼的手続きが施されることもある（Miner（1956）をもとに筆者一部改変）。

　ここで描写されているナシレマ族（Nacirema）とは誰かのことであろうか？　答えはそのローマ字名を逆に読んでみればわかる。英雄の名前も，ラプティソとよばれる建物の名前も，逆から読んでみると何を指しているかがわかるであろう（ワシントン〔Washington〕，ホスピタル〔hospital〕）。

　この描写は，現代アメリカ人を遠く異国からやってきた人類学者が描写した体裁をとったパロディ的なものである。この描写だけを読んだ（聞いた）アメリカ人の学生たちは，まさか自分たちアメリカ人（American）のことを記しているとは思わず，どこか辺境の地にいる見知らぬ民族のことが書かれているように感じた，といった動画も共有サイトに公開されている。

　仮に，私たち日本人の日常場面を見知らぬ異国からきた文化人類学者が観察して描写したとすれば（あるいは，某缶コーヒーの CM のように宇宙人が日本人の日常場面を描写したと仮定すれば）どのようなものになるだろうか。私たちの日常の所作や制度といった自明性は，たちまち違ったものにみえてくる（違ったものとして立ち現れる）かもしれない。（上記のナシレマの記述や，「コラム 1」のエクササイズ③を参考に，実際に身近な風景や物事を描写してみてもよい。私たちが馴染んだ“当たり前”を普段とは違った目でみる（異化する）ということが少しはイメージできるであろう）。

　こうした思考や視点の移動は，発想法や巷に溢れる○○思考など，他の領域でも，新たな発想や気づきを引き出すために用いられることはある。しかしそれら○○思考は，おうおうにして机上の“頭の体操”になりがちである。それに対して，文化人類学では実際の現場（現地）で具体的な顔の見える他者との経験から視点を獲得しようとする点に，それらとの違いがある。

　“患者の視点”の重要性は誰もが認めるところではあるが，医療者の世界のなかで日々思考し，医療者の世界での業務に追われるなか，机上で“患者の視点”を議論していてもそこには限界があり，頭の体操で終わってしまう可能性（医療者が正しいと思う論理のなかで患者のことを考えてしまい，結果的に患者の思いや価値観からはズレてしまう可能性）もある（尾藤 2007）。むしろ，顔の見える 1 人ひとりの患者という，多種多様な思いや価値観をもった他者の論理に寄り添うこと（他者の立場から医療者

のことを眺めてみること）は，議論のための議論に終わらない可能性をもつ。

　さらに，文化人類学における馴質異化は，私たちの既成概念に抗う批判的な視点を含意していることも付言しておきたい。私たちの"当たり前"が唯一の"当たり前"でないとしたら，現状を別様でもありえるものとして相対化し，批判的に捉える視点を喚起するからである（マーカス＆フィッシャー 1989）。ある一つの基準だけが絶対的に正しいとする考え方とは異なり，相対化とは，「物事の基準となる"正しさ"や"答え"には多種多様なものがありうるのだ」「いくつも正解がある中の一つとして，現状の"正しさ"や"答え"は存在しているのだ」と捉えることを指す。たとえば，日本の結婚のあり方や家族に対する考え方はフランスのそれとは異なるが，異国の目で日本の"当たり前"をみて，「さまざまな"正解"があるなかの一つとして現状の日本の結婚や家族の姿があるのだ」というふうに捉えることである。こうした考え方は，「別の結婚のカタチ（たとえば事実婚など）もありうる・あって良いのだ」という日本の現状の相対化（批判的な見方）につながるものである。

　このように，エスノグラフィは調査の方法ではあるが，他者を当事者の視点から理解し，かつ，自らの考えや価値観を批判的に捉え直す視点を提供するものである。ここで大事なのは，私たちの視点（の移動）である。先述したように，調査する側（見る側・観察する側）の視点によって，みえるものは変わってくる。また，自分たちの"当たり前"を省みて新たな気づきを得，別の"当たり前"の可能性を見出すことによっても視点は広がりうる。

5　エスノグラフィックな観察記録の実際

　文化人類学者は，エスノグラフィ調査を実施する際，実際にどのような作業をしているのだろうか。文化人類学者は調査時にたいてい2種類の記録をとる（佐藤 2002; 伊藤 2020a）。

- 現場メモ（scratch notes）
- （清書版の）フィールドノーツ（edited fieldnotes）

　現場ではメモ程度（「現場メモ」）をつけ，後にそれをもとに，しっかりとその場の状況を思い出しつつより詳細なノート（清書版「フィールドノーツ」）を作成する。

　フィールドノーツは，他人が読んで現場の情景が再生できるようなきめ細やかな記述が必要である。誰が（行為者），いつ（時間）どこで（場所），どんな行為をし，どんな活動であったかをフィールドノーツに記述し，それを（後に報告書や論文という

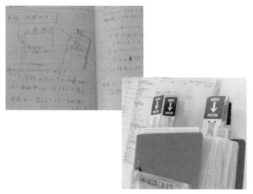

図3-1　病院調査時の伊藤のフィールドノーツ（左上）
（右下写真は内服オーダー簿。ナースからドクターへの
申し送り事項がある箇所にタグが付けられている）

形で）他者と共有する。そこに居合わせていない人と共有するに足りるだけの濃密
な記述（データ）にしなければならない。

　もちろん，写真やビデオを撮影すればそのようなメモやノーツは不要という意見
もあろう（実際に人類学者は写真やビデオも補助のために多用する）。しかし，ただ写真
を撮るのと違い，フィールドノーツは，それを作成するなかで，書き手の"気づき"
を誘発する。紙のノートであれワープロであれ，書くこと（フィールドノーツの作成）
は，対象についての「解釈や理解，納得といった振り返りのプロセスを可能にする」
といいうる（ベルクほか2016: 115）。

*

　実際の文化人類学者による調査では，文字情報のみならず，イラストなども交え
ながらフィールドノーツを作成する。図3-1は筆者が病院内で記述したフィールド
ノーツの一部である（紙幅の関係で詳細な事例は紹介できないが，佐藤のフィールドノー
ツ例（2002: 169–175）なども参照されたい）。

　以上は，文化人類学的なエスノグラフィの概要である。職業的な文化人類学者に
なるためには一般的に2〜3年の長期の調査を要するとされる。しかし本書を読ん
でいる読者のほとんどは，もちろん異国の地で数年にわたる長期の調査をし，論文
を書いて，文化人類学者になるわけではないだろう。医療現場で，あるいは教育

（実習）の場で，たとえ短い期間であっても，文化人類学の視点の有効性を活かせれ
ばよい（活かして自他の違いや自らの営為を省察できる実践家になれればよい）のである。
エスノグラフィックな観察は，誰でも，すぐにでも実践可能である。試みてみては
いかがだろうか。

【参照文献】

Atkinson, P., & Hammersley, M.（1994）. Ethnography and participant observation. In N. K. Denzin
　　& Y. S. Lincoln（eds.）*Handbook of qualitative research*. Sage, pp. 248–261.

Miner, H.（1956）. Body ritual among the Nacirema. *American Anthropologist, 58*（3）: 503–507.

飯田淳子（2020）.「文化人類学とエスノグラフィー」『新しい医学教育の流れ』*21*（1），
　　S33–8（付属CD）.

伊藤泰信（2008）.「フィールドワーク——課題発見型・仮説構築型の現場調査」北陸先端
　　科学技術大学院大学知識科学研究科［監修］／杉山公造・永田晃也・下嶋　篤・梅本
　　勝博・橋本　敬［編］『ナレッジサイエンス——知を再編する 81 のキーワード（改訂
　　増補版）』近代科学社，pp. 108–111.

伊藤泰信（2017）.「エスノグラフィを実践することの可能性——文化人類学の視角と方法
　　論を実務に活かす」『組織科学』*51*（1）: 30–45.

伊藤泰信（2020a）.「写真を使ったエクササイズ＋ミニ講義」『新しい医学教育の流れ』*21*（1），
　　S39–41（付属CD）.

伊藤泰信（2020b）.「文化人類学の視角と方法論を実務に活かす——ビジネスエスノグラ
　　フィの可能性と課題」八巻恵子［編］『企業経営のエスノグラフィ』東方出版，pp.
　　311–337.

佐藤郁哉（2002）.『フィールドワークの技法——問いを育てる，仮説をきたえる』新曜社

錦織　宏（2020）.「なぜ臨床実習に人類学／エスノグラフィーなのか？」『新しい医学教育
　　の流れ』*21*（1），S31–2（付属CD）.

尾藤誠司［編］（2007）.『医師アタマ——医師と患者はなぜすれ違うのか？』医学書院

ベルク, R. W., フィッシャー, E., & コジネッツ, R. V. ／松井　剛［訳］（2016）.『消費者理解
　　のための定性的マーケティング・リサーチ』碩学舎

マーカス, G. E., & フィッシャー, M. M. J. ／永渕康之［訳］（1989）.『文化批判としての人
　　類学——人間科学における実験的試み』紀伊國屋書店

コラム**1**　エスノグラフィックな観察の教え方／学び方

伊藤泰信

　①観察すること，②観察したもの（記録）を他者と共有することは，ふつうに考えられている以上に難しいものである。第3章で述べたように，単に「見る」のと「観察」とは異なる。また，同じ場面の観察でも，何を見ようとするかという焦点の当て方（フレーム（枠組））によって見えるもの・ことは違ってくる（第3章で紹介した，6人のカメラマンに対しておこなわれた写真の実験にも表れていたように）。

　以下は，それらのことを教える／学ぶためのエクササイズである（なお，以下のエクササイズ案は，飯田淳子氏・伊賀総一郎氏から示唆を受けている。箕浦（1999），佐藤（2002）も参照）。それらによってエスノグラフィックな観察の考え方の一端をお伝えしたい。医学生の読者は，友達同士で試してもよいかもしれない。1と2は座学（教室内）で比較的容易にできる。

1　動画を用いた観察のエクササイズ

　教員は，3–4分程度の動画を用意する（筆者らは，米国ハリウッド映画『ドクター（The Doctor）』（ランダ・ヘインズ監督，1991年公開）の冒頭部分の，音楽をかけながら手術をおこなう場面を用いるなどしている。看護師をからかいながら手術をおこなう外科医たちであるが，途中，緊迫する場面では音楽を切り，しかし，周りを落ち着けるために冗談めいた謎かけを言いながら，それを乗り切ると，また音楽に合わせて歌を歌いながら手術を終える，という数分間の映像である）。学生はその動画を「観察」し，何が起こっているのかを用紙に書き留める。

　観察（動画視聴）後，どんなことが観察できたか，学生同士のペア（あるいはグループ）で共有する。その際，他の学生が何を観察したか，気づきも共有する。

　その後，2度目の観察（動画視聴）を学生にしてもらう。2回目は，着目点（問い）を自身の頭の中で決めてから観察（視聴）する。着目点（問い）というのは，たとえば，「手術の現場のリーダーは誰で，リーダーの振る舞いはどのようなものか？」といった問い，あるいは「職種や男/女の性差によって振る舞いにどんな違いがあるか？」といったものであり，個々の学生に決めさせてから観察（視聴）する。

　そのうえで，1回目に比べて，着目点（問い）を決めておこなう2回目の観察（動画視聴）に何か違いがあったかどうか，気づきを学生に共有させる。

　以上がエクササイズの手順である。同じ場面を見ても，人は何らかの視点で見ている。1回目の観察（動画視聴）では，人によって見るところに違いがあることを学生に学んでもらう。2回目の観察（動画視聴）では，焦点のあて方によってみえてくるものが違うこと（問いをもって物事をみると，同じ場面でも違って見えてくるということ）を体感してもらうところにねらいがある。

　1回目（漠然とみる）ではみえなかったことが，2回目（焦点を定めて観察する）ではみえてきたかもしれない。米国映画の手術場面の動画例でいえば，治療法，手技などに注目して観察するのと，医師同士の関係・医師と他職種との関係に着目して観察するのとでは，まったく違った結果（記述）になっているであろう。米国の病院事情などを知っている学生であれば，日米の違いに着目点がおかれた結果（記述）になっているかもしれない。

2　写真を用いた観察のエクササイズ

　観察したもの（記録）を，他者と共有するエクササイズである。自身が観察したものを他者と"共有"することも，ふつうに考えられている以上に難しいものである。その一端を教える／学ぶエクササイズである。

　教員は写真を2枚用意する（筆者は，複数の人物が写った医療現場の写真を用いるが，時には，遠近法をつかった写真（手前にあるものは大きく見え，奥にあるものは小さく見えることを利用して配置されたトリック写真）を用いるなどして，観察したことを伝えることの難しさを体感できるように工夫したりしている）。

　学生には二人組になってもらう。学生Aだけに2分間ほど写真を見せる。学生Bには写真を見ないように2分間うつむくか目をつぶっていてもらう。

　学生Aは写真がどのようなものかを文章化して白紙のワークシートにメモをする（たとえば，写真には＊＊が何人いて，何をしている，など）。ただし，メモに書いて良いのは文章のみであり，写真の絵を描いてはダメだということを確認する。

　その後，学生Bは，Aが書いた文章をもとに，絵に起こす（Aが書いた文字情報だけで，写真を想像して再現して描く）。文字情報だけというのが難しければ，話し言葉で補ってもよい。ただし，身振り等は用いさせず，使って良いのは文字と言葉に限定する。終わったら正解の写真を学生Bに見せる。想像しながら絵を描くのに苦労した学生Bは，正解の写真を見て，文字情報だけで描いた自分の絵との落差を体感するのである。その後，AとBに交代してもらい，別のもう1枚の写真を用いて同じエクササイズを繰り返す。

　簡単なエクササイズではあるが，観察したもの（記録・情報）を，他者と共有することがなかなか難しいことを理解させることにねらいがある。

3　馴質異化のエクササイズ

　もう一つ，馴質異化を体験するものを紹介したい。これは教室内で実施するのは難しいかもしれないが，比較的短時間でできるエクササイズである。

　第3章で，ナシレマ族（実際は現代アメリカ人）の慣習の描写を示した。同じように，日本から遠く離れた異国（ないしは異星）から来た観察者になって，はじめて日本の生活における諸活動を観察するつもりで，身近な場所（たとえば，コンビニの買い物風景や電車の中など）を観察し，記述させる。

　架空の異国（異星）からの観察者は，日本語を解せるものとするが，「幸福」や「平等」などの抽象的な言葉（抽象名詞）も，「電車」や「寺」などの有形の物体を

表す名詞（具象名詞）もほとんど知らないという想定とする（つまり，モノやコト自体を説明するように描写する。たとえば，「電車」という言葉をつかわずに，「車輪のついた電気で動く四角い乗り物」と描写する，などである）。

　10分間程度，それら身近な場における人間，行動，（モノも含めた）環境をミクロに観察し，その後，記述する。

　観察の途中に簡単な現場メモは取ってもよい（現場メモが取りにくければ携帯電話やスマートフォンに打ち込む等でもよい）が，清書版フィールドノーツの記述は，観察直後に別室でおこなう。

　座学（教室）では難しいが，臨床実習中などに学生にフィールドノーツを作成させ，他の学生の作成したフィールドノーツと見比べて議論させることで，さまざまな気づきを大いに誘発することになるだろう。実習の学習記録やポートフォリオに部分的に取り込むのも一案である。

【参照文献】

佐藤郁哉（2002）．『フィールドワークの技法──問いを育てる，仮説をきたえる』新曜社

箕浦康子（1999）．『フィールドワークの技法と実際』ミネルヴァ書房

第 II 部

臨床症例／事例で学ぶ人類学・社会学

04
月毎に入退院を繰り返す

執　　筆：浜田明範
症例提示・医療監修：石原　慎

学修目標：

☐ 医療人類学や医療社会学等の行動科学・社会科学の基本的な視点・方法・理論を概説できる（コアカリ B-4-1-1）。

◆ 病人役割を概説できる（コアカリ B-4-1-9）。

◆ 経済的側面や制度的側面を踏まえたうえで，医療現場の実践を評価できる（コアカリ B-4-1-11）。

☐ 在宅療養と入院または施設入所との関係について総合的な考察ができる（コアカリ B-4-1-12）。

☐ 具体的な臨床事例に文化・社会的課題を見出すことができる（コアカリ B-4-1-14）。

　A病院は，政令指定都市に位置する個人病院である。以下は，そこに勤務する医師が提示した事例である。以下の事例を読んで，なぜこの女性が頻繁に入退院を繰り返すのか，このような場合，医療者はどうすればいいのか考えてみよう。1回目のカンファレンスでは，以下のような症例提示がおこなわれた。

症例提示1回目

　Cさんは64歳の女性です。15年前からC型肝炎による肝硬変の肝庇護療法のためにA病院に通院していました。通院中の定期検査で，腫瘍マーカー（AFP, PIVKA-II）の上昇が認められました。そこで，CT検査を実施したところ，肝前上区域（＝S8）の肝細胞がんの診断に至り，紹介先の大学病院の外科でS8

切除術を施行されました。

　Cさんには家族はなく，母親と10年前に死別した後は一人暮らしをしています。自宅のアパートでは亀を飼っており，身元保証人にもなっている喫茶店のママが普段からCさんの生活を気にかけているようです。Cさんは定職についておらず，生活保護を受給しています。また，Cさんは，適応障害のために精神科通院中のほか，高血圧と逆流性食道炎のためにA病院で処方された薬剤を内服しています。なおC型肝炎ウイルスに感染した経緯については，刺青を入れたことか覚せい剤の自己注射が原因ではないかと考えているようです。

　大学病院で手術を受けたのち，Cさんは退院しました。ところが，退院後，ある月の中旬に再度受診し，倦怠感や食欲不振，食事摂取不良を強く訴えられたので，再入院を強く勧めることになりました。しかし，ご本人からは，月の中旬である今すぐにではなく，少し間を開けて，翌月になってから入院したいという申し出がありました。ご本人の希望するとおり，月初めになるのを待ってから入院したのですが，結局，症状が変わらないままその月の月末に退院されました。その後，次の月が始まると，改めて，倦怠感，食欲不振，食事摂取不良を訴えて入院し，前の月と同じように月末になると退院されました。

　日本では入院が1ヵ月を超えると生活保護の支給額が引き下げられる（「生活保護法による保護の実施要領について」社発第246号厚生省社会局長通知）ため，Cさんはそれを避けるために入退院を繰り返しているのかもしれません。そのように考えると，Cさんに対する陰性感情が湧いてくることもあります。

> **Q1**　以上が1回目のカンファレンスで提示された内容である。
> ❶この女性が，月初めに入院し，月末に退院するということを繰り返している理由は，生活保護が減額されること以外に考えられるだろうか？
> ❷また，その理由を探るためには，どのような情報をさらに集める必要があるだろうか？

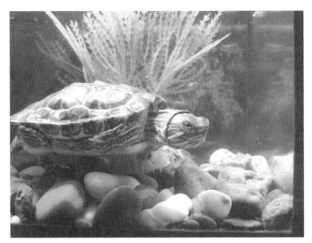

図4-1　ミシシッピアカミミガメ。この子の名前はなんだろう。カメと暮らす生活はどんなものだろう。在宅と入院との関係を考えるうえでは，患者のペットのことも考慮する必要がある。

人類学・社会学的視点からの問い

1回目のカンファレンスに参加した人類学者は，次のような質問をした。

- Cさんは，体調が悪いこと以外に，どのような問題を抱えているのでしょうか？
- 倦怠感・食欲不振・食事摂取不良というCさんの訴えが本当かどうか，検査等によって医学的に確認することはできるのでしょうか？
- Cさんが入院しつづけることを負担に感じる理由はあるのでしょうか？
- Cさんは，近所の喫茶店のママの他にも交友関係をもっているのでしょうか？
- Cさんが入院しているあいだ，亀の世話は誰がしているのでしょうか？
- Cさんは，金銭的な負担を恐れて月末に退院している可能性はないでしょうか？

上記の質問を受け，その後，2回目におこなわれたカンファレンスでは，以下の内容が提示された。

症例提示 2 回目：追加情報

- Cさんの抱えている病気以外の問題については，特に追加で提示できる情報をもっていません。
- 肝臓を一部切除しているので，ご本人が倦怠感や食欲不振，食事摂取不良を訴えているのであれば，入院して治療をおこなうことには一定の妥当性があります。また，これらの症状に関しては，特定の検査によって確かめることはできず，ご本人の訴えに依拠して判断する以外に方法がありません。
- Cさんは，入院しつづけることについては，特に負担を感じていないように思えます。また，入退院を繰り返すこともそれほど負担ではないようです。
- Cさんは喫茶店のママのことを信頼しており部屋の合い鍵も渡しているそうです。Cさんが入院中の亀の世話もこの喫茶店のママがおこなっているそうです。Cさんのその他の交友関係については特に追加で提示できる情報をもっていません。
- Cさんが月末に退院するのは，やはり，生活保護の減額を避けるためのように思えます。金銭的な負担を恐れて一時的な退院を望んでいるという可能性も考えましたが，日本では生活保護受給者の医療費は原則無料であるため，Cさんは，金銭的な困難を抱えているために退院を希望しているわけではないと思います。

> **Q2**　Cさんが入退院を繰り返すのには，現時点では，入院が1ヵ月を超えることによって生活保護の支給額が減額されることを恐れている以外の理由が見当たらないように思える。このような場合，医療者は患者に対して陰性感情を抱きがちである。しかし，Cさんは肝臓の一部切除の副作用に苦しんでいるのかもしれない。医療者は，Cさんに対する陰性感情とどのように折り合いをつけていけばいいのだろうか？

解　説 ✐

　人類学・社会学的な視点からは，Ｃさんが入退院を繰り返す背景に，生活保護の支給額が減額される以外の理由がないのかを探求するための問いかけがなされた。Ｃさんが入退院を繰り返すのは，もしかしたら，毎月初めにおこなわれる昔馴染みとのお茶会に参加するためかもしれない。あるいは，亀のことを心配しているのかもしれない。最終的な決断をするために，それらの可能性を一つひとつ潰していく必要があるのは，病気の原因を探るときも，患者の行為の背景を探るときも，同じである。

　しかし，必ずしも常に必要な情報が入手できるわけではない。そこでここでは，症例提示から最も可能性が高いと思われる，生活保護の支給額の減額を避けるために入退院を繰り返していると仮定して議論を進めよう。患者のそのような行為に直面した時に湧いてくる陰性感情と，医師はどう付き合っていけばいいのだろうか。

1　病人役割とは何か

　医療社会学や医療人類学では，生物学的な側面ではなく，社会的な側面に光を当てながら病気や健康について考える。このような発想の嚆矢となったのが，タルコット・パーソンズの「病人役割」という考え方である。

　パーソンズは，病気を，必ずしも生物学的な状態であるとするのではなく社会的な状態であると考える。どのような状態を病気であるとし，どのような状態を健康であるとするのかについての線引きは時代や場所によって異なるからである。つまり，生物学的には同一の状態であったとしても，それを病気であるとするのか健康であるとするのかは必ずしも一定であるとは限らないという事実をまず押さえておく必要がある。

　それでは，必ずしも生物学的な状態によってのみ決定できないのだとすれば，人びとはどのように健康と病気を区別しているのだろうか？　パーソンズは，それは人びとに期待されている役割と関連していると指摘している。つまり，社会のなか，家族のなか，あるいは企業のなかで，人間は何らかの役割を果たすことが期待されている。筆者の家の例を挙げると，共働きの妻との取り決めで，筆者は可能な限り食事の準備や片付けをおこなうことが期待されている。一方で，妻には，部屋の掃除や洗濯物の管理をおこなうことが期待されている。しかし，このような役割が免

除される場合がある。そのうちの一つが，病気になったときである。つまり，パーソンズにとって，病気とは，通常期待されている役割を果たすことができなくなった状態のことである（パーソンズ 1974: 425–427）。

　他方で，病気に罹ったとされる病人は，単に普段の役割を遂行することが免除されるだけではない。病人には，病人として果たすべき役割が新たに付与されることになる。これが病人役割である。パーソンズの病人役割は，二つの権利と二つの義務から構成されている。まず，先述したような通常期待されている役割の免除が病人役割の第一のものである。次に，病人は自らの力で回復することを要請されていない。自らの行為の結果として病気に罹患した場合でも病気になった責任は追及されず，また，病気である間は自分の力のみで病気をどうにかすることができないとされ，病気に対する責任を問われなくなる。この二つの役割が病人に与えられている特権である。第三の要素として，病人は回復しようとする義務を負っている。病気の状態を望んで維持し続けることは好ましくないとされる。最後に，病人は医師の援助を求め，医師に協力する義務を負っている。繰り返しになるが，後者の二つの要素が病者に課せられている義務であるとされる（パーソンズ 1974: 432–433; 高城 2002: 50–78; 波平 1994: 114–120）。

　また，パーソンズが，このような患者役割は医師に期待されている医師役割とセットのものであるとも述べていることには注意が必要である（パーソンズ 1951: 429）。パーソンズの議論を整理している高城によると，医師役割も，患者役割と同様に二つの権利と二つの義務によって構成されているという。それぞれ，患者の身体に触れたり私的な情報を獲得したりする権利，（現代ではもう失われているかもしれないが）患者が医師を比較することを禁じることをとおして信頼を確保する権利，自己利益ではなく患者の健康回復を優先させる義務，専門知識と技術を習得し更新しつづける義務である（高城 2002: 81–89）。

　このように，パーソンズは，病人と医師がお互いの役割をそれぞれがまっとうすることを期待しながら行為していると考える。同時に，病人と医師に期待されている役割は，両者の間にのみ限定されるものではなく，社会全体の存続にとっても重要な意義をもっているという。病人が病人役割をまっとうして回復し，医師が医師役割をまっとうして病人を回復させることによって，社会は利益を得る。人間が若くして死ぬことになれば，その人の誕生や養育，教育のために社会が支払った費用を回収することができない。しかし，病人が首尾よく回復すれば，社会に対する返礼を継続的に期待することができるというのである（パーソンズ 1974: 425–426）。

2　権利と義務という枠組みの危険性

　医療社会学や医療人類学において，パーソンズの病人役割という発想は，病気は必ずしも生物学的な現象にのみ還元できないことを明らかにし，また，私たちがあいまいな形で病人や医師に対して抱いている期待を明確にしたという点で高く評価されている。他方で，パーソンズの病人役割は，生活習慣病の病人をはじめとして，必ずしもすべての病人に当てはまるわけではないといった批判もなされてきている。生活習慣病については，病気であることの責任が充分に免責されずに批判の対象となることもある。また，パーソンズのモデルは急性の病気を念頭において構築されているため，生活習慣病の患者自身が病状のコントロールに主体的な役割を果たすことが要請される状況についてはうまく説明できない（波平 1994: 120–124; 池田 2014: 9–13）。それに加えて，ここでは，病人役割という便利な道具を臨床の現場で用いることの有用性と危険性について，C さんの事例に即して検討していこう。

　病人役割という観点から C さんの行為をみてみると，仕事をするなど通常期待されている役割が免除され，また，独力での回復を期待されないという権利を行使している一方で，可能な限り病気の回復に努めたり医師を信頼して協力したりするというよりは，病気の回復とは異なる論理に基づいて行為している，つまり病人としての義務を果たしていないようにみえる。このような場合，医師役割をまっとうすべく，患者の回復と専門技能の研鑽に努めている医師が陰性感情を抱くことは致し方のないことのように思える。C さんの場合，さらに「生活保護者はこうあるべき」という規範的な意識に基づいた役割からも逸脱していると社会的に評価される可能性もある。そのような規範や病人役割から逸脱している人をみると，私たちは何か不正がおこなわれているような感覚になることがある。

　このように，パーソンズの病人役割という考え方は，それから逸脱する者に対して，私たちがどうして陰性感情を抱いてしまうのかを理解するのに役立つ。それどころか，場合によっては，私たちが陰性感情を抱くことを正当化しさえする。しかし，問題は，そのような正当化が，臨床の現場における患者との関係や医師のモチベーションを，おそらくはそれほど大きく改善しないという点にある。

　あるいは，もう少し直接的な表現をするならば，病人役割における権利を義務の対価として捉えてしまうと，病人役割から逸脱している人に対する偏見が助長されてしまう危険性がある。現代社会における標準的な人権についての理解では，権利は必ずしも義務の対価ではなく，仮に義務を履行していなくても権利は享受できる

とされる。仮に，義務を履行していないようにみえる人がいたとしても，それをあるべき姿からの逸脱として捉えるのではなく，そのような行為をするに至る事情に注意を向けていく方が，患者との関係をより良質なものに変えていくためには有益である。

　それでは，病人役割という発想を用いないのであれば，C さんの行為をどのように理解することができるだろうか？

　まずしっかりと押さえておかなくてはならないのは，患者は病人としてだけ存在しているというわけではないということである。何らかの病気を抱えているとしても，人間は病人であると同時に，母親であったり友人であったり恋人であったり顧客であったり飼い主であったりする。それぞれの役割にはそれぞれに期待されていることが異なるため，複数の役割の間で衝突や葛藤が起こり，結果として，特定の役割から逸脱してしまうことがある。このような複数の役割の衝突や葛藤のことをパーソンズは役割葛藤とよんでいる（パーソンズ 1974: 280–283）。C さんの場合，入退院を繰り返すことで必ずしも病人役割をまっとうしていないようにみえる一方で，そのようにして生活保護の支給額の減額を避けることで，病人役割以外の役割をまっとうしようとしていると理解することもできる。

　それでもなお，生活保護の支給額の減額を避けるために入退院を繰り返すという C さんの行為は，制度の趣旨からずれた不当なものなのではないかというふうに考えることもできる。しかし，医療社会学や医療人類学では，C さんの行為を道徳的に批判するよりも，C さんの行為を可能にする条件に目を向けることに価値があると考える。問題を個人の性格や資質に還元するよりも，個人にそのような行為をおこなわせる条件を再検討する方がより根本的で，広範に適用可能な解決につながると考えるからである。

　C さんの事例の場合，入退院を繰り返す理由として考えられるのは，入院が 1 ヵ月を超えると生活保護の支給額が減額されるという制度があり，その際，各月の 1 日に入院しているかどうかが判定の基準になっているということがある。減額を避けるためには，入院期間が 1 ヵ月を超えないこととともに，入院期間が 1 ヵ月を超える予定となっている場合には，月初めの 1 日に入院していない必要がある。生活保護受給者の医療費は無料であるため，支給額が減額されても生活に困ることはな

いが，入退院を繰り返すことでより多くの支給額を受け取ることができるというメリットがある。Cさんがそこまでしてお金を必要とする理由は必ずしも明確ではないが，肝臓を切除したばかりの独居高齢者が自らの生存戦略として，もしものときに備えてより多くの収入を望むことは，制度の趣旨に必ずしも合致しないとしても，実行可能である以上，理解できなくはない。同時に，Cさんは一人暮らしをしていることもあり，入院の必要性をご本人の訴えに依拠する形でしか決められないという技術的な限界も，Cさんの入退院を可能にする条件となっていることも見逃せない。

　ここからわかるのは，Cさんの行為が，Cさん自身の戦略とともに，生活保護に関する細かな仕組みによっても方向づけられているということである。入院に関わる受給額の減額を，1ヵ月以上連続で入院しているかどうかで判定するのではなく，たとえば，3ヵ月毎に入院日数に応じて日割りで計算するといった別の方法で判定するのであれば（今回の事例と関係するものとは異なる問題が惹起する可能性も否定できないが），Cさんの行為は変わる可能性がある。逆の見方をすれば，本来，Cさんはより長期で入院する必要があるのにもかかわらず，現行の生活保護制度から利得を得るために，無理を押して一時的に退院することを強いられているのかもしれない。あるいは，反対に，Cさんは入院する必要がないのにもかかわらず，入院の可否についてご本人の訴えに基づいて判定するしかないという，技術的な限界によって入退院を繰り返すように仕向けられているのかもしれない。

　このように，Cさんの行為を理解するためには，単純に彼女は病人役割から逸脱しているのでけしからんと理解して済ませるのではなく，彼女が病人以外のどのような役割をもっており，そこではどのような行為が期待されているのか，また，彼女の行為がどのような制度的・技術的な前提によって支えられ，導かれているのかを検討する必要がある。人間について理解するためには，特定の個人を一つの役割に還元して済ませず，できる限り具体的な状況に即して理解するように努める必要があるのである。

　なお，病人役割が付与されることのプラスの側面については第7章で，病人役割を押し付けることの危険性については第10章で，それぞれ述べられているので，そちらも併せて学習することで，より理解が深まることを期待している。

Take home messages

● 患者を理解するためには病人役割を病人に押し付けないことが大切である。
● 制度が人間の行為をコントロールする可能性に敏感になる必要がある。

復習のための小テスト

1　病人役割に関する説明として，不適切なものを一つ選びなさい。
　Ⓐ病人は，健康であるときに期待される役割を免除される。
　Ⓑ病人には，回復するために医師と協力する責務がある。
　Ⓒ病人には，自分の意思と力のみで病気から回復する義務がある。
　Ⓓ病人は，望ましくない状態である病気から回復するよう努めなければならない。

2　病人役割から逸脱している人に対し，医師がとるべき対処として，適切なものを一つ選びなさい。
　Ⓐその人が病人役割以外のどのような役割をもっているのかについては考える必要はない。
　Ⓑ病人役割から逸脱していることを説明し，病人役割をまっとうするよう説得する。
　Ⓒその人が病人役割から逸脱する制度的・技術的条件について考える。
　Ⓓ病人役割という発想を用いて，その人に対する自らの陰性感情を正当化してやり過ごす。

3　Cさんが入院中に，看護師と合同でカンファレンスをもつことになり，複数の病棟看護師から「Cさんって生活保護の支給額のことがあるので毎月入退院を繰り返しているんじゃないですか？　毎回入退院の手続きをやるこっちの身にもなってほしいですよ。先生からなんとか言ってやってもらえませんか？」と言われました。さて，あなたは看護師さんたちにどのように説明しますか？

もっと詳しく学びたい人のためのブックガイド

波平恵美子（1994）．『医療人類学入門』朝日新聞社
高城和義（2002）．『パーソンズ——医療社会学の構想』岩波書店

【参照文献】
池田光穂（2014）．「病気になることの意味——タルコット・パーソンズの病人役割の検討を通して」*Communication-design, 10*: 1–21.
厚生労働省（2018）．『「生活保護法による保護の実施要領について」（昭和38年4月1日社発第246号厚生省社会局長通知）の一部改正について　平成30年9月4日社援発0904第1号厚生労働省社会・援護局長通知』
高城和義（2002）．『パーソンズ——医療社会学の構想』岩波書店
波平恵美子（1994）．『医療人類学入門』朝日新聞社
パーソンズ, T. ／佐藤　勉［訳］（1974）．『社会体系論』青木書店

05
近隣住民とトラブルになり
医療保護入院となった高齢女性

執　　筆・症例提示・医療監修：吉田尚史

学修目標：

☐ 医療人類学や医療社会学等の行動科学・社会科学の基本的な視点・方法・理論を概説できる（コアカリ B-4-1-1）。

◆ 人々の暮らしの現場において病気・健康がどのように捉えられているかを説明できる（コアカリ B-4-1-4）。

☐ 具体的な臨床事例に文化・社会的課題を見出すことができる（コアカリ B-4-1-14）。

　あなたは初期研修2年目の医師である。ある都市圏の総合病院に所属しているが，そこには精神科がないので，精神科病院に出向して研修をおこなうことになった。指導医の外来に陪席した際，70代の女性患者さんに出会った。一人暮らしをする彼女は，近隣住民との深刻なトラブルを抱えていたという。指導医によると，彼女の病名は統合失調症であった。一方，指導医は，患者がもつ主観的な病いの経験を大切にしているという。カンファレンスで指導医より次のように事例の説明があった。

症例提示1回目

　Aさんは73歳の女性です。早くに夫と死別したのち，一人娘である長女を養育しました。3年前までパートで仕事をしていましたが，「辞めさせられた」そうです。本人によれば，辞めさせられた原因ははっきりせず，未だ納得できないようです。現在は一人暮らしで，自宅で一人過ごす時間が増えていたといいます。長女によれば，性格はもともと頑固でわがままだそうです。

　65 歳ころから，被害的な発言が出現しており，娘さんに，近隣住民からの嫌がらせをこぼすことがありました。2 年前からは，家の外で暴言を発して近隣住民とトラブルになっていました。昨年 4 月，近隣住民に対して，ドアを蹴りながら，凶器となりうる木刀をふり上げて，暴言を発しました。そのため警察にしばらく拘留されました。5 月，拘留先で言動がおかしいとされ，病院を受診することになりました。長女さん同伴で，当病院を初診しました。

　初診時，A さんは笑いながら「嫌がらせがひどい，あいつらが悪い」「頭にきて木刀をもって脅しにいった」「わたしよりも，奴らが捕まえられるべきなのよ……」と反省の色なく述べました。拘留中にも，「近所のおばさんたちの声が聞こえ」「電波で攻撃を受けて足がビリビリ痺れた」といいます。このように，明らかな幻聴や被害関係妄想が存在し，易刺激性，易怒性といった気分の異常が出現していたため，私は，妄想型統合失調症と診断しました。治療方針として，入院加療によって幻覚妄想とそれにともなう問題行動を軽減した後，自宅で安定した生活を送るための支援を目標としました。入院時から現在まで，私は彼女の主治医です。

　以上が，入院に至るまでの事例の概要です。

> **Q1**　A さんはどのような状態になることが望まれているのだろうか？　それぞれの立場（本人・家族・近隣住民・医師など）から考えてみよう。また，医師が今後の方針を考える際，他にどのようなことを知る必要があるだろうか。

🔍 人類学・社会学的視点からの問い

1 回目のカンファレンスに参加した人類学者は，次のような質問をした。

> ● A さんが，近隣住民とトラブルをおこしたのはなぜでしょうか。
> ● 医師側からみた「統合失調症」という病的な見方ではなく，A さんの側からみた主観的な体験では，何が問題だったと考えられるでしょうか。

症例提示 2 回目：追加情報

　入院中の治療について，次に追加して説明していきます。

　入院時Aさんは，自分が病気だとまったく認めていませんでした。まず私はAさんの話を熱心に聞きました。近所の「おばさん」たちの執拗な嫌がらせや，Aさんからすると不当な警察による拘留について等，Aさんがもつつらい経験への共感を繰り返し示しました。私は，Aさんおよび長女さんに，「Aさんは，現代の医学の考え方からすると，統合失調症という病気のように思われる」「脳内の神経伝達物質のバランスがくずれたために，現実とは異なる変わったことが起こったのかもしれない」「抗精神病薬という種類のお薬を使うと，嫌がらせや不快感が減るかもしれない」「今は入院して治療することが望ましい」などと，病気の原因，症状との整合性，治療の方法，治療にともなう経過の見通し等について説明しました。抗精神病薬は，幻聴と被害関係妄想に対して効果があります。このように病気の内容と入院加療の必要性についても説明しました。しかしAさんからの理解は得られませんでしたので，Aさんは医療保護入院となりました。長女さんからは，「統合失調症だと思います」「これまでも治療を受けさせたかったのですが本人が拒否して」と，病状や治療への理解が得られました。

　入院当初は，「近所の人の声がきこえる」「足をビリビリさせられる」というAさんの訴えが続いていました。Aさんの病いの経験に，私は，引き続き熱心に耳を傾けながら，病気についての説明も続けました。抗精神病薬の量を漸増したところ，症状は少しずつ消失していきました。Aさん本人は「不思議ねぇ，なんだったのかしら」と，症状が消失したことについての感想を述べました。また，「木刀をもっていったことは私が悪いけど，それ以上にやつらが卑劣だったのよ」と少し反省の色もみえました。しかしながら，Aさんは，「あいつらはグルになって，陰で集まって，悪巧みをしていた」「私は病気ではないし，被害者

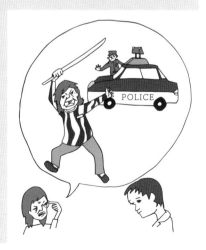

なのよ」と繰り返していました。私は，薬を使用することで，不快な体験が消えたことを説明しました。

　その後もAさんは自分が病気であることには半信半疑のままのようでした。主治医として私は，その後もAさんの病いの経験を否定することなく，引き続き共感を示したうえで，それと同時に医学的な説明を付け加えて治療を続けています。退院に向けた自宅外出および外泊をおこない，自宅にて近隣とのトラブルが再度起こっていないことを確認してから，昨年6月にAさんは退院しました。その後Aさんは，定期的に外来通院を続けています。また週1回の訪問看護の利用を継続しています。

　訪問看護師さんからの報告では，Aさんは「近所のおばさんたちが集まってうるさい」と言い，家の外に向かって稀に大声を上げるといいます。また，時に薬を飲むのを忘れるようです。しかしながら退院して1年が過ぎましたが，再び警察沙汰に発展するなどといった近隣住民との大きなトラブルはなく，日常生活を送ることができています。

Q2　なぜ患者は，自分が病気だという認識が十分でないにもかかわらず，精神科への通院を継続しているのだろうか。また，Aさんが，自宅で安定した生活を送るための支援には何が必要だろうか。

解　　説

1　生活世界における病いの経験とは？

　周囲の人たちからみたAさんは，「何かおかしい」と理解されているだろう。医師は「統合失調症」という病気と診断しているし，長女もそのような疑いをもっていた。近隣住民は，単に変わった人とか，なにかメンタル系の病気だろうかと考えているのかもしれない。他方Aさん自身は，肉体的（足の不快感），精神的（近所のおばさんたちの嫌がらせ），社会的（失業，近隣住民とのトラブル）に満たされているとはいえないが，自分は病気だと思っていないようだ。このように，病気の捉え方と

いう点において，A さん本人と周囲の人たちの間には決定的な違いがありそうだ。

　この点を検討するために，生活世界における病いの経験という視点を入れることで説明していきたい。「生活世界」とは，人びとによって生きられた経験の世界である。科学的な世界観を前提としている医学では，科学的に捉えられる世界こそが真実であり，生活世界は科学的な世界観を前提としていると一般的にみなされがちである。しかし，実はむしろ逆に，科学は生活世界に基礎づけられているという考え方もある（グッド 2001: 211）。このような考え方からは，むしろ人びとの暮らしの現場に近いところで人びとの病いの経験を拾い上げて健康・病気をみていくことが重要だといえる。

2　疾病（disease）と病い（illness）

　医療人類学では，病気を二つの側面に分けて定式化することで，臨床に応用する視点を提供している。それらの側面は，それぞれ「疾病」と「病い」という概念で捉えられる（→第 12 章も参照）。アメリカの精神科医で医療人類学者であるアーサー・クラインマン（1992: 79）は，「疾病」は生物学的あるいは心理的プロセスの両方あるいは一方の機能不全であり，それに対して「病い」は知覚された疾病の心理社会的な体験のされ方や意味づけを指すと述べた。また，カナダの文化人類学者・医療人類学者であるアラン・ヤング（Young 1982: 264–265）は，病気を，疾病（生物学的に規定される異常）と，病い（人びとが不調を感じ経験すること）の二側面に概念化したうえで，「疾病なき病い」「病いなき疾病」「それぞれが重なる場合」の三つに分類している（図 5-1 参照）。ここで，癒しは病いに，治療は疾病に対応して言及

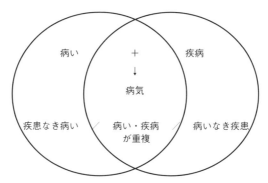

図 5-1　病いと疾病（Young 1982: 266 を元に筆者作成）

されている。

　また，アメリカの医師であるエリック・カッセル（Cassel 1976: 48）は，「病い」とは，患者が医師に会いにいくときに感じていることであり，「疾病」とは，患者が診察室から家に帰るときにもって帰るものだと説明している。いずれにせよ，疾病は生物学的な異常を指すけれども，それはあくまで病気を捉える際のひとつの視点である点には注意を払う必要があるだろう。

　「疾病」は，医師による病気の捉え方である。医学生が医学教育の過程で身につけていく専門家としてのものの見方のほとんどもこれに基づいているといえるだろう。生物医学に依って，疾病を実体として捉え，画像や数値などで患者の心身の不調を理解しようとする。本事例では，精神医学の知見――必ずしも生物学的ではないのだが――に基づいて，A さんの心身の不調を「統合失調症」であると医師は診断している。

　他方で「病い」は，患者やその家族による病気の捉え方である。患者やその家族がどのように病気を解釈するのかを含めた，患者やその家族の生活世界における主観的な病気の経験である。本事例において，A さん自身は自分を病気とは捉えていないが，精神・肉体・社会的に不調を感じている。A さんは，近隣の住民たちから悪口を言われて，電波攻撃をされるなど嫌がらせを繰り返し受けたと捉えている。その帰結として，相手に対し，木刀を持って仕返しにいったところ，警察に拘留されたわけだ。彼女にしてみれば，非があるのは当然近隣住民であって，自分ではない。主治医の態度からは，まずは，彼女のつらくてちょっと不思議な経験に寄り添おうとする様子がみてとれる。

3　説明モデル

　説明モデル（EM: explanatory model）とは，臨床過程に関わる人すべてがそれぞれに抱いている病気エピソードについての考え方である（→第 12 章・第 17 章，コラム 2 も参照）。医療者の説明モデルを細かく探れば，医療者がどのように病気を理解し，治療するのかある程度わかってくる。また，患者とその家族の説明モデルを理解すれば，一定の病気エピソードを，患者とその家族がどのように理解して特定の治療をどのように選択して評価するのかがわかる。両者の説明モデルの相互作用に目を向けることによって，臨床場面のコミュニケーションで起こるさまざまな問題を，いっそう正確に分析することが可能となる（クラインマン 1992: 114）。医師・患者双

方に，病気がどのように捉えられているかを説明するモデルといえる。

　医療者の説明モデルは，主要な五つの問題点，すなわち①病気の原因，②症状の始まりとその様態，③病態生理，④病気の経過，⑤治療法に関わる。他方，患者とその家族の説明モデルでは最も際立った心配事に対してとなる（クラインマン 1992: 115）。患者とその家族の説明モデルは，人生の経験という文化的な流れを表現したものであり，経験的な知識に基づいた地図とみなすことができる。そして強烈な情動や感覚にも結びついている（クラインマン 1996: 158）。

　本事例における医師の説明モデルをみると，①原因疾患は統合失調症であり，②陽性症状として幻聴と被害関係妄想があり，③おそらく脳内のドパミン伝達の過剰などが何らかの作用を引き起こしていると予想され，④経過も比較的長くなってきているので，⑤抗精神病薬の投与と必要に応じて入院加療を勧めたい，というところであろう。他方，Aさんの説明モデルでは，先に病いについて説明した部分と重なるが，そもそもAさんは自分のことを病気であると思っておらず，Aさんにとって不穏な事柄が発生したと捉えている。その本質は近隣住民からの嫌がらせであり，数年来悪口が続き，電波によって身体を痺れさせられていた。Aさんは心身ともに不快な経験を強いられてきた被害者なのであった。たまりかねて，大声で言い返し，凶器になりうる木刀をもって脅すという対応をとったところ，逆に，警察に拘留されてしまった。遂には精神科病院への入院である。

　Q2「なぜ患者は，自分が病気だという認識が乏しいにもかかわらず，精神科への通院を継続しているのだろうか」という問いに対しての回答となりうるのは，医師が自身の説明モデルとAさんの説明モデルとの妥協点を探るべく，粘り強くAさんと向き合いつづけたからということではないだろうか。主治医がAさんの説明モデルを否定することなく受け止め，他方で症状を改善する医学的な対処をおこなうべく，Aさんに寄り添った形で説明をおこなったことが重要であると考えられる。

Take home messages

- 暮らしの現場の人びとの経験に寄り添って，病気・健康を捉えるように心がけよう。
- 治療者は，患者や家族の主観的な病いの体験に寄り添い，耳を傾けよう。
- よりよい治療やケアにつなげるためには，治療者と患者・家族の説明モデルの距離を縮めようと努力することが重要である。

復習のための小テスト

1 人びとの暮らし目線で病気・健康を捉えるにあたって，疾病（disease）と病い（illness）という考え方として，不適切なものを一つ選びなさい。
　Ⓐ人びとの暮らしの現場における病気の経験は，病いとよばれている。
　Ⓑ医療者は治療やケアを考える際，患者やその家族の主観的な経験である病いに寄り添って耳を傾けるとよい。
　Ⓒ疾病は生物学的な異常を指しており，医療者による病気の捉え方をさしている。
　Ⓓ人びとの治療やケアをおこなう際，医療者は，医学的な意味をもっている疾病を，最も重要視しなければならない。

2 説明モデル（explanatory model）について，以下の中で不適当なものを一つ選びなさい。
　Ⓐ説明モデルとは，臨床過程に関わるすべての人がそれぞれに抱いている病気エピソードについての考え方である。
　Ⓑ患者とその家族の説明モデルは，最も際立った心配事に対してのみとなることがあるので，役に立たないことがある。
　Ⓒ医療者の説明モデルを探ると医療者がどのように病気を理解して治療するのかある程度わかる。
　Ⓓ患者 - 医療者関係は，患者の説明モデルと医療者の説明モデルの相互作用として概念化できる。

もっと詳しく学びたい人のためのブックガイド

江口重幸（2019）．『病いは物語である──文化精神医学という問い』金剛出版
ビール，J.／桑島　薫・水野友美子［訳］（2019）．『ヴィータ──遺棄された者たちの生』みすず書房

【参照文献】

Cassel, E. J.（1976）. *The healer's art: A new approach to the doctor-patient relationship.* J. B. Lippincott Company.

Young, A.（1982）. The anthropologies of illness and sickness. *Annual Review of Anthropology, 11*: 257–285.

グッド，B. J.／江口重幸・五木田紳・下地明友・大月康義・三脇康生［訳］（2001）．『医療・合理性・経験──バイロン・グッドの医療人類学講義』誠信書房

クラインマン，A.／大橋英寿・遠山宜哉・作道信介・川村邦光［訳］（1992）．『臨床人類学──文化のなかの病者と治療者』弘文堂

クラインマン，A.／江口重幸・五木田紳・上野豪志［訳］（1996）．『病いの語り──慢性の病いをめぐる臨床人類学』誠信書房

06
多くの生活困難を抱えこんだ患者

執　　筆：西　真如
症例提示：和田忠志
医療監修：吉田尚史

学修目標：

☐ 医療人類学や医療社会学等の行動科学・社会科学の基本的な視点・方法・理論を概説できる（コアカリ B-4-1-1）。

☐ 人の言動の意味をその人の人生史や社会関係の文脈の中で説明することができる（コアカリ B-4-1-5）。

◆ 多職種の医療・保健・福祉専門職，患者・利用者，その家族，地域の人びとなど，さまざまな立場の人が違った視点から医療現場に関わっていることを理解する（コアカリ B-4-1-13）。

☐ 具体的な臨床事例に文化・社会的課題を見出すことができる（コアカリ B-4-1-14）。

　大都市郊外の住宅地に立地する診療所（20 床）に勤務する医師。この診療所は在宅医療への取り組みで知られており，訪問診察や訪問看護を積極的におこなうこと，地域の訪問介護事業所と連携したサポートをおこなうことが特徴である。この医師自身も訪問診察をおこなう機会が多く，地域には顔なじみのヘルパーやケアマネジャーがいる。そして，どこの病院でもそうだが，この病院でも「困った患者」を何人も抱えている。医療者との関係を築くのが難しく，生活面でもさまざまな問題を抱えている，病院として処遇が難しい患者にどう対応するか，在宅生活を含めてどんなサポートができるか，日々考えさせられる現場である。

症例提示 1 回目

　A さんは 72 歳の男性で，わずかな年金収入を頼りに古い木造アパートの 2 階の部屋で一人暮らしをしています。私が A さんと出会ったのは 7 年前のことです。当時の A さんは 11 歳年上の妻，B さんと二人で暮らしていました。B さんは脳血管障害の後遺症で寝たきりでした。A さんはヘルパーの指導を受けながら，妻に食事をつくって食べさせたり，着衣やおむつを替えたりといった介助を一生懸命やっていたのですが，介護に疲労すると酩酊し，たびたび救急車をよんでは B さんを搬送させる癖がありました。B さんが入院すると，A さんはその病院でさまざまな問題を起こすのが常でした。些細なことがきっかけで病院のスタッフに怒鳴り散らしたり，他の患者と言い争ったりすることも珍しくなく，病院にいづらくなると B さんを退院させてしまいます。B さんが頻繁に入退院を繰り返す状況を懸念した当時の担当医が，患者を継続的に診るためには在宅医療を導入するのが適当ではないかと考えたことから，私の診療所に紹介となりました。

　A さん自身にも持病があったことから，私は夫妻の主治医として在宅診療を開始しました。その後，B さん自身は亡くなってしまったのですが，A さん自身の要望もあり，私は A さんへの在宅診療を続けてきました。妻に先立たれ，自らの健康にも不安をもっている A さんには，私の訪問が心強く映っているように思います。私も A さんの孤独な心情を理解できるので，主治医として彼を支えたいという思いでいます。

　A さんは相変わらず頻回に酩酊し，近所の工事現場で警備員に難癖をつけ，けんか騒ぎを起こして警察が介入するといった問題を頻繁に起こします。また彼には時として妄想的言動があり，在宅訪問中に「先生，このアパートは盗聴されているから気をつけたほうがいいよ」などと真顔で私に「忠告」してくれることもあります。他方で自らの病状や服薬のこと，年金のことなど，生活を維持するうえで肝要な状況は把握しており，妄想に支配されているわけではないといえます。軽度の統合失調症が疑われる反面，日常の現実検討能力は比較的よく保たれているのです。上述のとおり飲酒量は多いもののアルコール離脱症状のようなものはなく，アルコール依存症と診断するにはあたらないでしょう。

　A さんの在宅療養を続けるうえで困ったのは，女性の看護師，薬剤師，ヘルパーが訪問すると「抱きつく」「家に引き入れようとする」などの行為があり，

注意しても止めようとしないことです。生活面でも問題が多く，飲酒を止める
ように繰り返し説得するも改める気配はありません。またＡさんが酩酊して
アパートのベランダから転落，外傷を受ける事件があったので，同じアパート
の１階にある空室に居を移すように指導しているのですが，これも聞き入れて
くれません。酩酊してむやみに救急車の出動を要請することも依然として繰り
返すため，消防当局からは要注意人物とみなされています。そして市内の多く
の病院では，彼は実質的に「出入り禁止」の扱いになっています。

Q1
❶Ａさんの行動をどのように理解すれば良いだろうか？
❷どうすればＡさんとの間に良好な関係を築くことができるだろう
　か？

🔍 人類学・社会学的視点からの問い

１回目のカンファレンスに参加した人類学者は，次のような質問をした。

- ●Ａさんがこれまでどんな人生を送ってきたか教えて下さい。
- ●Ａさんの周囲にいる人たちのことを教えてください。Ａさんが信頼でき
　る人は近くにいるでしょうか？

症例提示 2 回目

　Ａさんは，「自分は妻に死なれてから天涯孤独だ」と常々語っており，最期ま
で親族とは連絡が取れませんでした。彼は自らの来歴についてあまり語りませ
んでしたが，断片的な話を総合すると，他県で生まれ育ち，10代で家を飛び出
して，肉体労働者として各地を転々とするうちに年上の女性（看取った妻）と出
会い，結婚したということで，当地へは 20 年ほど前に妻とともに転入してき

たようです．また，妻との間に子どもはもうけなかったようです．

　Aさんを担当するスタッフの話から，彼との関係を築くために役立つ知識が徐々に増えていきました．Aさんを担当している訪問看護師から，彼が以前，別の病院で向精神薬を処方され，トラブルになったエピソードを聞かされました．訪問看護師が聞いたところによれば，彼は当時の主治医に勧められて別の医師の診察を受け，「気分が落ち着くから」という説明とともに処方された薬を服用していたのですが，知り合いから「それは精神病人がのまされる薬だ」と言われて驚愕し，強い怒りを覚えたとのこと．Aさんはこの経験を「知らないうちに精神病人扱いされていた」と受け止めています．当時の主治医に照会したところ，彼が神経内科医から低用量の抗不安薬を処方されていたという事実がわかりました．穏やかに不安や緊張をやわらげる薬ですし，「気分が落ち着く」という説明そのものが不適切であったとはいえません．しかし結果的にAさんの心情を傷つけた不幸な出来事でした．

　Aさんの在宅生活を支える態勢も，徐々にできていきました．介護スタッフへのハラスメント問題は，男性のヘルパーに担当してもらうことで対応できました．女性薬剤師が訪問指導をおこなうときには，入室せず玄関先で説明してもらいました．一人だけ，ベテランの女性のヘルパーで，ハラスメントをうまくかわしながらAさんと（完全ではないが）コミュニケーションが取れる方があり，引き続きAさんを担当してくださいました．このヘルパーの話から，彼が絶大な信頼を寄せる，Cさんという人物が同じアパートに暮らしていることがわかりました．Aさんは，Cさんのことを「自分が自衛官だったとき，親身に面倒をみてくれた上官の生まれかわり」と認識しており，「Cさんは命の恩人」と話していました．Cさんはいわゆる「親分肌」の男性で，Aさんの思い込みに逆らわないようにしながら何かと世話を焼いていました．たとえばAさんがベランダから転落したときは，Cさんが119番通報し，「本当の」緊急事態であることを説明して救急車が出動しました．

　Cさんを事実上，Aさんを支えるチームの一員とみなすことで，さらに状況を動かすことができました．Aさんが救急車の出動要請をした場合，私とCさんとが間に入り，必要のないものは取り下げさせることにしました．またCさんに市役所まで同行してもらい，生活保護の受給申請をおこなって承認されました．これはケアマネジャーとCさんの一致した意見で，Aさんの生活の困窮を改善することはもちろん，そのことで当人の不安やいらだちを緩和する効果

もあったと思います。Ａさんにケースワーカー（生活保護受給者を担当する市職員）が配置されることで，市役所に問題を認識してもらう効果もありました。

　このようにして，Ａさんの在宅生活を支えるチームが何とか機能する状態をつくりだすことができました。Ａさんは主治医の私を信頼するようになり，どれだけ酩酊していても怒鳴り散らすようなことはしなくなりました――それもそのはずで，私はＡさんの心象風景のなかで，「Ｃさんの上司」という地位を与えられていたのです。ただしＡさんの問題行動は，死の直前まで持続しました。Ｃさんの説得にもかかわらず，Ａさんがアパートの１階に引っ越すことはありませんでした。また酩酊して問題を起こす癖もついにおさまりませんでした。巡回中の警察官に難癖をつけ，拘留されかかったところに私が駆け付け，憤る警察官をなだめてＡさんを連れ帰ったこともあります。

　その後，Ａさんは老衰とともに次第に活動性が低下し，自室で死亡しているところをＣさんに発見され検死となりました。最期は主治医の私が霊安室の冷蔵庫を開けて遺体に下着と浴衣を着せ，Ｃさんと一緒に見送りました。

Q2

❶ Ａさんのような患者に対して，医療者は何ができるでしょうか？

❷ Ａさんを支援する際のゴールはどこに設定すればよいでしょうか？

解　　説

1　処遇困難な患者を地域医療で支えること

　とにかく問題行動が多い。これは地域医療というよりも，精神医療の症例であるという印象をもった読者も少なくないだろう。しかし，仮にこの患者を統合失調症と診断するとしても，病気の幅広いスペクトラムのなかでは，かなり軽症のほうに位置づけられることになるだろう。精神科医からみれば，この患者は一定の現実検討能力が保たれており，適切なサポートがあれば地域医療で対応できる症例と映る

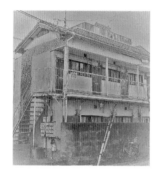

かもしれない。あるいはこの患者は，もともと対人関係が困難な傾向があり，それが孤独や酩酊といった状況によって増幅されてしまっているだけのようにもみえる。いずれにしても，軽度の精神疾患あるいは重い発達障害が疑われる患者が，地域でさまざまな問題を起こしてしまう事例は少なくない。

　そのような処遇困難な症例を，どこまで地域医療の枠組みでサポートできるのか。その問いを突きつけられるのがAさんのケースである。「ちょっと待て，治療のゴールが見えないまま，生活上の問題行動も解消されないまま患者が死んでしまったではないか」と思った読者もおられるだろう。ここで，このケースの出発点と帰着点を確認しておこう。Aさんが主治医と出会ったとき，彼は経済的に困窮しており，Cさんの他には頼れる隣人もおらず，さらに悪いことには，すべての医療機関から見放されようとしていた。Aさんが亡くなったとき，彼は地域医療の視野に入っており，彼のための医療・介護スタッフのチームがあった。Aさんが依然として頻繁に酩酊し，妄想の影響を受けていたとしても，Aさんの生活の質はまったく違うものになっていたのである。

　実は，精神科領域の問題を抱えた患者を地域医療で受け止めるという発想は，一部の精神科診療でもおこなわれているように，けっして突飛なものではない。たとえばイタリアでは数十年にわたる地域精神医療の積み重ねがあり，地域で生活する当事者を，精神科医やソーシャルワーカーといった専門職で構成されるチームが支える実践が積み重ねられてきた。またその実践は，地域に開設された精神保健センターや居住型福祉施設によって下支えされてきた。松嶋健の『プシコ ナウティカ』（2014）は，イタリアの地域精神医療の思想と実践を医療人類学の視点から掘り下げた著作である。医療制度の側から精神疾患患者の処遇を論じるのではなく，精神疾患を抱えた者が，病むこと「も含めて」人間として生きるとはどういうことなのかという問いに答えようとする同書の記述は，本章のAさんのようなケースの処遇を考えるうえでも有益な示唆を与えてくれる。

２　「困った患者」にどう接するか

　病院で怒鳴り散らしたり，身勝手な行動を取ってしまったりする患者の扱いは難

しい。不当な要求を繰り返す患者には「断固としてお引き取り願う」ことで，スタッフの勤務環境を維持することが必要になる場合もあろう。他方で，さまざまな要因で対人関係が難しい人たちが，「困った患者」として医療現場から排除されてしまうとしたら，それはそれでたいへん残念なことである。

　実際にはAさんのように，病院での人間関係が難しい患者が，地域医療の現場で受け止められているケースは少なくない。そうした現場には必ず，「困った患者」と上手に信頼関係を築いている医療者の姿がみられる。和田忠志（2018）は，在宅医療に長く関わってきた臨床医の立場から，医療者にネガティブな感情を抱いている（かも知れない）患者への対応を含め，在宅医療で患者との信頼関係を築く方法，多職種の連携，社会資源の活用，家族のエンパワーメントから虐待の問題への対応に至るまで，実践的な知識と技術を提示している。また筆者は，大阪市西成区で活動する訪問看護事業所「ひなた」の看護師が終末期の病いを抱えた単身高齢者と出会い，かれらの生活と苦痛に寄りそい，そして看取るまでの過程を医療人類学的な視点で描いている（西 2018）。病いの苦痛に加えて，不安や孤独と一人で向き合うことになる在宅療養は，単身高齢者にとって過酷なものである。一見して支離滅裂な行動の背景に，患者の人格的な苦悩がみえてくる場合もある。そこでは訪問看護師の医療実践は，人格的な承認の実践，つまり困難な人生をたどってきた患者の苦悩に立ちあい，その生き方や死に方を価値あるものとして受け止めることと切り離して考えることができない。

　和田医師や「ひなた」の看護師のように，問題行動が多く対人関係が困難な患者と接する医療者には，もちろん一定の経験が求められるのだが，しかし何か特殊な技能や超人的な努力を要するというわけではない。意外かもしれないが，まず大切なのは「ふつうに応対すること」である。難しい患者だからといって腫れ物をさわるように扱ったり，ことさらに距離を置いたりすると，患者は疎外されていると感じ，場合によっては火に油を注ぐ結果となる。恐れも遠ざけもしないというメッセージを医療者の側から送ることが，信頼関係を築くきっかけになる。

　そしてもう一つ重要なことは，あくまで医療者の立場で接することである。患者と信頼関係を築くということは，友達のように接することではない。医療者として対応できない場合には，患者を突き放さねばならない。そして患者が帰ってくるのを待てばよい。患者はきっと，信頼する医療者のところに戻ってくるであろう。

　また，Aさんのような症例に関わるときには，少し妙な言い方かもしれないが，本人の健康や生活態度に関わる目標を高く設定しすぎないことも重要である。「過

度の飲酒を止める」「必要に応じて抗不安薬を服用する」といった目標を達成できれ
ば，Aさんの健康は向上するかもしれない。だが対人関係の困難が背景にある症例
の場合，医療者が設定した目標を当人に納得させ，遵守させることはことのほか難
しく，当人から「強い怒り」として跳ね返ってくる場合も珍しくない。医療者から
すれば，目標が達成されない焦りや患者の理不尽な反応にさらされ，自らがバーン
アウト（→第24章参照）するか，それとも患者との関わりを拒絶するかというとこ
ろに追い込まれてしまう。より現実的な目標設定は，当人を地域医療・福祉の枠で
受け止めるための持続的なチームづくりである。医療者は患者に自律的な健康管理
を期待しがちであるが，本章のケースのように，福祉担当者らを含めた多職種の
チームの支えで何とか日々の生活が送れている，という状況をつくりだすことを目
標にしたほうがよい場合もある。

　患者の生活を支えるキーパーソンは，医療や福祉のプロフェッショナルではない
地域住民のなかからみつかる場合もある。本章のケースではもちろん，Cさんがそ
れにあたる。読者のなかには，患者とCさんとの関係が気になる人がいるかもしれ
ない。患者はCさんを「命の恩人」だと考えているが，どうもそれは事実に反する
ようだ。主治医がCさんと患者との良好な関係に頼ることは，結局のところ患者の
非合理的な心象に依存していることになるのだろうか？　そうではないだろう。実
際には，主治医が依拠しているのは患者の心象ではなく，患者と隣人との関係であ
る。症例提示2で語られるエピソードから，両者の関係は事実として機能している
と理解してよいだろう。地域医療の文脈において，患者とその隣人との間にある関
係を治療の資源とすることは，たいへん重要なことなのである。

Take home messages

- 問題行動が多く対人関係が困難な患者と接するには，それなりに経験を積む必要があ
るが，しかし特殊な技能を要するわけではない。医師と患者としてあたりまえの接し
方をすることが大切である。
- 生活困難を抱えた患者の場合，健康管理の目標を高く設定しすぎないほうがよい場合
がある。福祉担当者や地域住民を含めたチームの支えで何とか日々の生活が送れて
いるという状況をつくりだせたら，それ自体が大きな達成である。
- 問題行動の背景に，患者の人格的な苦悩がみえてくる場合もある。困難な人生をた
どってきた患者の苦悩に立ちあい，その生き方を価値あるものとして受け止めること
ができなければ，生活困難を抱えた患者に対する医療行為は成立しない。

復習のための小テスト

1　在宅療養中の患者の健康管理について説明した以下の文章の中で，不適切と思われるものを一つ選びなさい。
　Ⓐ患者が同居家族をもたない場合であっても，在宅療養を適切に計画し，実施することができる。
　Ⓑ医療者が設定した治療目標を患者が自律的に遵守できることは，在宅医療を選択する際に必須の条件である。
　Ⓒ医療や福祉のプロフェッショナルではない地域住民のなかにも，患者の健康管理や見守りに参加してくれるキーパーソンがいる。
　Ⓓ妄想など精神科の疾患が疑われる患者についても，医療者や福祉専門職の間で適切なチームを組むことにより，地域での生活を支えることができる場合が少なくない。

2　地域医療に関わる医師と患者との関係を説明した以下の文章の中で，適切と思われるものを一つ選びなさい。
　Ⓐ患者の交友関係や過去の生活に関することは，その患者のプライバシーに関わる問題であり，診察中に決して話題にしてはならない。
　Ⓑ怒りっぽい患者との間に信頼関係を築くためには，その患者の機嫌を損ねないよう，常に細心の注意を払いながら接する必要がある。
　Ⓒ患者の一見不合理な言動が，その患者の人間関係や価値観を理解するうえで重要な意味を帯びている場合がある。
　Ⓓ医療者への不信感が強い患者に対しては，常に理解を示し，親しい友人のように接することで心を開かせることができる。

もっと詳しく学びたい人のためのブックガイド

浮ヶ谷幸代（2009）．『ケアと共同性の人類学——北海道浦河赤十字病院精神科から地域へ』生活書院
中村沙絵（2017）．『響応する身体——スリランカの老人施設ヴァディヒティ・ニヴァーサの民族誌』ナカニシヤ出版

【参照文献】
西　真如（2018）．「痛みを抱えた者が死ぬための場所——訪問看護ステーションひなたの看取りの経験」田中雅一・松嶋　健［編］『トラウマを生きる』京都大学学術出版会，pp. 577–595.
松嶋　健（2014）．『プシコ ナウティカ——イタリア精神医療の人類学』世界思想社
和田忠志（2018）．『在宅医療臨床入門（改訂2版）』南山堂

07
「不定愁訴」を訴え続ける患者と向き合う

執　　筆：島薗洋介
症例提示・医療監修：孫　大輔

学修目標：

☐ 医療人類学や医療社会学等の行動科学・社会科学の基本的な視点・方法・
理論を概説できる（コアカリ B-4-1-1）。

◆ 人の言動の意味をその人の人生史や社会関係の文脈のなかで説明すること
ができる（コアカリ B-4-1-5）。

◆ 病人役割を概説できる（コアカリ B-4-1-9）。

☐ 多職種の医療・保健・福祉専門職，患者・利用者，その家族，地域の人び
となど，さまざまな立場の人が違った視点から医療現場に関わっているこ
とを理解する（コアカリ B-4-1-13）。

☐ 具体的な臨床事例に文化・社会的課題を見出すことができる（コアカリ
B-4-1-14）。

　医師はしばしば，身体的不調を訴えるが明確な疾患の診断をつけられない患者に
遭遇することがある。こうした場合，医師は患者にどのように向き合い，どのよう
に治療をすればよいのだろうか。以下に提示する，都市部の心療内科の診療所でS
医師が遭遇したEさんのケースを通じて考えてみよう。

症例提示1回目

　Eさんは50歳の既婚女性（出産経験はなし）で，3年前ほど前から，めまい，
冷汗，動悸，嘔気を訴え，内科を受診しました。しかし，診察と検査の結果，特
に異常が認められませんでした。Eさんの訴えは不定愁訴と判断され，Eさん

は当院（心療内科）での受診を勧められました。しばらくEさんは当院に通院し，抗不安薬を服用していましたが，ある日服用を中止したところ具合が悪くなりました。Eさんは，数日後に当院に来院し，私がはじめてEさんの診察に当たりました。

　問診では，Eさんは，不眠，動悸，頭痛，肩こり，心窩部痛，背部痛などを訴えました。また，Eさんは「月経痛がひどい」「光がまぶしい」「話をするのが面倒になる」「顔がほてり，熱いのか冷たいのかわからない感じになる」などと語りました。具合の悪いときは，朝から体調がすぐれず，歩いたり外出したりするのもままならないため生活に支障をきたしており，治療でこうした状況を軽減してほしい，と希望しました。

　私が「なぜこうした症状が起きているのか心当たりはありますか」とEさんに問いかけたところ，Eさんは，最近，月経の周期が乱れがちであることから，「自分の病気は更年期障害かもしれない」と語る一方，「更年期障害なのか，子宮筋腫のせいなのか，うつ病があるのか，よくわからない」とも述べました。

　身体診察・検査をおこなったところ，鉄欠乏性貧血——Hb 10.2 g/dl（基準値 12–16），フェリチン4 ng/ml（基準値 10–120）——が認められました。簡略更年期指数（SMI）は64点（中等度）でした。

　私は「月経前症候群・月経困難症」「更年期障害」「鉄欠乏性貧血」「身体表現性障害」［現在ではDSM-Vに基づき「身体症状症および関連症候群」という名称が用いられる］の診断を下しました。しかし，血中のエストロゲン値（E2）を測定したところ276 pg/mlと正常範囲（22以上）で保たれていたので，更年期障害に対するホルモン補充療法はおこないませんでした。また，すでに前の担当医から処方されていた抗不安薬に加え，鉄剤と漢方薬の「六君子湯」（吐き気，食欲不振，冷え性などの体質をもった人に効果があるとされている）を処方しました。しかし，Eさんは漢方薬の内服には消極的でした。

　その後も，Eさんは月に1回の頻度で通院しました。診察時には，Eさんの語りを傾聴しながら，Eさんの不安を軽減するように努めました。しかし，Eさんは長らく身体的不調について語り続けるばかりで，私は長引く診察をどのように収束させればよいか戸惑うこともありました。

　しかし，診察が回を重ねるにつれ，Eさんは次第に身体的不調以外の悩みも打ち明けるようになっていきました。Eさんは，夫（30才のころに結婚）と二人で暮らしていました。Eさんは，夫は「大酒飲みで，昔は叩かれたりするとこ

とがあった」と語りました。E さんは，現在，家庭内暴力を受けていることは否定しましたが，夫の飲酒時に暴言を吐かれることもあると語りました。こうした E さんの語りを聞くにつれ，私は医師としてどこまで，どのように夫婦関係に介入すればよいのかと自問するようになりました。

Q1 以上の症例提示をもとに，以下の問題を考えてみよう。

❶ S 医師に対する E さんの訴えは，すべて何らかの疾患の症状として説明できるのだろうか？

❷ E さんに対して医師はどのような方針で診察・治療をおこなうべきだろうか？

❸ それを考えるために，どのようなことを知る必要があるのだろうか？

 人類学・社会学的視点からの問い

● E さんの語りを傾聴するなかで，E さんの病いの経験に関わりがありそうな生活環境や人生史的出来事について語られたことがありましたか？ あったとすればどのような事柄でしょうか？

● E さんの治療を続けるなかで，夫との関係はどのように変化していきましたか？ そのことは E さんの病いの状況とどう関係しているのでしょうか？

　上記の質問を受け，その後，2 回目におこなわれたカンファレンスでは，以下の内容が提示された。

症例提示 2 回目：追加情報

　私がEさんの語りを傾聴していくなかで浮かび上がってきた問題の一つは，Eさんの「社会的孤立」でした。

　Eさんはもともと孤児として育ち，養父母に育てられました。「義父母が自分を養子にしたのは，働き手が欲しかったから」であり，日常的にも「あまり親との会話はなかった」といいます。Eさんが 20 歳で上京したとき，「やっと家を出られたという思いだった」そうで，その後は養父母との交流もほとんどないようでした。また，Eさん夫婦には子どももおらず，夫の飲酒時の行動や自分の体調のことを相談できる家族・親族はいませんでした。さらに，ここ数年は，パートタイムの仕事を辞めてしまっていたため，職場の友人のような存在もいませんでした。

　また，私がEさんをはじめて診察する以前に，Eさんの人生のなかで重大な出来事があったこともわかってきました。数年前にEさんの養父母が相次いで他界しましたが，Eさんは，いずれの際にも養父母の家に帰らず，葬儀にも出なかったそうです。Eさんは，そのことを悔やんでいるようでした。1 年前には弁護士から実母が病気で余命が長くないことを知らされ，面会の意思があるか尋ねられました。しかし，面会にいく決心がつかないうちに実母は亡くなってしまいました。Eさんは，実母から電話がかかってくる夢，幼少時のつらい思い出の夢をみることがあると語りました。

　私は，こうした生活状況や過去の出来事がEさんの孤独や自己肯定感の低下を招いているのではないかと考えました。Eさんの語りを傾聴することで患者が自己肯定感をもてるように努める一方，夫に働きかけるよう試みました。具体的には，「いつかご主人も来ることができますか？」とEさんに尋ねました。すると，次の診察時に，Eさんの夫が来院しました。私は夫に対して，Eさんの病状と治療経過に関して説明し，「症状がつらいときは家事などもできなくなるようですね，できれば手伝うなど配慮してください」と伝えました。

　Eさんの夫との面談以来，Eさんの受診に夫が付き添うことが多くなりました。やがて，Eさんから「夫が買い物にいってくれる」「診療所までの送迎をやってくれる」という言葉が聞かれるようになりました。

　また，Eさんと相談のうえ，「加味逍遙散」（食欲不振，冷え症，月経不順，月経困難などの症状のある人に用いられ，更年期障害の女性に対してもしばしば処方され

る）を処方しました。はじめは漢方薬に拒否感を示していた E さんも，納得して「加味逍遙散」を内服するようになりました。

　初診時からは 7 年が経過しました。今も E さんはめまいや不眠などの症状を訴え，通院しています。しかし，閉経した後は，E さんの大きな自律神経症状は改善し，疼痛も以前のように外出や家事もできないほどではなくなっており，初診時には止めていたパートタイムの仕事も再開しています。

Q2　はじめはひたすら身体症状を訴えるだけだった E さんが，症状の改善について報告するなど，S 医師の E さんへの対処はある程度の成功をおさめているようにみえる。

❶もし S 医師の対処が E さんの体調の改善のきっかけとなったといえるとしたら，それはどのような点でだろうか？

❷また，今後 E さんの診療を続けていくうえで，意識しておくべきことはどのようなことだろうか？

解　説 ✏

1　身体化と人間的苦悩

　患者が身体的不調を訴えるが，検査をしても目立った器質的な異常所見が見当たらない。医師がこのようなケースに遭遇することは珍しくない。こうした身体的不調の訴えは，一般に「不定愁訴」とよばれる。さらに，精神医学では，「心身症」「身体表現性障害」「身体症状症」などの診断がなされることがある。そこには，本来「心」の問題であるはずのものが身体症状のかたちで経験されたり，表現されたりしうるという考えがある。

　医療人類学でも，「身体表現性障害」「身体症状症」と類似した概念として「身体化」という概念が用いられてきた（クラインマン 1996; ヘルマン 2018）。クラインマンは「身体化」を「個人的問題や対人関係の問題を，苦悩の身体的慣用表現や，医療による援助を強く求める行動様式によって伝えるコミュニケーション」と定義して

いる（クラインマン 1996: 71–72）。

　ここで注意したいのは、「身体化」の
概念は、「身体表現性障害」「身体症状
症」の概念と違いがあることである。ま
ず、「身体化」は、医師からは実際に身体
に病理的過程が認められないのに患者
が身体的苦痛を訴えるケースに加え、実
際に器質的な異常所見があっても、医師
からみるとそうした症状が「過剰」に認
知されたり、「過大」な情動的な意味を
もったりするようなケースも含まれる。

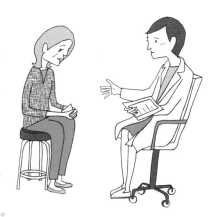

　さらに、医療人類学における「身体化」という概念の眼目は、個人が生活のなか
で感じているさまざまな苦悩が、身体という媒体をとおして表現されたり、身体的
苦痛のイディオムを用いて言語化されたりするという点に注意を促す点にある。精
神的、身体的な疾患や症状は、しばしば患者を取り巻く社会的世界や人生史と関連
していることがある（それらの間の因果関係は必ずしも一義的に確定できるとは限らな
い）。そのような場合に、医師は、患者の精神障害や身体的症状のみを治療するので
は十分ではない。生物学的−心理的−社会的存在としての患者と向き合い、患者の
人間的苦悩にも働きかけることが求められる。

　以上の「身体化」の概念を用いて、Eさんのケースを考察してみよう。そこでと
くに二つの点に注目したい。

　第一に、Eさんの主訴では、身体的な異常に起因するものと心理的要因に起因す
るものを明確に区別することは難しいことである。月経や更年期障害、貧血に起因
すると考えられる症状とともに、何に起因するのかよくわからない症状もあり、こ
れらは渾然一体となっている。付言しておくならば、更年期が女性にどのような症
状とともに経験されるのかは社会によって差異がある。日米の更年期にまつわる医
師の考えや女性の経験を調査したマーガレット・ロックによれば、日米の女性が訴
える更年期障害の自覚症状には大きな差異があり、それは食習慣の違いなどの生物
学的要因だけではなく、文化によって醸成された予期にも起因しているものと考え
られる。こうしたなかで、更年期障害は、本質的に「身体化」と結びつきやすい要
素をもっている（ロック 2005）。

　第二に、S医師がEさんの診察を続けるなかで、それらの苦痛がEさんを取り巻

く社会関係にまつわる悩みと密接に関連していることも明らかになってきたことである。Eさんの夫との関係は良好とはいえず，頼りにできる家族・親族もいなかった。また，Eさんは，養父母や実母が亡くなったときも見舞いや葬儀にいけず，そのことで後悔や喪失感も感じていた。さらに，体調が悪くなったことを契機にEさんは離職せざるをえなくなった。こうしたことから，Eさんは長らく社会的に孤立した状況に置かれていたが，体調不良を感じ通院しはじめると相前後して孤独が深まっていたと考えられる。これらのことから，Eさんの感じる身体的苦痛は，Eさんの抱える社会的困難やそれに起因する不安やストレスと関連した「身体化」という側面もあると考えることができる。

2 病人役割，ケアの関係性

　こうした場合，臨床現場では，医師は，時に患者の症状や疾患をこえて，それらを含めた人間的苦悩全体に向き合う必要がある。もちろん，医師には医師としての役割があり，その役割の範囲のなかで，常に患者の人間的苦悩そのものを癒やすことができるわけではないだろう。しかし，患者が訴える症状が人間的苦悩の一部であるという視点に立てば，診察や治療を介して，患者の人間的苦悩の源泉となっているものに働きかけることはできるはずである。

　こうした視点から症例提示をみると，二つの重要な点が浮かび上がる。第一に，S医師が辛抱強くEさんの語りを傾聴したことである。社会的に孤立していたEさんにとっては，自らの訴えを傾聴してくれる人の存在は極めて重要であっただろう。S医師の忍耐強い傾聴がEさんとS医師との間の信頼関係の醸成につながり，それによって，EさんはS医師に自らの生活や人生史に関わる悩みや苦悩をも語るようになっていた。こうして，S医師は，Eさんの身体的症状の「身体化」としての側面への洞察を得ることができたといえるだろう。

　第二に，S医師が診察にEさんの夫に同伴するように働きかけ，夫に対してEさんの病気について説明し，協力を求めたことにも注目したい。そうすることで，S医師は，Eさんの身体症状や精神的障害を治療するだけではなく，Eさんの身近な他者にもEさんのケアを求め，医師としてできる範囲でEさんの社会関係にも働きかけたのである。この点は，Eさんの病状が改善に向かう契機として重要であったと考えられる。

　この過程で生じたことをさらに具体的に考察するために役立つ概念として「病人

役割」が挙げられる。「病人役割」とは社会学者タルコット・パーソンズが用いた概念であり、「病人」になるということは、社会的存在としての人の義務や権利の変容をともなうことに注意を促すものである（パーソンズ 1974: 432–433）（→第 4 章・第 10 章も参照）。身体的、精神的苦痛によって、人は、しばしば「父」「母」「夫」「妻」「社員」などの、自らの地位に付随する役割（もしくは役割に付随する社会的期待）を十分に満たせなくなる。しかし、その人が「病気である」ことが社会的に認知され、「病人」であると認識されると、それ以前はその人が果たすべきとされていた義務を免除されるようになる。その代わり、新たに「病人」としてある一定の行動をとることが社会的に期待されるようになる（病気が治るようにきちんと通院し、服薬し、療養する、など）。

　S 医師は、E さんの夫に診察への同伴を求め、そこで E さんの病気について夫に対して説明し、E さんへの協力を求めた。このことが契機となって、夫婦のなかで、新たに E さんに「病人」としての役割が与えられた、もしくはそれまであいまいであった「病人」としての役割が明確になった可能性がある。

　家族面談を契機として、E さんは夫の自分に対する行動が変わったと語っていた。このことから、S 医師の夫婦関係への働きかけは、夫と E さんとの間に、ケアする者／ケアされる者（病人）という関係性が形成されるのを促したと思われる。こうした E さんを取り巻く社会的世界の変化を通じて E さんの人間的苦悩は軽減され、そのことが、ひいては部分的には身体症状の改善に貢献したと考えられる。

3　社会的世界のなかの診断と薬

　ここで注意したいのは、明確に医師にそう意図されていない場合でも、社会的世界を変容させることがある点である。医師による行動、たとえば、「診断する」「治療的処置をおこなう」「薬剤を処方する」などは、大なり小なり、患者を取り巻く社会的世界に変化をもたらす行為であり、それらは身体的でもあり社会的でもある病いの経験の変化のきっかけとなりうるのである。

　医師による行動と同様に、薬というモノも新たな社会的行為、新たな関係性を生み出しうる。たとえば、患者の家族が患者の服薬を確認したり、患者に服薬を促したりするようになる。あるいは、患者の年齢やその他の属性によっては、服薬を他者が補助しなければならない場合もある。こうした場合、薬というモノが媒体となって、患者と身近な他者のあいだに新たな関係性が生み出される。薬の化学的成

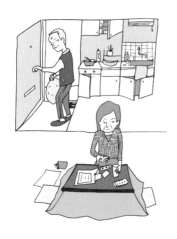

分が身体に影響を与えることは当然のことだが，こうした薬を媒体として生み出された関係性も，人間的苦悩を緩和するのに寄与することがありうるのである。

　S医師の症例提示からは，Eさんの症状の改善に，抗不安薬や漢方薬の処方が一定の役割を果たしたことが推察される。こうした薬の効用は，どこまでが薬の「化学的作用」によるもので，どこからが薬の「社会的作用」によるものなのだろうか。臨床現場では，しばしば，「化学的作用」と「社会的作用」の間に明確な区別をつけられない場合がある。S医師による診断の言葉と同様に，S医師が処方した薬もまた，Eさんを取り巻く社会的世界を変化させる媒体の役割を果たした可能性はあるだろう。

　医療的行為や薬は，患者を取り巻く社会的世界の変化を促すことがありうる。それらは，ここで取り上げたような身体化が関わる事例では特にそうであるが，そうでない場合も，患者の人間的苦悩の緩和につながりうるのである。患者の明確に診断されうる疾患をエビデンスに基づいて治療するだけに留まらず，人間的苦悩を抱えた患者をケアすることも医師の役割に含まれる。だとすれば，自らの医療行為が患者を取り巻く社会的世界に与える影響を観察し，考察する能力は医師にとって重要な能力であるといえるだろう。

Take home messages

- 患者が訴える身体的症状には，しばしば「疾患」によって説明できないものもある。そうした患者の訴えは，患者の精神的問題や患者を取り巻く社会的関係の問題と密接に関連している場合がある。
- 医療行為は社会的行為でもあり，患者を取り巻く社会的世界にさまざまな影響を及ぼしうる。社会的行為としての医療行為がもつ意味について自覚的であることは，患者の人間的苦悩を緩和することに役立ちうる。

復習のための小テスト

1　患者の訴える身体的不調が明確な疾患に起因するものとは考えられないときに，医師はどのような方針で診察に当たるべきだろうか。以下の中から不適切と思われるものを選びなさい。
　Ⓐ検査の結果，どこにも異常がないことを患者に納得させることに注力する。
　Ⓑ症状を緩和するための薬剤を処方する。
　Ⓒ患者が診察で何を語ろうとしているのか傾聴するように努める。
　Ⓓ患者の身体的不調の訴えが，患者が抱えている心理的，社会的問題と関連していないかを探るよう試みる。

2　「身体化」および「社会的行為としての医療」という考え方について，以下の中から不適切と思われるものを選びなさい。
　Ⓐすべての身体的症状には，それを引き起こしている身体的異常が存在するはずである。
　Ⓑ人が病気になるということは，単に生物学的現象であるとともに，心理的，社会的現象でもある。
　Ⓒ診察および治療は社会的行為であり，患者を取り巻く社会的世界にさまざまな影響を及ぼしうる。
　Ⓓ患者を取り巻く社会的世界の変化は，病いの経験を変化させうる。

もっと詳しく学びたい人のためのブックガイド

クラインマン, A. ／大橋英寿・遠山宜哉・作道信介・川村邦光［訳］（1992）．『臨床人類学――文化のなかの病者と治療者』誠信書房
池田光穂（2010）．『看護人類学入門』文化書房博文社

【参照文献】
クラインマン, A. ／江口重幸・五木田紳・上野豪志［訳］（1996）．『病いの語り――慢性の病いをめぐる臨床人類学』誠信書房
パーソンズ, T. ／佐藤　勉［訳］（1974）．『社会体系論』青木書店
ヘルマン, C. G. ／辻内琢也・牛山美穂・鈴木勝己・濱　雄亮［監訳］（2018）．『ヘルマン医療人類学――文化・健康・病い』金剛出版
ロック, M. M. ／江口重幸・山村宜子・北中淳子［訳］（2005）．『更年期――日本女性が語るローカル・バイオロジー』みすず書房

コラム❷　　解釈モデルと説明モデル

錦織　宏

　多くの医学生は，医療面接に関する授業中に，もしくは医療系大学間共用試験実施評価機構（以下，共用試験機構）による臨床実習前 OSCE（Objective Structured Clinical Examination）の対策をしている際に，「解釈モデル」という言葉について知る機会があるだろう。この「解釈モデル」の原語は，本書でしばしば人類学者から解説される「説明モデル」と同じく，医療人類学者であるアーサー・クラインマンが提唱した Explanatory Model である（Kleinman 1980）。私（錦織）が飯田先生をはじめとする人類学者の先生方と協働するなかで，この「説明モデル」という言葉は何度となく登場した。そしてその度に，「解釈モデル」との違いについて議論してきたが，そのなかで，医学領域において用いられる「解釈モデル」には，本書に登場する「説明モデル」とは異なるいくつかの特徴があるように思えたので，私見も交えつつ，それらを記述してみる。

　まず，多くの医学生は，共用試験機構による臨床実習前 OSCE に合格するために「解釈モデル」という言葉を学習する。ここに働く力学は "Assessment Drives Learning"，つまり試験があるから勉強するというものである。医療人類学をはじめとする人文社会科学への関心の有無にかかわらず，すべての医学生が解釈モデルという言葉を知っている，という事実から，改めて試験（評価）の与える影響力を感じさせられる。このことは，説明モデルという言葉が医師・医学生にほとんど知られていないことと対照的であろう。また，解釈モデルという概念が医療人類学に由来するものであることを知る医学生・医師も（少なくとも私の周辺の限りでは）少数派である。私は，このことから，医学領域において解釈モデルという概念の理解が浅い，というようなことをいうつもりはあまりない。むしろ「すべての医学生に求められる人文社会科学的な素養は何か？」という問いについて考える際の好事例であろう。臨床現場では「医師が患者の解釈モデルを把握して診療できること」が重要であり，「解釈モデルという概念が本来どの学問のものであって，それがいつ誰によってどのように提唱されたのか，ということを理解していること」をあまり求めない姿勢に，医学の実学性をみることができる気もする。

　この姿勢は，この「解釈モデル」が OSCE という実技試験における学習・評価項目となっていることにも現れている。医学教育学でしばしば用いられる Miller の Pyramid（Miller 1990）が示すとおり，知っていることはできることを保証しない。つまり医学生が論述試験で「患者の解釈モデルを把握することは非常に重要である」と書くことができても，医師になってから実際の診療で患者の解釈モデルを把握するという行動を取ることを保証しないのである。この事例から，人文社会科学の知見を医師の診療行動に反映させるうえで，OSCE のような実技試験の果たす役割は大きいかもしれない，ともいえる。

　そして，上述のように，医学領域で用いられる解釈モデルという言葉は，「医師

が患者の解釈モデルを把握する」(そしてそのことが必要である)という語られ方
をしてきた。そのことは、共用試験機構による解釈モデルの説明が「患者さんの
(今回の)病気や医療に関する考えや理解」となっていることからも明らかである。
一方で、人類学者が「説明モデル」という言葉を使う際には、その主語は必ずしも
患者さんに限定されない。別の言い方をすれば、人類学者のいう「説明モデル」に
は、「医師の(今回の)病気や医療に関する考えや理解」も含まれる。そして主語
は看護師や薬剤師などの他の医療職になることもあるだろう。このことからわか
るのは、医学領域においてクラインマンの提唱した Explanatory Model が解釈モデ
ルという言葉で語られる際に、「医師自身が病気や医療に対してどのように考え、
また理解しているのか?」という視点が欠けている可能性がある、ということであ
る。このことは、医学を相対化する視点を提供してくれる医療人類学の知見を、医
学側が十分理解できていない、ということを意味する。

　私は、日本の医学生・医師は Explanatory Model という概念をとおして医学を相
対化するという視点についてもう少し考えてみてもよいのではないか、と考えてい
る。特に今日のような高齢社会において、医学・医療という枠組みだけでは患者さ
んのケアが成り立たなくなっている状況下では、生物医学を中心とする医学教育を
受けた自分自身のもつレンズ(=視点)を相対化することが、より求められている
のではないだろうか。その意味においても、本書が人類学・社会学というレンズを
とおして、医学生・医師に医学を相対化する視点を提供できることを期待している。

　なお、Explanatory Model を解釈モデルと邦訳したのは、米国留学中にクライン
マンと交流のあった内科医で聖路加国際病院院長の福井次矢氏であり、説明モデル
と邦訳したのはクラインマンの書籍 *Patients and healers in the context of culture*
(『臨床人類学』)を邦訳された、大橋英寿氏、遠山宜哉氏、作道信介氏(いずれも
心理学者)、および川村邦光氏(宗教学者)である。『臨床人類学』の訳者とはあま
り交流がなかったと福井氏に個人的にうかがったが、本邦の医学・人類学で
Explanatory Model にそれぞれ異なる邦訳があてられ、異なる解釈が認知されるよ
うになったこと自体、文化人類学の研究対象となりうるともいえよう。

　本書は、解釈モデル/説明モデルという邦訳の違いも含めた医学と人類学との距
離を埋めることに果敢に挑んだ成果の一つである。一人でも多くの医師が、人類学
を含めた人文社会科学的素養をより深くもち、医学・医療を相対化する視点ももっ
て患者に接するようになることを心より願っている。

【参照文献】

Miller, G. E.(1990). The assessment of clinical skills/competence/performance.
　Academic Medicine, 65(9):S63-S67. doi:10.1097/00001888-199009000-00045
Kleinman, A.(1980). *Patients and healers in the context of culture: An exploration of
　the borderland between anthropology, medicine, and psychiatry*. University of
　California Press.

08
無症状を理由とした精査の拒否

執　　筆：工藤由美
症例提示・医療監修：肥田侯矢

学修目標：

☐ 医療人類学や医療社会学等の行動科学・社会科学の基本的な視点・方法・理論を概説できる（コアカリ B-4-1-1）。

◆ 病気・健康・医療・死をめぐる文化的な多様性を説明できる（コアカリ B-4-1-2）。

☐ 自身が所属する文化を相対化することができる（コアカリ B-4-1-3）。

☐ 具体的な臨床事例に文化・社会的課題を見出すことができる（コアカリ B-4-1-14）。

　B 病院は，病床数 1000 床を超え，臨床研究もおこなわれる国内の中核病院の一つである。以下は，その病院の外科医が提示した事例である。以下の事例を読んで，なぜこの女性は精密検査を拒むのか，このような場合，医療者はどうすればよいのか考えてみよう。1 回目のカンファレンスでは，以下のような症例提示がおこなわれた。

症例提示 1 回目

　A さんは 58 歳の女性です。3 年前に大腸がんの手術を受け，現在は外科で再発チェックのために定期的に通院をしています。それまで，特記すべき既往歴はありません。その定期検査で膵臓に異常の可能性が指摘されました。膵臓の経過をみていると徐々に進行してきたため，膵腫瘍を疑い，消化器内科に紹介しました。

　消化器内科では他の画像による精密検査をおこない，悪性腫瘍の可能性があると判断したため，さらなる検査をＡさんに勧めました。しかし，Ａさんは「今は全然症状がなく，たぶんがんじゃないでしょう。どうせみつかっても長生きできないし，詳しい検査は希望しません」と内科医に伝えたといいます。内科医からは，「放っておいて治療不能になったり，致命的になったりしても知らないですよ。検査も受けるつもりがないのならもう二度と来ないでください」と再受診は拒否されたとＡさんはいいます。本人からは「今までどおりの検査はお願いします」という希望もあり，外科ではCT検査で定期的にチェックしていますが，腫瘍の進行はゆっくりとしており，悪性か否かを明確には判断できない状況です。

　Ａさんは現在，専業主婦で夫と二人暮らしです。夫は外国人でＡさん家族は20年弱，海外に住んでおり，大腸がんの手術を受ける数年前から日本に住んでいます。Ａさんには娘が一人いますが，現在は嫁いで海外に住んでいます。Ａさんの趣味は旅行で，特に温泉が好きで，温泉ソムリエになりたいほどだと話していました。

　Ａさんは膵腫瘍に対しても，「温泉治療をしますから大丈夫です」と言っています。そこで外科では，「悪性であれば手術をしても治癒しない可能性がある程度高く，手術をせずに症状を抑える治療をするのも一つの方法である」とＡ

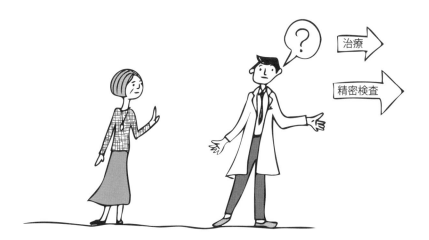

さんに説明しました。

Q1

❶提示された内容の中で，この女性が膵腫瘍の疑いに対して精密検査
　を拒む理由に関係のありそうなことは何だろうか。

❷この女性が精密検査を拒む理由や，医療者がどうすればよいかを考
　えるためには，他にどのようなことを知る必要があるだろうか。

🔍 人類学・社会学的視点からの問い

1回目のカンファレンスに参加した人類学者は，次のような質問をした。

●Aさんが最初に大腸がんという診断を受け，手術をしたとき，Aさんは自
　分の病気についてどのように受け止めていたのでしょうか。何か気にな
　る様子はありましたか。

　上記の質問を受け，その後，2回目におこなわれたカンファレンスでは，以下の
内容が提示された。

症例提示2回目：追加情報

●Aさんの大腸がんに対する受け止め方
　- Aさんの大腸がんは健康診断で発見されました。大腸がんの手術のために
　　入院した際，Aさんは，病気に対する不安が強く，精神的に不安定な状態
　　でした。特に，一日のなかでも精神的な不安の程度に波があり，それに対
　　して，緩和ケアチームが手術時からサポートするための計画を立てていま
　　した。実際には，手術後に緩和ケアチームは一度話をしただけで，その後
　　は精神的にも落ち着きを取り戻したようです。

- 大腸がんの手術後，再発予防のために半年間の抗がん剤治療を受けていましたが，副作用によると考えられる手のしびれ，色素沈着，脱毛などの症状が出たため，Aさんの希望により途中で中断されました。
- 膵腫瘍についてAさんは，「そのことにくよくよするより，（人生を）楽しみたいわ」と話していました。

● 担当の外科医から見たAさんの病気に対する向き合い方
- これまでAさんの診察・治療をおこなってきたなかで，Aさんの言動に対して以下のような内容を話しました。それは，「病気の対処の方法はいろいろあること」「経過観察も時には間違いではないこと」「手術をしても治るとは限らないこと」「私個人の意見として，患者さんが，医師が提供した選択肢でないものを選んだ場合でも，「これもあり（そういった生き方もありだな）」と判断できることもある」などです。

Q2

❶ Aさんが，現在無症状とはいえ悪性の可能性がある膵腫瘍に対して，積極的な検査や治療を受けないことを選択しているのはなぜだろうか。

❷ あなたが担当医だとしたら，Aさんの病気に対する姿勢をどう受け止め，またAさんにどう対応するだろうか。

解　　説　

　患者が何らかの検査を受け，それが基準値から明らかに逸脱している場合，医師であればさらなる疑いうる状況（診断）を鑑別するための検査をし，その原因を特定しなければと考えるのは当然である。しかし，患者自身に何も自覚症状がない場合，患者にそうした検査データ上の異常をすんなり受け入れてもらうことは難しい場合も多い。しかも，その先にある検査が時間もお金もかかり，時には心身の苦痛をともなうと想像されるものであればなおさらである。何の不快も苦痛もない現状

から，わざわざ苦痛に耐えて病気探しに向かうということになるからである。

　ここでは，膵腫瘍という診断に対してAさん（患者），内科医，担当医（外科医）の三者の立場から，それぞれどのように向き合っているか，三者三様の論理をみていきたい。

1　患者の論理を知るための二つの視点

　患者が検査や治療を拒否する場合，その背景にある生物・心理・社会的状況といったその時点での患者の全体像を把握するための情報と視点が必要になる。こうした患者が生きてきた時間軸のなかである一定の時期を切り取り，その時点で患者自身と患者を取り巻く状況がどのような状態になっているかを把握することを「共時」的視点ということができる。

　一方，この「共時」と対になるのが「通時」的視点である。「共時」と「通時」とは，言語学をはじめ人類学でも使用されている概念である。ここでいう「通時」的視点は，患者がこれまでどのような個人史（ライフストーリー）と家族史を生きてきたか，その時間軸に沿って形成されてきたと考えられる患者自身の思考・論理・生き方などに焦点を合わせることになる（桜井・小林2005）（→第15章も参照）。患者が現在置かれている状況のなかに，検査や治療を拒否するような心理・社会的要因が見当たらない場合，そうした判断をする患者を「変わった人」とみなすなど，一方的に患者自身の性格に結びつけてしまいたくなるかもしれない。しかし，そうした性格もまた，患者がこれまでの人生で経験したことに基づく価値観によってつくられ，それが病気との向き合い方に表れていることにも留意しておかなくてはならない。

　命に関わるような重大な病気ほど，家族や近親者を巻き込むものでもあり，患者の個人史だけでなく，家族史に着目する必要も出てくるかもしれない。臨床の具体的場面を想定した場合，必要に応じて，家族に関する聴き取りを幅広くかつ詳細にしておくというのも一つの考え方であろう。

2　患者Aさんの論理

　Aさんの考え方を知るための手がかりにはどのようなものがあるだろうか。医療に直接関係するものとして，Aさんが3年前に大腸がんの手術を受け，現在も経過

観察中であるという事実がある。大腸がんに関わる一連の経験は，Aさんに一定の経験知をもたらしたと推定されるが，それは，彼女が病気と向き合う際に参照する知識の重みのある部分となっている可能性が高い。特に術前の強い不安と術後の落ち着きの際立った対照は，彼女の病気との向き合い方についての大きな手掛かりではないだろうか。

　夫が外国人で，海外で20年弱暮らしてきたという事実はもう一つの手がかりといえよう。自身が直接の当事者ではない場合でも，友人たちの病気との向き合い方のなかで，日本とは異なる多様性に出会っていた可能性もあるからである。「そのこと（膵腫瘍）にくよくよするより，（人生を）楽しみたいわ」という発言は，人生を通じて培われた彼女の人生観につながっていると考えられる。

　患者本人のさまざまな発言も重要な手がかりを与えてくれる。その際注意しておくべきなのは，発言全体がどういうまとまりを示すか，その中心にあると推定される価値はどのようなものか，ということである。

　消化器内科医には「詳しい検査は希望しない」と言ったAさんだが，外科の担当医には「今までどおりの検査はお願いします」と言い，定期的なCT検査を受け続けている。これを矛盾と捉えるのと，Aさんにとっては合理的なのかもしれないと受け止めるのと，どちらがAさんの考え方を知るのに役立つだろうか。以下ではAさんの他の発言も含めて検討してみたい。

　Aさんは「どうせ見つかっても長生きできない」「温泉治療をしますから大丈夫です」「そのこと（膵腫瘍）にくよくよするより，（人生を）楽しみたいわ」ということも話している。大腸がんの術後経過観察中に膵腫瘍の疑いが生じた場合，これからの人生をどう生きようかと考えると，"膵腫瘍の克服を最優先にすること"は，一つの考え方である。おそらく，消化器内科医も外科の担当医も賛同してくれるに違いない。だが，見方を変えれば，それはこれからの人生を「大腸がん＋膵腫瘍」の克服を主題として生きること，がんの治療に残りの人生の少なからぬ部分を捧げるということでもある。

　Aさんは，大腸がん術後の化学療法をその副作用を嫌って中止している。Aさんがこれからの人生において，「がんと闘い打ち勝つ」ことを最優先にしていたと仮定してみると，この中止をがんとの闘いにおける挫折と感じた可能性は十分あるし，それによって，自分の未来が不透明さを増したと感じてもおかしくない。患者にとって，中止しても再発リスクの増大は10%程度（深刻なものではない）という医師の説明以上に，中止という事実自体が重みをもってしまうこともあるからである。

しかし，この仮定はAさんのことばとは矛盾するように思う。

　化学療法中止後も，膵腫瘍発見後も，Aさんが特に不安を訴えた様子はない。消化器内科医とのやりとりには，むしろAさんの思い定めたような平静さがうかがえる。Aさんの諸発言からみえてくる「平静さ」は，大腸がん術後の落ち着きも含めて人生について一定の覚悟ができた，あるいは，人生に望むものを思い定めたからなのではないか。「詳しい検査は希望しない」という選択は，その覚悟の延長線上にあるとは考えられないだろうか。

　Aさんにとってそれは，"自覚症状はないが，病気が自分の人生にさまざまな制限を課してくる可能性はある"，しかし，"それに縛られてこれからの人生を生きるつもりはない"，"だが，人生五里霧中でも前には進めないので，《現在地＝残された命》を知るために「今までどおりの検査」は受け続けたい"というような思いだったかもしれない。少なくともそうした視点からみると，「詳しい検査は希望しない」という発言と，「今までどおりの検査はお願いします」という発言は矛盾しているわけではなく，この時点のAさんにとっては合理的な選択であると理解できるのでは

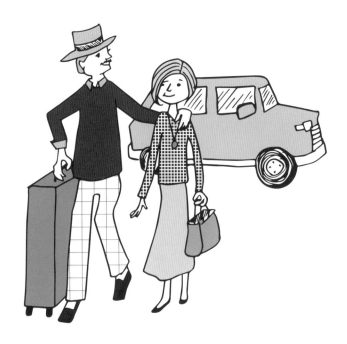

ないだろうか。「この時点の」というのは，A さんの覚悟や思いが状況によって変わる可能性はあり，また，傍からその一貫性を要求されるようなものでもないからである。

3 ｜ 医学の論理：治療の選択と確率

　「詳しい検査を希望しない」という A さんに対して，この事例の消化器内科医は「放っておいて治療不能になったり，致命的になったりしても知らないですよ」「検査を受けるつもりがないなら，もう二度と来ないでください」と言っていたとのことである。前節で整理した A さんの論理をもとに考えれば，A さんは「精査を受けない＝それに基づく治療も受けない」ことをそれにともなうリスクと共に選択していると推定される。A さん自身再受診を考えていない可能性も高い。内科医の発言は，精査の拒否によって生じうる不利益の責任が患者側にあることを確認ないし警告するものであるが，それは同時に，医学の論理を二つのポイントで明確に表明したものともいえる。

　現代医学は特異的病因論の登場以来，特に治療医学として大きな発展を遂げた。その有効性について疑いの余地はない。そして，この治療医学の発展を支えてきたのが診断技術の向上である。特に外科領域の画像診断技術の飛躍的向上は，早期診断を可能にし，診断と治療技術の精密化に貢献してきた。二つのポイントもこれに関連している。

　「放っておいて治療不能になったり，致命的になったりしても知らないですよ」というのは，早期に診断できれば，それだけ高い治癒率が望めるという医学的信念に基づいた発言である。早期診断のチャンスをみすみす放棄するのは，医学の恩恵に背を向けることであり，内科医からみれば患者の自殺行為に他ならないという含意が読み取れる。

　他方，「検査を受けるつもりがないなら，もう二度と来ないでください」の方はもう少し複雑な含意をもっていると思われる。「精査を受けない」ことを選択した A さんが再受診する可能性は高くはないのに，もし再受診するなら，それは精査することが前提であると言っているからである。精査を受けることによって何が変わるかといえば，より精密な診断が得られ，それによって治療の選択肢とそのリスクもより明確になるということである。ということは，この発言は，再受診するなら精査から治療へという医療の通常のルートに乗ることが前提だと言っていることにな

る。

　高度な医療機器を備えた大病院の医師として，精密な診断を下し，それに基づいてより有効な治療を提供することが患者の利益につながると考えるのは当然であり，一般的には患者の側もそれを期待しているはずである。しかし，診断に必要な検査を受けないというのであれば，受診するのは患者にとっても医師にとっても時間の無駄にしかならない，医療資源の無駄遣いという考えもある。

　ところで，二つのポイントに共通するのは確率である。そして，確率は医学の中心的論理でもある。早期発見と治癒の確率についてはすでに触れた。早期発見率を向上させるには診断技術の精度の引き上げが必要であるが，早期発見率が向上すれば，以前には診断できなかったより早期の病巣の発見も可能になり，それは直接的に治癒率の向上にもつながっていくはずである。個体内の身体的異常をより早期に発見し，より安全に除去できる方法を確立しようとして現代医学は発展してきたといえる。

　Ａさんを担当した消化器内科医は，そうした現代医学の担い手として，早期の精密な診断が患者の利益にこそなれ，害になるはずがないものという信念に従って，真摯に精査を勧めたものと考えられる。しかし，Ａさんの応答は，当然の期待に反してこの医師に戸惑いを感じさせるものであった，ということなのであろう。

4　医療の論理：「これもあり」と判断できるということ

　担当の外科医のいう，「病気の対処の方法はいろいろあること」「経過観察も時には間違いではないこと」「手術をしても治るとは限らないこと」「私個人（担当の外科医）の意見として，患者さんが，医師が提供した選択肢でないものを選んだ場合でも，「これもあり（そういった生き方もありだな）」と判断できることもある」という話は，医学的に妥当な判断を患者に一方的に押しつけるのではなく，それを一旦は留保し，患者の人となり，その人生に配慮した対応が考慮に値するということだろう。少なくとも，患者のもつ病気に関する医学的情報に基づいて診断し，治療や予後について確率的情報を示すことと，それを受けて患者がどの選択肢を選ぶかは別のことであり，医師の提供する選択肢だけが正しいとは限らないという認識ははっきりと示されている。

　1980 年代以降の医療人類学では，医学の習得を一つの文化化されたまなざしを形成する実践として捉えるようになった（グッド 2001）。文化化とは，ある特定の集団

のなかでその集団に特有の文化を身につけていく過程のことである。人類学者のグッドは，医学生が医学を学んでいく過程で，レントゲン画像に映るある特徴的な陰影を病変であると捉えるよう教えられ，その情報とその他の検査の異常値とを関連づけ，それをカルテに記述し，医師間のカンファレンスで共有していくことを通じて，患者の身体に確かに病気が存在するだけでなく，病気が「そこにあるもの」として構築されていく様を描いている（グッド 2001）。構築されるのは病気だけではない。患者も，また患者の身体も構築されるのである（→第 25 章も参照）。外科医であった人類学者の武井は，外科の患者が入院手続き等をとおしていかに手術対象の個体へと変換されるかを，儀礼になぞらえて描き出している（武井 1997）。大腸がんも膵腫瘍も，同じ生物医学の論理によって構築された「病気」であり，一つの個体が置かれている「状況」に対する，圧倒的に有効だとはいえ，一つの見方にすぎないのである。

　同じ個体の「状況」を，まったく別の「病気」，あるいは「問題」，さらには「人生上の一つの出来事」などとして，構築する見方は複数存在する。一人の患者が複数の見方をもっていることも珍しくはない。そして，それらの見方が生物医学の見方とはまったく異なる「状況」との向き合い方へと人を導くことも少なくない。そうした別の選択をする患者を前にして，医師が「それはない」という態度で対応するのか，「これもあり」で対応するのか，おそらく患者にとっては大きな問題であり得よう。

　「これもあり」という判断を可能にするポイントは二つある。第一は，患者の論理を知ることである。患者の論理を知る手がかりは，診断に必要な情報を収集するだけに集中しているときにはみえないかもしれないが，医師－患者間の普段の会話のなかにも発見できるはずであり，患者の論理への関心以外に特別の方法が必要なわけではない。

　第二は，医学の論理を相対化してみようとすることである。これは毎日，医学を実践している医師にとっては，簡単なことではないかもしれない。なぜなら，人間の意識は日々の実践によって形と方向性を与えられるため，繰り返される実践のなかで当たり前のものとして形成された論理には気づきにくいからである。しかし，医学が「病気」として構築する「状況」を，まったく違う形に構築する複数の論理が存在し，医学の論理はそれらの一つに過ぎないという認識をもつことで，相対化への入り口に立つことは誰にでも可能である。

Take home messages

- 医療の重要局面での患者の「非合理」にみえる決定，選択には，多くの場合その人なりの「合理的な」理由があり，必ずしも医学知識の不足や誤解のためだけではない。
- 患者の「合理的な」理由の背景には，患者の心理・社会的な共時的・通時的要因が影響している可能性が大きい。
- 医学の論理，あるいは生物医療の論理は一つの文化化された考え方にすぎない。

復習のための小テスト

1　精密検査を拒む患者の説明として，不適切なものを一つ選びなさい。
　Ⓐ検査を拒む理由には，患者の心理的・社会的要因が考えられる。
　Ⓑ患者が検査を受けるか否かは，これまでの病気の向き合い方と関係している。
　Ⓒ医学的にみて，最良の選択肢が患者に受け入れられないのは，その説明を患者が理解できないからである。
　Ⓓ医学の論理を相対化することで，検査を拒む患者の論理がみえてくる可能性がある。

2　通時と共時に関する説明として，適切なものを一つ選びなさい。
　Ⓐ共時的視点とは，ある一時点で生じている出来事を構造的に把握することである。
　Ⓑ共時的視点とは，ある一時点のことのみならず，歴史的変化も重要である。
　Ⓒ通時的視点とは，過去の出来事を把握することである。
　Ⓓ通時的視点とは，現在と過去を比較することである。

もっと詳しく学びたい人のためのブックガイド

谷　富夫［編］(2008).『新版 ライフヒストリーを学ぶ人のために』世界思想社

【参照文献】
グッド, B. J. ／江口重幸・五木田紳・下地明友・大月康義・三脇康生［訳］(2001).『医療・合理性・経験――バイロン・グッドの医療人類学講義』誠信書房
桜井　厚・小林多寿子 (2005).『ライフストーリー・インタビュー――質的研究入門』せりか書房
武井秀夫 (1997).「病と儀礼――病院の探検」青木　保・内堀基光・梶原景昭・小松和彦・清水昭俊・中林伸浩・福井勝義・船曳建夫［編集］／青木　保ほか［編］『儀礼とパフォーマンス』(「岩波講座　文化人類学」第 9 巻) 岩波書店, pp. 51–78.

09
服薬や介護サービスの拒否

執　　筆：飯田淳子

症例提示：宮地純一郎

医療監修：宮地純一郎・梅田夕奈

学修目標：

☐ 医療人類学や医療社会学等の行動科学・社会科学の基本的な視点・方法・
理論を概説できる（コアカリ B-4-1-1）。

☐ 人びとの暮らしの現場において病気・健康がどのように捉えられているか
を説明できる（コアカリ B-4-1-4）。

◆ 人の言動の意味をその人の人生史や社会関係の文脈のなかで説明すること
ができる（コアカリ B-4-1-5）。

☐ 在宅療養と入院または施設入所との関係について総合的な考察ができる
（コアカリ B-4-1-12）。

☐ 具体的な臨床事例に文化・社会的課題を見出すことができる（コアカリ
B-4-1-14）。

　A 診療所は，人口 10 万人の B 市の山間部に位置する無床診療所で，3 名の医師が
外来と訪問診療を実施している。以下は，そのうち一人の医師が提示した事例であ
る。以下の事例を読んで，なぜこの女性が服薬や介護サービスの導入を拒むのか，
このような場合，医療者はどうすればよいのか考えてみよう。1 回目のカンファレ
ンスでは，以下のような症例提示がおこなわれた。

症例提示 1 回目

　C さんは 79 歳の女性で，5 年前から骨粗鬆症で月に 1 回，定期的に通院して
います。6 年前に腎臓病を心配して受診して以来，時折腎疾患を恐れて受診し，

その都度尿検査を希望してきました。他方，Cさんは今飲んでいる骨粗鬆症の内服薬以外の薬剤の服用を強く拒否しています。

　Cさんは夫と二人で暮らしています。87歳の夫Dさんは認知症のため私の外来に定期通院中で，さまざまな周辺症状があります。Cさんは3年ほど前から夫の認知症が悪化したことについて，定期外来の際，私に相談してきました。また，2年前からは夫の介護の状況を報告するとともに，夫の周辺症状をきっかけとした自らの身体症状についても相談するようになっています。たとえば，夫が昼夜逆転の生活をするようになるとCさんは心臓がどきどきするそうです。しかし，介護保険による介護サービスを導入したらどうかという私の提案を，Cさんは頑として受け入れませんでした。

　昨年12月，夫Dさんが急に腰の痛みを訴えて動けなくなったということで，Cさんから往診要請がありました。診察では骨折などの重大な疾患の可能性は低く，鎮痛薬と経過観察で改善すると予想されました。けれども，Cさんに動けないDさんの介護負担は過重すぎると思われたため，それを機に，Cさんが拒否しつづけていた介護サービスをなんとか説得して導入し，Dさんに対して週に1回の訪問診療を開始しました。Dさんは歩行が不安定となり，痛みで日中動かず寝ているため，昼夜逆転もひどくなりました。Cさんの介護負担を軽減するため，すぐにケアマネジャーとも状況を共有し，Dさんのデイサービス・訪問看護・訪問介護をはじめることになりました。開始後，Dさんの周辺症状は徐々に回復しました。

　一方，訪問看護師，ケアマネジャー，ヘルパーなど，いろいろな人が家に出入りするようになって以降，Cさんからは徐々に活気が消えていきました。1月，Cさんは再び腎臓病を恐れて尿検査希望で外来受診されました。2月1日，夫の訪問診療の際，Cさんは「夫のことで不眠が続く」と言いました。

　翌週，私はご長男と相談することにしました。長男は近隣の医療機関の薬剤師として勤務しています。以後，訪問看護師，ケアマネジャー，息子とも連携をとりながら，夫婦の生活の破綻や病状悪化に細心の注意を払いました。一方，訪問系サービスを受けていることについて，Cさんが近所の目を非常に気にしていたため，3月の訪問看護・診療・介護の回数を最小に調整しました。しかし，Cさんは料理をする元気もなくなり，Dさんへの食事提供に支障が出かねない事態となったため，Dさんをショートステイに入所させたうえ，長男がCさんを精神科に受診させることになりました。

> **Q1**　以上が1回目のカンファレンスで提示された内容である。
> ❶提示された内容のなかで，この女性が服薬や介護サービスを拒む理由に関係のありそうなことは何だろうか？
> ❷この女性が服薬や介護サービスを拒む理由や，医療者がどうすればよいかを考えるためには，他にどのようなことを知る必要があるだろうか？

🔍 人類学・社会学的視点からの問い

1回目のカンファレンスに参加した人類学者は，次のような質問をした。

> - Cさんには過去に何か薬剤の使用拒否につながるような経験があるのでしょうか。
> - Cさんと家族はどんな関係なのでしょうか。関係を裏づける語りや観察された事実はありますか？
> - Cさんと近所の人はどんな関係なのでしょうか。関係を裏づける語りや観察された事実はありますか？

　上記の質問を受け，その後，2回目におこなわれたカンファレンスでは，以下の内容が提示された。

症例提示2回目：追加情報

- 服薬に関する過去の経験
  - Cさんは「腎」「蛋白」と聞くとふるえるほど蛋白尿を恐れていますが，それは，小児期と分娩後に使用した薬剤で蛋白尿が出現して以来だそうです。
  - 「不眠症に対して過去に複数の医療機関で処方された薬の副作用で，失

禁・心臓の苦しさなどを経験しており，それは死ぬかと思うほどつらかっ
た」とBさんは話していました。

● 家族や地域住民との社会関係

- 長男が母屋[1] に住むことを想定して隠居を建て，長男夫婦はしばらく母屋
  に住んでいたものの，現在は車で20分ほど離れたところに住んでいます。

- Cさんは3年前から私に相談していた際，夫の認知症について，子どもに
  は相談しておらず，近所にも内緒にしていると話していました。

- 1月に腎臓病を恐れて尿検査を希望した際，夫の介護サービスが必要に
  なったのは自分のせいだ，等と語っていました。

Q2

❶ なぜこの女性は服薬や介護サービスを拒むのだろうか。

❷ このような場合，医療者はどうすればよいのだろうか。

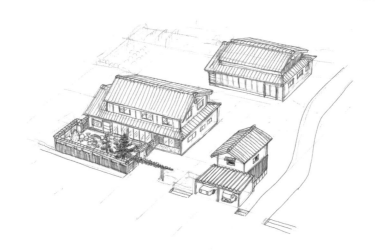

図 9-1　母屋と隠居（左手前が母屋，奥側が隠居）

1）母屋とは，敷地内の中心的な建物で，本家の家長やその家族が住む。隠居とは，元家長
夫婦が家督を（日本の場合，多くは長男に）譲った後に移り住む建物で，母屋と同じ敷
地内に建てられる（図 9-1 参照）。

解　説 🖉

服薬拒否の背景にある患者の過去の経験

　Cさんに限らず，患者が医療行為を拒否することは多々ある。医療者はそうした時，それを患者の理解不足や怠慢によるものだと考えてしまうことが少なくない。しかし，患者がつらい症状に苦しんでいるにもかかわらず医療行為を拒否する背景には，多くの場合，その人なりの理由がある。Cさんの場合，服薬を拒む背景には，過去に薬の副作用に苦しんだ経験があり，「死ぬかと思った」というほど深刻なものとして記憶されている。そうであれば，以後，服薬を拒否するようになったとしても不思議ではないだろう。

　医療者はこうした患者の人生における過去の経験を踏まえたうえで，目の前の患者の言動を理解する必要がある。医師は患者の病歴を把握すべきとされるが，いつ何の疾患にかかり，医学的にどのような経過をたどったかということだけでなく，その病気にまつわる患者の経験や，患者がそれをどのように捉え，記憶しているかということも，患者のその後の病気に対する向き合い方に影響を与える。そうしたことは，それぞれの患者の人生という物語のなかに位置づけられている。患者の人生が多様であれば，病気の捉え方や記憶のされ方もそれぞれ異なるものになる。言い換えれば，患者の言動はその人の人生における物語の文脈に埋め込まれているのである。

2

地域社会・家族関係のなかで生きる患者

　現在，日本の医療機関で実践されている現代医療の基盤となる医学は，人間を生物，つまり個体として扱うことによって発展してきた生物医学（biomedicine）である。他方，人間はさまざまな人との関係のなかで生きる社会的存在でもある。医療はこうした人間の社会的側面とも密接に関わっている。

　この事例でまず注目すべき点は，訪問サービス開始と同時にCさんの状態が悪化していることである。Cさんは，夫が認知症であること自体を近所の人に知られたくないと思っていた。また，Cさんは医療福祉機関の訪問を受けていることについて，近所の目を大変気にしている。これらのことは，Cさんが介護保険の導入を拒んでいたことと関連しているものと推察される。つまりCさんは夫が認知症であ

ることや，医療福祉サービスを受けていることを，人に知られたくない，恥ずかしいこととして認識しているものと考えられる。これはなぜだろうか。

　ここでヒントとなるのは，Cさんの，夫に介護サービスが必要になったのは自分のせいだという語りである。つまりCさんは，夫が動けなくなったのは自分の世話が行き届かなかったためだと言っているのである。高齢者が腰痛で動けなくなることはよくあることであり，また，79才の女性が一人で四六時中，男性の認知症者の面倒をみることは非常に困難なことであるが，Cさんにとって，夫の世話をする責任は自分にあるのである。

　医療福祉サービスに頼らないのであれば，他の家族には頼れないのだろうか。高齢化が進み，医療現場が在宅にシフトしつつある現在，医療者にとって，家族の状況を把握することは必須であろう。この事例の家族状況は少し複雑そうである。ここでポイントとなるのは，長男夫婦が母屋に住んでいないことである。Cさん夫婦は当然長男夫婦が母屋に住むと思っていたからこそ隠居を建てた。おそらくこの地域ではそうするのが習わしとされてきたのだろう。ところが，長男夫婦はそこを出ていってしまった。そこには（医療者には明かされなかったものの）何らかの事情があったものと考えられる。Cさんが夫の認知症について子どもに相談していないと語るように，子どもに対して距離（遠慮）があるのには，こういった事情が関係している可能性が高い。こうした家族内でのできごとも，その人の人生史上，重要なできごとといえる。

　さらにいえば，Cさんにとって，敷地内同居していれば得られるはずであった長男夫婦からの支援を得られないことも，近所の人に知られたくない，恥ずかしいことなのかもしれない。医療福祉機関による訪問サービスの導入は，こうしたCさんにとっての家族の「恥」を一挙にさらけ出すことでもあった。それがCさんには耐えられなかったのではないだろうか。

3 社会関係と社会的役割

　この事例を「役割」という概念を用いて分析してみよう。社会学では，医師，患者，学生，長男など，相手との関係において自分が担うことになる社会的カテゴリーを「役割」（role）とよび，人間を「役割の担い手」として分析する（→このうち病人の役割については第4章・第7章・第10章参照）。現代人は，自分に振り分けられた役割あるいは選択した役割をアイデンティティの中心にすえることが多い。アイ

デンティティにせよ役割にせよ，自分だけで決められるものではなく，あくまで他者との関係で決まる（野村 1998: 195, 218）。たとえば，職場で患者や同僚に相対しているときは医師という役割を担っていても，子どもに対しては母親という役割を，夫に対しては妻という役割を担うといったようにである。このように，人間間の相互作用のなかから生じ，相互作用の媒体として機能する役割は（ゴッフマン 1974, 1985），流動的なもののはずであるにもかかわらず，それがあたかもモノのように固定的に自明視されてしまうことがある（野村 1998: 218）。

　本章の事例の C さんは，夫の介護を妻である自分の役割とみなし，その役割にかなりこだわっている。そのため，C さんにとって，夫が動けなくなったのは自分がその役割を十分に果たせなかったためであり，その役割を医療福祉機関が担うことは自分の役割不履行あるいは役割遂行能力不足を意味する。もし母屋に長男夫婦がいれば，かれらから多少なりとも援助を得られたかもしれないが，かれらが出ていった今となっては，自分が家事と夫の介護のすべてを担わなければならない。C さんのアイデンティティともいえる妻あるいは主婦としての役割を剥奪され，しかもその役割を代わりに医療福祉機関が担っていることを周辺住民に知られることは，自分の役割不履行を白日の下にさらすこととなり，C さんにとって耐えられないことだったのではないだろうか。

4　医療者としてどのような対応があり得るか

　それでは，このケースの場合，医療者としてはどのような対応がありうるだろうか。以下のような対応を含め，いくつかの可能性が考えられるだろう。

　C さんが医療職・介護職の世話になっていることを近所に知られたくないと思っていることは確かであるようなので，そうであれば，たとえば近所からわかりにくいようなサービスの提供方法を提案するのは一つのやり方かもしれない。この事例では D さんがデイケアを利用していたが，そうした通所系のサービスは朝夕に送迎の車が家に来て，介護サービスを利用していることが近所にすぐにわかってしまう。そのため，通所系ではなく訪問系のサービスに絞ることを C さんに提案し，訪問の際にも人目につきにくい時間帯を選び，「この付近には車が入りにくいので」など何らかの理由をつけて車を自宅の遠くに駐めるといった配慮をするのである。

　しかし，これはいわばその場しのぎの対処である。それと並行して，上に述べたような，社会的役割の剥奪に対する抵抗というストーリーの妥当性を確認するとい

う作業が必要であろう。これについては，本人に直接「こうして頻繁に医者やヘルパーが家に来ることってCさんからみてどうなのでしょうか？」「妻としてDさんのお世話をすることが減っていますが，そのことをCさんはどう感じていますか？」などと聞いても，本音が引き出せるとは限らない。患者にとって医療福祉専門職は，自分の命や健康のあり方を左右する存在であり（Cさんが拒否しながらも往診を要請したり，夫のことについて相談したりしていることに注意したい），そのような存在の相手に対し，「夫の世話は私の役目なので，来られるのは迷惑です」などということは言いにくいと考えられるためである。

　したがって，Cさんの本心を探るためには，もう少し間接的なやり方をとる方が効果的であろう。たとえば，Cさんが「夫に介護サービスが必要になったのは自分のせいだ」と語るのであれば，そう思う理由を聞いてみると，Cさんの役割に関する考え方について聞き出せるかもしれない。また，訪問診療の際に生活の状況をよく観察することにより，何かヒントが得られる可能性もある。ヒントは現在だけでなく，過去にある場合も多い。実際，Cさんが服薬を中断した背景には，過去に薬の副作用に苦しんだ経験があった。

　Cさん本人だけでなく，家族など周りの人に話を聞くことも有効である。このケースの場合，役割を次世代に引き継げなかった原因として，長男夫婦が別居したいきさつも，聞き出しにくいかもしれないが重要な点であろう。

　こうした聞きとりは，改まった場面よりも，むしろ雑談のような場面の方が，本音を引き出せる可能性が高い。患者は医療者に対し，医療以外のことは話してはいけないと思っている場合が多いため，医療者は患者が話しやすいように，積極的に雑談をもちかけるべきである。しかしそれは「雑談」ではなく，インフォーマルなインタビューなのである。文化人類学者はフィールドで，こうしたインフォーマルなインタビューにより，多くの重要なデータを収集している。

　ただし，こうしたことを医師だけがすべて引き受けるのは難しいであろう。医師が知らない情報を他の職種が得ていることは多々あることから，多職種で密に情報を共有する必要がある（→第15章参照）。

　このようにして，医療者には断片的で脈絡のないように思える患者の語りや行動を包括的に検討していくと，それらをつなぐ物語がみえてくることがある。このような「語り」や「物語」のことを，医療人類学者アーサー・クラインマンは「ナラティブ」とよんだ（クラインマン1996）。現在，ナラティブの考え方は医療の世界でも重要視され，「ナラティブ・ベイスト・メディスン」（物語りに基づいた医療）とい

う言葉も普及している（グリーンハル＆ハーウィッツ 2001）（→第 11 章・第 20 章も参照）。患者の語りは首尾一貫しているとは限らず，それに耳を傾けることは医療者にとって時間もエネルギーも消耗する，決して効率的とはいえないことかもしれない。しかし，それは単に診療にとって有用な情報であるだけでも，医療者と患者との関係を良好にするテクニックとして「傾聴」すべきものであるだけでもない。そこに何らかのストーリーを見出すことができたとき，医療者にとって，患者が新たな物語を生成するのを支援する可能性が開けるかもしれないのである（荒井 2014）。

　本事例の場合，社会的役割の剥奪に対する抵抗というストーリーの妥当性が確認されたとしたら，それへの対処は，その役割の返還か，新たな役割の提案であろう。通所サービスの取りやめは，前者を部分的に達成するかもしれない。いずれにせよ，患者とその周囲の人とのねばり強い対話が必要である。

Take home messages

- 医療福祉サービスを拒否する背景には，多くの場合，その人なりの理由がある。
- 社会的役割の剥奪は，その人にとって耐えがたいことである場合がある。
- 患者の語りや行動を包括的に検討していくと，それらをつなぐ物語がみえてくることがある。

復習のための小テスト

1　服薬や介護サービスを拒否された場合，医師がとるべき対処として，最も適切なものを一つ選びなさい。
　Ⓐ服薬や介護サービスは必要なので何としてでも受けてもらう。
　Ⓑサービスの拒否を個人の自由として受け止める。
　Ⓒ医師の責務は薬の処方と介護サービス導入の指示までなので，あとは他職種に任せる。
　Ⓓその患者がなぜ拒否するのかを，この家庭に関わっている看護師・ケアマネジャーをはじめとした他の医療福祉職とも相談しながら考える。

2　社会的役割に関する説明として，不適切なものを一つ選びなさい。
　Ⓐ役割とは，相手との関係において自分が担うことになる社会的カテゴリーである。
　Ⓑ現代人は，自分に振り分けられた役割あるいは選択した役割をアイデンティティの中心にすえることが多い。
　Ⓒ役割は他者との関係のなかで決まる。
　Ⓓある個人の役割は常に不変である。

3　本章の内容を踏まえ，今後 C さんの診療に関わっていくうえで，重要と考えられる
　問いを一つ，立ててみてください（例：長男が受診させた精神科は，その地域で，ど
　のような診療をおこない，また住民はどのようにその精神科を認識しているのだろ
　うか？）

もっと詳しく学びたい人のためのブックガイド

高橋絵里香（2019）.『ひとりで暮らす，ひとりを支える——フィンランド高齢者ケア
　のエスノグラフィー』青土社
本村昌文ほか［編著］（2019）.『老い——人文学・ケアの現場・老年学』ポラーノ出版

【参照文献】
荒井浩道（2014）.『ナラティヴ・ソーシャルワーク——"〈支援〉しない支援"の方法』新泉
　社
クラインマン, A. ／江口重幸・五木田紳・上野豪志［訳］（1996）.『病いの語り——慢性の
　病いをめぐる臨床人類学』誠信書房
グリーンハル, T., & ハーウィッツ, B. ／斎藤清二・山本和利・岸本寛史［監訳］（2001）.『ナ
　ラティブ・ベイスト・メディスン——臨床における物語りと対話』金剛出版
ゴッフマン, E. ／石黒　毅［訳］（1974）.『行為と演技——日常生活における自己呈示』誠
　信書房
ゴッフマン, E. ／佐藤　毅・折橋徹彦［訳］（1985）.『出会い——相互行為の社会学』誠信
　書房
野村一夫（1998）.『社会学感覚〔増補版〕』文化書房博文社

10
専門治療機関への移行に対する抵抗

執　　筆：照山絢子

症例提示・医療監修：林　幹雄

学修目標：

☐ 医療人類学や医療社会学等の行動科学・社会科学の基本的な視点・方法・理論を概説できる（コアカリ B-4-1-1）。

◆ 人びとの暮らしの現場において病気・健康がどのように捉えられているかを説明できる（コアカリ B-4-1-4）。

◆ 人の言動の意味をその人の人生史や社会関係の文脈のなかで説明することができる（コアカリ B-4-1-5）。

◆ 病人役割を概説できる（コアカリ B-4-1-9）。

☐ 具体的な臨床事例に文化・社会的課題を見出すことができる（コアカリ B-4-1-14）。

　Ｚクリニックは人口 20 万人程度の中都市に位置するクリニックで、総合診療医 5 名の体制で診療を実施している。以下は、そのうち一人の C 医師が提示した事例である。1 回目のカンファレンスでは、以下のような症例提示がおこなわれた。

症例提示 1 回目

　A さん（48 歳）は事務職の男性です。全身倦怠感を主訴に外来を受診しました。身体所見および検査所見では特記すべき異常所見は認められませんでした。ただ、20 代前半のころから仕事のつきあいなどで飲酒する機会が多く、受診時には重度の飲酒歴（毎日 3 合以上）があり、職場で頻繁におこなわれる飲み会などでも飲み方が目にあまるとして、日頃より会社の同僚から節酒するよう強く

勧められていました。また，職場は連日深夜にまで及ぶ激務で，中間管理職の立場にあることから普段よりストレスが多く，来院数ヵ月前からは抑うつ気分，不眠等の症状を持続的に自覚するようになっていました。飲酒については AUDIT-C で 5 点以上，うつ病については ICD-10 で 3 項目以上を満たし，DSM-IV の診断基準においても自殺念慮以外のすべてを満たしたことから，病歴および症状経過よりうつ病，アルコール依存症と診断しました。

　A さんは 5 年前に離婚しており，子どもはいません。家族がいない状況であることから，診察時は職場の同僚が同席してくれています。同僚は必ずしも毎回同じ人ではなく，職場全体で A さんのことを心配し，上司の声かけによって交代で同席してくれているようです。アルコール依存症については同僚の方と A さんの職場の産業医にも協力していただき，職場環境の調整（就業時間の制限，休養の確保）をおこなうと同時に，本人に対し摂取指導を継続することにしました。うつ病に対しては，アルコール摂取量が不安定な状況であったことから，内服治療はおこなわず数週毎に外来診療を継続し慎重に経過観察をおこなうことにしました。通院開始後，半年間の経過でアルコール摂取量は一日一合程度にまで減り，職場へも休まず継続して通えているようです。A さんは職場の配慮について「皆に迷惑や心配をかけて申し訳ないと思っている」「期待に応えたい」と話し，また，「自分にしかできない仕事をやっているので，その責任をまっとうしたい」とも話していました。

　しかし，本クリニックでは，アルコール性肝炎などを継続して診療できる消化器内科やうつ病の専門的治療を担える精神科の医師がいないため，A さんの継続的な診療について適切な医療環境が整っているとはいえない状況です。また，断酒指導に関しては，専門治療機関への受診が望ましい状況であると考えられますが，本人の抵抗が強く，「アルコール依存症っていうほどではない」「仕事が大変でストレスが多いからどうしても飲んでしまうだけ」と話しており，専門治療機関への受診を拒み続けています。

Q1　以上が 1 回目のカンファレンスで提示された内容である。
❶ A さんはどのような理由から，専門治療機関への受診を拒んでいるのだと考えられるだろうか。
❷ 専門治療機関への受診を拒んでいる状況に対して，どのような対応がとれるだろうか。

　🔍　人類学・社会学的視点からの問い

1 回目のカンファレンスに参加した人類学者は，次のような質問をした。

> ● A さんが専門治療に抵抗的な理由は何が考えられるでしょうか。
> ● A さんにとって，今つながっている唯一の医療者が C 医師であることを踏まえると，C 医師にはどのような立場・役割が求められているのでしょうか。

その後，2 回目におこなわれたカンファレンスでは，以下の内容が提示された。

症例提示 2 回目：追加情報

● クリニック内のケースカンファレンス等で A さんの症例を取り上げると，同僚たちは皆，早く専門治療機関へ移行させるよう強く勧めるため，私自身もそのことをプレッシャーに感じるようになってきました。

● 診察のなかで A さんに専門治療機関をまずは一度受診してみるよう勧め，本人がしぶしぶではありますが同意したため，紹介しました。数週間後に外来に来られた際に尋ねてみると「あそこは僕のような人がいくところではない」と話し，その後継続的な受診には至りませんでした。

● しかし，いずれはそうした機関につなげることになるだろうと想定し，定期的な外来受診を促しました。血圧も少し高いことなどを伝え，A さんは定期健診のようなつもりで受診を継続していました。

● ところが初診から一年ほど経ったとき，突然外来に来なくなりました。本人に電話をしても連絡がつかず，職場の同僚を介して本人に連絡をとると，電話で「仕事が山場で，忙しくていけない」と言われました。落ち着いたらまた来院してほしい旨を伝えてそのままになっていたところ，ある日，A さんの同僚から，A さんがアルコール性ケトアシドーシスを起こし急性期病院に搬送されたと連絡を受けました。退院後に再診した際，数ヵ月前から新たに生じた職場での人間関係問題にともない，数週間前よりアルコール摂取量が増加していたことが判明しました。これにともない，不眠，倦怠感等の症状

が再増悪し，日常生活は不安定な状態で仕事はかろうじて出勤できている程度であったことがわかりました。

●職場の上司・同僚とAさんと今後の治療方針を話し合った結果，断酒のため，専門治療機関を受診することに本人が同意しました。その後，紹介先の近隣の専門治療機関を受診し，薬物療法やカウンセリングだけでなく，断酒をおこなうための専門的な治療プログラムを受けることを打診されました。Aさんが職場にその旨を伝えたところ，プログラムに差し障りのない就労形態に変更するなどの配慮が約束され，Aさんは治療にようやく同意をし，全面的に専門治療機関へと移行することになりました。

Q2

❶ Aさんが突然受診をやめ，またその理由を仕事と話したのは，どのような気持ちからだと考えられるだろうか。

❷ 専門治療機関にかかりプログラムに参加する決断を後押しした要因として，どのようなことが考えられるだろうか。

解　説 ✎

1 社会的役割

　Aさんにとって，仕事は自身を形成する大きな拠り所となっており，Aさんは会社に対する強い帰属意識をもっている。自身にしかできない仕事をまっとうすることに責任感とともにやりがいを感じていることがうかがえ，普段の生活のなかでも多くの時間と労力を仕事と職場の人間関係に割いている。一方，専門治療機関を受診した際の「あそこは僕のような人がいくところではない」という言葉からは，「アルコール依存症者」という病人役割を担うことに対する抵抗と，そうした場を形成している集団を自身の帰属集団とはみなせないという抵抗が読み取れる。「病人役割」とは，社会学者のタルコット・パーソンズが提唱した概念で，病人となった人に付される期待として，通常の社会的責務を免除され，看護を受け，医師と協力し

ながら，回復しようとする義務を負う，とされている（パーソンズ 1974）（→第4章および第7章も参照）。つまり，病人になることとは医学的な診断によって認定されるだけでなく，病人として社会に期待されるふるまいをまっとうしなければならないという，社会的な側面もあるのである。A さんが専門治療機関への受診を拒否していたのは，医学的な診断の正確性を疑っていたというよりは，「病人役割」によって付される社会的期待を担いたくないという思いからであったと想像できる。

　最終的に専門治療機関のプログラムに入ることに同意したことについては，入院や，その前にあった職場での人間関係による行き詰まりなど，さまざまな要因が絡んでいることが推測されるが，職場の近隣の治療機関であること，就労を継続しながら治療に取り組めることが大きなきっかけになったのではないかと考えられる。すなわち，「仕事人としての自身」と「アルコール依存症患者としての自身」という

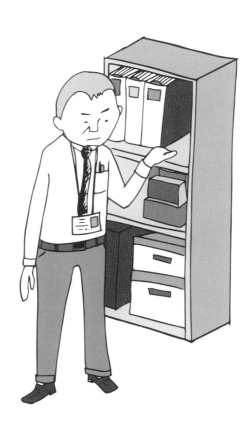

二つの役割を，折り合いをつけつつ両立できる見通しが立ったことが，A さんにとっては重要だったのではないだろうか（→役割については第 9 章も参照）。

2　アルコール消費の意味

　文化人類学において，アルコールの消費にはさまざまな文化的意味があることが指摘されてきた（Heath 1958）。たとえば，集団のなかで社会的紐帯を形成・維持する目的で，ともに飲酒をするということがある。また，他人に酒を分け与えるということはもてなしや敬意の表現と捉えられる。さらに，仕事のはじまりと終わりや，結婚，退職などの転機・転換点を具現化するものとして酒が飲み交わされるということがある。状況によっては抵抗や反抗の意味でなされる飲酒もある。Heath の研究を引き継いだアルコール消費の研究は，飲酒の文化モデル・ライフスタイルモデルとよばれるものへと遷移していき，現在のアルコール依存症研究へとつながっている。こうした系譜においては，繰り返される飲酒行為を安易に病理化せずに，上述のようにその行為の背景にある文化的な意味を丹念に読み解いていくことから，アルコール依存症の問題にアプローチする。

　このケースの場合，A さんの職場では飲み会が頻繁に開催されていて，A さんも当初は仕事で飲む機会が増えたようだが，飲み会への参加や飲酒は A さんの職場環境においてどういう意味をもっていたのか。また，仕事の重圧から飲んでいる，と話しながらも，それで職場に迷惑をかけているという自覚もあり，アルコールが A さんにとって両義的な存在であったこと，「仕事」と分かちがたく（また複雑に）関係していたこともわかる。こうしたことを丁寧に読み解いていくことによって，A さんの依存症からの回復プロセスにおいて「仕事」をどのように位置づけたらよいのかのヒントが得られる等，臨床の一助となる可能性もある。

3　医師の役割

　A さんにとって，最終的に適切な治療と支援につながる道筋をひらいてくれたのは C 医師にほかならない。クリニックの環境は最適ではなかったかもしれないが，かかりつけ医として常に一番近くで寄り添い，患者自身の決断のタイミングを「待った」。特定の疾患を治療する専門医とは違う，プライマリケアの医師ならではの立場性だともいえるだろうが，患者と医師が時間をかけた信頼関係で結ばれるこ

との意義を際立たせている事例だといえる。

　文化人類学を特徴づける調査の方法としてフィールドワークがあるが，このフィールドワークのなかで，文化人類学者は被調査者と長い時間をかけて信頼関係を形成する。精神医学領域においては医師－患者間の関係性を論じる際に用いられる「ラポール」という概念があるが，文化人類学においては調査者と被調査者の間に成立する信頼関係のことを「ラポール」とよぶ。これが形成されてはじめて，文化人類学者はインフォーマントの生活世界に踏み込むことができるのであり，かれらから多くのことを教えてもらうことができると考えられている。

　こうした「ラポール」の重要性は，精神科領域だけでなく，一般的な医師－患者関係においても指摘できるのではないかと考えられる。継続的なつながりを通じて信頼関係が形成されることで，それまでになかった情報のやりとりがなされたり，「この人がそこまでいうのなら」と行動変容に結びついたりすることがある。この事例の医師は，いずれ専門治療機関につなげる可能性を模索しながらも，高血圧などの定期的な検査というかたちで患者とのつながりを保持し，最終的に A さんが自身で判断するタイミングに寄り添うことができた。「不確実性に耐えながら待つ」ということについて，医師はもう少し意識しても良いかもしれない。

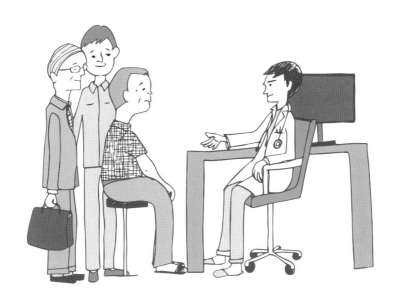

Take home messages

- 本人がどのような集団帰属意識，社会的役割をもっているのか，またそれが病人役割とどのように折り合うのかを考えなければならない。
- 病理的な行為の背景にも，本人なりの，また文化的な，意味づけがあることを想定しなければならない。
- 医師−患者間の継続的な関係構築が重要である。

復習のための小テスト

1　病人役割に関する以下の記述のうち，適切でないものを一つ選びなさい。
　Ⓐ病人役割は社会学者のタルコット・パーソンズが提唱した。
　Ⓑ病人役割の一つに，医師の治療方針にしたがって協力することがある。
　Ⓒ病人役割は健康な人が病人を装うことであり，詐病とよぶこともある。
　Ⓓ病人役割とは，病人に付される社会的な期待について概念化したものである。

2　アルコール依存症に関する以下の記述のうち，適切でないものを一つ選びなさい。
　Ⓐ専門治療機関における治療が望ましいとされる。
　Ⓑアルコールの害について根気よく説明することが治療の柱となる。
　Ⓒ文化人類学において，アルコールの消費にはさまざまな文化的意味が付されている。
　Ⓓアルコール依存症の患者は病識がない・希薄であることが多い。

もっと詳しく学びたい人のためのブックガイド

Borovoy, A.（2005）. *The too-good wife: Alcohol, codependency, and the politics of nurturance in postwar Japan*. University of California Press.
Heath, D. B.（1984）. Cross-cultural studies of alcohol use. In Galanter M. et al.（eds.）*Recent developments in alcoholism*. Springer, pp. 405–415.

【参照文献】

Heath, D. B.（1958）. Drinking patterns of the Bolivian Camba. *Quarterly Journal of Studies on Alcohol, 19*(3): 491–508.
パーソンズ，T.／佐藤　勉［訳］（1974）.『社会体系論』青木書店

11
抗がん剤の拒否と補完代替医療への希望

執　　筆・症例提示：辻内琢也

医療監修：木村武司

学修目標：

☐ 医療人類学や医療社会学等の行動科学・社会科学の基本的な視点・方法・
理論を概説できる（コアカリ B-4-1-1）。

◆ 病気・健康・医療・死をめぐる文化的な多様性を説明できる（コアカリ
B-4-1-2）。

◆ 自身が所属する文化を相対化することができる（コアカリ B-4-1-3）。

☐ 人の言動の意味をその人の人生史や社会関係の文脈のなかで説明すること
ができる（コアカリ B-4-1-5）。

☐ 具体的な臨床事例に文化・社会的課題を見出すことができる（コアカリ
B-4-1-14）。

　都市部の中堅総合病院の脳神経内科に勤める 5 年目医師 A が提示した事例である。以下の事例を読んで，なぜこの女性が抗がん剤の治療を拒否し，補完代替医療（現代西洋医学では未検証であり，通常病院や医院ではおこなわれていない医療（日本補完代替医療学会 2020））を利用しようとしたのか，このような場合，医療者はどのように対応すればよいのか考えてみよう。

症例提示 1 回目

　Y さんは 48 歳の女性で，都市部大手の法律事務所に勤めている弁護士です。夫 T さんも別の事務所で弁護士を営んでおり，二人の間には 5 歳になる息子が一人います。Y さんは約 5 年前の出産後からギラン・バレー症候群を患い，定

期的に当科に通院していました。原因不明の倦怠感と，手足の脱力感，痺れと痛みが2週間ほどで増悪し，いくつものクリニックや病院を転々とした後，ようやく当科で診断が確定しました。幸い治療が奏功し，仕事・家事・育児はなんとかできるレベルまで回復していました。

　今年4月，微熱と全身倦怠感そして痛みの増強があり，ギラン・バレー症候群の再発やCIDP（慢性炎症性脱髄性多発神経炎）の可能性などを考え，入院治療となりました。免疫グロブリン療法とステロイドパルス療法をおこないましたが，症状は改善しませんでした。その治療経過でYさんの全身のリンパ節腫脹を見つけ，新たな疾患の可能性を検討する必要性に迫られました。

　5月，悪性リンパ腫などの可能性を考え，Yさんは同じ市内にあるがん専門病院に精査のために転院となりました。リンパ節の生検をおこなったところ，特異的な所見が認められず，その後1ヵ月かけて原因究明のための血液検査，CT検査，超音波検査，上部消化管内視鏡検査が順次おこなわれていきましたが，特定の病気を示す所見を見出せずにおりました。

　入院時にはそれほど高くなかった腫瘍マーカーCA19-9が，6月下旬に700台に急上昇し，超音波検査を再度おこなったところ，肝臓内にも転移性と考えられる腫瘍が多数認められました。がんの原発巣を探索するために全身のCT検査を再度おこなったところ，肺のがん性リンパ管症，縦隔リンパ節腫大，心嚢液の軽度貯留などが認められました。

　7月，上部消化管内視鏡検査にてType4スキルス型の胃がんが発見され，病理型は低分化腺がん，病期はIV期と診断されました。

　Yさんは，原因がわからない状態が1ヵ月半も続き，何も治療をしてもらえない不満を感じていました。全身の倦怠感は悪化する一方で，咳込んだり息苦しい状態が出はじめたり，食欲もどんどん無くなり衰弱を感じていました。医師たちに「早く治療を開始してほしい」と訴えても，「原因がわからないので治療は出来ない」と言われるだけでした。ところが6月末になって，急に医師たちが慌てだしたように感じていたところ，その数日後にはいきなり「胃がんの末期」だと言われ，急遽，化学療法を開始すると言われてしまったのです。

　Yさんは夫に頼んで，長年ギラン・バレー症候群を診ていた私に相談するということになったそうです。夫には，次のような手紙を託しました。

　「A先生，お世話になっております。こちらのがん専門病院に転院しそろそろ2ヵ月になります。特徴的な所見が見つからず，検査続きの日々でした。と

ころが，数日前急に胃がんの末期，リンパ節転移，肺転移との診断が下されました。治療法としては化学療法しかなく，すぐにも開始しないと約1ヵ月の命だと言われてしまいました。しかし，私としては抗がん剤治療は受けたくなく，できれば漢方や細胞免疫療法などを受けたいと考えました。こちらの先生に尋ねてみたのですが，この病気には免疫療法は効かない，漢方は化学療法をはじめてからやればいい，とにべもない感じで，とにかく直ちに抗がん剤治療をはじめるということでした。私は即答せずに，返事を週明けまで待ってもらうようにしました。

　A先生は，ずっと私のことを診て下さっておりましたので，私の体も性格もよくご存じだと思い，相談のお手紙を書かせていただきました。化学療法で徹底的にがんをたたきのめすというよりは，がん細胞に休んでもらって，うまく共存しながらいく発想が私にはしっくりくるのです。もともと東洋医学的なものに興味があり，以前からおつきあいがあった中国気功の先生にも養生のための食事の取り方などもご指導いただいています。抗がん剤を一度開始してしまうと，自然療法が効かなくなるとも聞いていますし，一度抗がん剤をはじめてしまうといつ止めるのかということが難しく，止められなくなるのではないかというのも不安です。

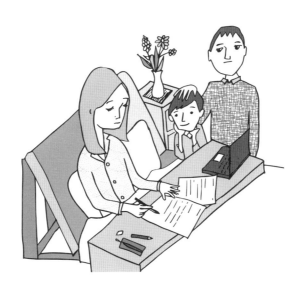

　こちらの主治医の先生とのつきあい方も難しいなと感じていて，今後の治療全体の見通しについて，私自身も少し自信がもてなくなって困っております。A先生の忌憚のないご意見を伺えれば幸いです」。

　Yさんの夫からこの手紙を受け取った私は，脳神経内科の医療チームのメンバーと相談して週明けに返事をすると伝えました。

Q1　あなたは，A医師自身，あるいはA医師と一緒にYさんを診てきた医療チームのメンバーだと想定して，以下の問いを考えてみよう。

❶上に提示された内容のなかで，Yさんが化学療法の治療を拒む理由に関係のありそうなことは何だろうか。

❷Yさんの今後の治療方針を決定していくために，医療者はさらにどのようなことをYさんに聞いていく必要があるだろうか。

❸週明けにYさんの夫には，どのように返答するのが妥当だろうか。また，がん専門病院の担当医には，どのように連絡すれば良いだろうか。

🔍 人類学・社会学的視点からの問い

I回目のカンファレンスに参加した人類学者は，次のような質問をした。

- ●Yさんは，なぜ東洋医学的治療に興味があるのでしょうか？　東洋医学とはどういう医学なのでしょうか？　東洋医学と西洋医学の身体観・死生観に違いはあるのでしょうか。
- ●ギラン・バレー症候群に対しては西洋医学的治療を受け入れてきたにもかかわらず，がんに対してはなぜ化学療法を拒むのでしょうか。
- ●化学療法を拒み東洋医学的な治療に期待する。このような価値観が形成されたYさんはこれまでどのような人生を送ってきたのでしょうか。
- ●夫のTさんは，Yさんの病気や今後の治療について，どのように考えているのでしょうか。Yさんと同じ考えなのでしょうか。

　上記の質問を受け，その後，2回目におこなわれたカンファレンスでは，以下の
内容が提示された。

症例提示2回目：追加情報

　Yさんはとても知的な方で，弁護士という仕事柄もあり，わからないことが
あると自分が専門とする法律関係だけでなく，自然科学系の書物も含めてさま
ざまな専門書や論文を取り寄せて研究する姿勢が身についていました。夫のT
さんも同様でした。謎の全身のリンパ節腫脹が見つかり，がん専門病院に移っ
てからも，自分の検査値や症状をもとに，すでにさまざまな医学文献を読むな
かで，自分は悪性リンパ腫ではなく，どこかにがんがあってそれが全身に転移
しているのではないかという可能性も考えていました。7月に入って急に「進
行性の胃がん」だと診断された時には，当然のことながらショックを受けまし
たが，診断される以前からがんであった場合にどのように対応するのか，さま
ざまな書籍を読んで検討をはじめていたのでした。

　先日のカンファレンスでは，参加者から，Yさんの考えを支えている書籍が
どのような本なのかという質問がありました。Yさんは次のような書籍を挙げ
ました。川竹文夫著『幸せはガンがくれた――心が治した12人の記録』(創元
社，1995)，アンドリュー・ワイル著『癒す心，治す力――自発的治癒とはなに
か』(角川書店，1995)，カール・サイモントン著『がん治癒への道――サイモン
トン療法の新たな展開』(創元社，1994)，帯津良一著『気功的人間になりませ
んか――ガン専門医が見た理想的なライフスタイル』(風雲舎，1999)などでし
た。人間が本来もっている生きる力を最大限に活かし，大自然との共生を目指
すもので，西洋近代の大量生産・大量消費文化を反省し，オルタナティブな生
き方や病気とのつきあい方を推奨したものです。

　がんをめぐる背景に，もう一つ，次のようなエピソードがありました。Yさ
んのとても親しい友人が肝臓がんにかかった時の話です。その息子さんが医師
だったのですが，化学療法による必死の治療にもかかわらず，結局亡くなって
しまったそうです。そのエピソードから，「抗がん剤はモグラタタキになる」と
いう観念，つまり「次から次へと出てくるがんを叩いているだけで根本的な治
療にならない」という印象を強めたようです。逆に，母方の祖父が75歳で膵
臓がんを患った時には，一度手術は受けたものの，その後は化学療法を拒否し，

畑を耕し玄米菜食を貫くことで，末期であったがんを治して天寿をまっとうしたという話もしていました。

　Yさんは，このようにも語っていました。「検査結果に一喜一憂したり自分の病気にばかり気をとられたりするのではなく，人のために生きることを大切にしたい。気持ちを強くもって自分で治すのだという道を信じて，あとは天にお任せしたい」。

　ご主人のTさんも，「妻の決断には人生観が出ているのだと思います。妻の考えを精一杯サポートしていきたいです」と語りました。さらに，「私自身は抗がん剤治療を受けてもいいんじゃないかとも思います。でも私の方で"抗がん剤をやりなさい"と言ってしまうと，それは妻の気持ちを支えることにならなくなってしまう。いろいろ調べて客観的に考えても，抗がん剤をやれば完全によくなるといえる状況にないので，今の決断を支持したいです」と語りました。

　カンファレンスでは，「①がん専門病院におけるデータを含めて，現在のYさんの病状をA医師の診療チームが正確に把握すること，②患者の意思・気持ちを現主治医にうまく伝えること」といった結論が出た。それを踏まえて，A医師は紹介先のがん専門病院の主治医Bに電話で最新の病状について問い合わせ，Yさんのご主人が来院されたことと，Yさんの意思を伝えた。ところが，がん専門病院の主治医は，Yさんの予後はそう長くないと判断していた。また，補完代替医療に対してネガティブな印象を強くもっており，Yさんの考え方を「命を無駄にする危険な考え」だと言い，さらに「化学療法を拒否するのであれば，当院では責任をもてないので，貴院で診てください」とまで言われてしまった。

Q2　あなたがA医師自身，あるいはA医師と一緒にYさんを診てきた医療チームのメンバーだと想定して，今後どのような対応をすべきか，いくつかの候補案を考えてみてください。その際，どうしてB医師が「治療拒否」に近いような発言をするに至ったのか，B医師の価値観と，A医師とB医師と患者Yとの関係性から考察してみてください。

解　説　

1　多元的ヘルスケア・システムと受療行動

　医療者向けの医療人類学テキストのなかでヘルマン（2018）は，「医療人類学とは，異なる社会文化的背景を有する人びとが，病いや健康の原因をどのように考え，病気になったときにどのような対処法が適しているか考え，どのような行動をとろうとするか，などを扱う研究分野である」と定義している。「医療」は，「人間の病気に対する対処行動の全体系」（池田 2001）として捉えることができ，そこには病院や診療所でおこなわれている医療だけでなくさまざまな補完代替医療（CAM：complementary and alternative medicine）も含めた多彩な医療のありようがみえてくる（辻内 2004; 2005）。

　現代社会には，治療の基盤となる根本原理がまったく異なる複数のヘルスケア・システムが多元的・多層的に存在しており，そのありようは多元的ヘルスケア・システム（pluralistic health care systems）とよばれている。クラインマン（1992）は，人びとのさまざまな病気への対処行動や保健活動を大きな一つの文化システムとして捉え，次の三つのセクターに分類した。

① 民間セクター（popular sector）：自己治療や家族・知人などの一般の人びとのネットワークからなる医療。古くから家庭の医学といわれてきたものや，工業性医薬品（市販薬），民間薬，健康食品，サプリメントの利用などがこれに該当する。クラインマンによれば，病気エピソード全体のおよそ 70％から 90％が，この民間セクター内部でのみ処理されているので，図 11-1 ではこの枠が最も大きく描かれている。

② 民俗セクター（folk sector）：多くの伝統医療・民間医療，信仰や宗教的医療の治療家による準専門的医療である。我が国で医業類似行為とされる国家資格をもつ鍼灸・指圧・按摩・マッサージ師や，柔道整復師による整体，協会資格のカイロプラクティックやリフレクソロジストによる治療などはこの範疇にいる。

③ 専門職セクター（professional sector）：病院や診療所，薬局や保健所などでおこなわれている，科学的な生物医学（bio-medicine）に基づく医療，制度として認められている正統医療である。

　人びとは，自らの心身の不調を自覚したときに，どのように行動するのだろうか。

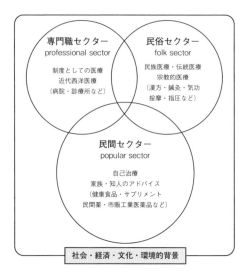

図 11-1　多元的ヘルスケア・システム（クラインマン（1992）より改変）

医療人類学の知見では，このような人びとの行動を「受療行動（illness behavior）」とよぶが，受療行動は次のようなさまざまな要素が絡み合って決定されることが知られている（福井 1989）。

① 患者の属性：社会経済的背景，病気に関する経験や信念のパターンなど
② 治療者の属性：民族性，地域性，専門性，人間関係の広さなど
③ 病気そのものの性質：病因や症状の種類や重症度など
④ 患者を取り巻く家族・親族・地域共同体の患者への関わり方
⑤ 治療法の選択や評価を支配している社会規範・諸制度など

　受療行動を，クラインマンが提唱した三つのセクターに照らし合わせてみたい。人びとは，心身の不調を認識すると，まずは民間セクターにおいて自己治療を試みる。しかし，そこでうまく自覚症状が解消しなかったり逆に悪化したりした場合に，社会経済的背景，病気に関する経験や信念のパターン，病気そのものの性質，周囲の人びととの関係性，社会規範や諸制度をもとに，専門職セクターか民俗セクターを選択する。筆者らの調査によれば，図 11-2 のパターン A1 → A2 のように，先に専門職セクターを受診したものの，そこでの診断・治療に満足がいかなかった場合，民俗セクターのよい治療師を探す。またパターン B1 のように，過去の受療経験か

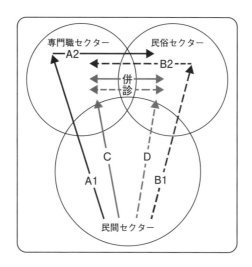

図 11-2　多元的ヘルスケア・システムにおける受療行動パターン（辻内 2005）

ら西洋近代医療に対する不信感を抱いている者や，できる限り自然治癒力を導く治療法を求める者などは，はじめから民俗セクターを利用するが，その医療に満足できなかった場合はパターン B2 のように専門職セクターに移ることもある。パターン C や D は，専門職セクター・民俗セクターの双方によい点を見つけた者たちであり，併診する形がとられている（辻内ほか 2005）。

　本章で取り上げた事例の Y さんは，若い頃からパターン C や D のように，民俗セクターと専門職セクターを並診してきたようである。神経疾患のギラン・バレー症候群に対しては，専門職セクターを最初から利用している。しかし，最終的に見つかったがんに対する治療では，抗がん剤の治療ではなく自然療法を望んでおり，パターン A1 → A2 の行動をとろうとしていることがわかる。この行動選択には，がんが人生の終わりを想起させる重大な問題であるということや，Y さんのもともとの自然観・人生観や，過去に経験した親しい友人や祖父の病気エピソードが関連しているだろう。

2 「根拠に基づく医療（EBM）」と「物語と対話に基づく医療（NBM）」

　次に，21世紀の医療において今や必須条件とされるようになったエビデンス・ベイスト・メディスン（Evidence Based Medicine: EBM）の概念をもとに，一般の人びとの受療行動に応じた医療者がとるべき対応について考えていきたい（辻内ほか2009）。

　EBMは，「入手可能な範囲で最も信頼できる根拠を把握したうえで，個々の患者に特有の臨床状況と患者の価値観を考慮した医療を行うための一連の行動指針（福井2000）」（波線は筆者が挿入）と定義されている。またMulrowら（Mulrow et al. 1997）は，エビデンスに基づく臨床判断で考慮されるべき因子として，①科学的なエビデンス，②患者と医師の因子，③社会的制約の三つを挙げている。重要なポイントは，患者と医師の因子として，文化的信念，個人の価値観，経験，教育が挙げられている点である。現在普及しているEBMでは，ランダム化比較試験（RCT）等による科学的データの重要性が強調されているが，本来のEBMでは，科学的エビデンスを目の前の患者に適応させられるかどうか批判的に吟味することが求められ，さらに，患者個人の文化・価値観を重要視した臨床判断が求められているのである（福井2000）。

　EBMの先駆者の一人であったグリーンハル（2008）は，EBMが科学的根拠ばかりを追い求めてしまう方向性に展開していっていることに危機感を覚え，ナラティブ・ベイスト・メディスン（Narrative Based Medicine: NBM）を創始した。NBMは「物語に基づく医療」あるいは「物語と対話に基づく医療」と訳されており（→第9章・第20章も参照），EBMの定義の後半に書かれている「患者の価値観を考慮した医療を実践するための一連の行動指針」を提示したものだといえる。我が国におけるNBMのパイオニアである斎藤は，NBMを次のように定義している。

　　病いを，患者の人生という大きな物語の中で展開する一つの物語であるとみなし，患者を物語の語り手，病いの経験の専門家として尊重する一方で，医学的な疾患概念や治療法もあくまでも一つの医療者側の物語ととらえ，さらに治療とは両者の物語を摺り合わせる中から新たな物語を創り出していくプロセスである，と考えるような医療（斎藤・岸本2003）（波線は筆者が挿入）

　NBMは，単に"患者の語りに傾聴すること"だけを強調する医療ではない。大切なのは，「患者の病苦の物語」と「医療者の医学という物語」を，あくまでも対等なものとして捉えることであり，「対話」を通じて二つの異なる物語をすりあわせ，

「新しい物語」を創り出していこうとするプロセスである。

　事例としてあげた Y さんの「末期がんの物語」を読み取る時に，専門職セクターの治療を拒否して民俗セクターに期待をかけるという一場面の物語だけに注目してはならない。死を目前にした Y さんの行動を，Y さんが一生涯をとおして貫こうとしてきた「他者のために生き，天命に抗わずにより大自然に身をまかせる生き方」といった人生観・死生観，すなわち「人生という大きな物語」のなかで捉える必要があるだろう。

3　文化相対主義としての NBM

　NBM の最も大切なスタンスである「病者を病いの経験の専門家として尊重する」姿勢，そして「医学的な疾患概念や治療法もあくまでも一つの医療者側の物語と捉える」視点は，文化人類学における文化相対主義（→第 18 章・第 21 章・第 23 章も参照）と近似している。

　医療者にとって，自文化を相対化するのは至難の業である。なぜなら医療者は，医療者になるまでの教育や長年の臨床経験によって，特有の理論的レンズをとおして病気や人間を認識するようにトレーニングされてきており，さらに医療者の依って立つ医学理論は社会制度によって権威づけられたものだからである。医療者のナラティブと病者のナラティブには，社会的権威をもった「セオリー」対個人的な「ナラティブ」という力の不均衡が存在している（辻内ほか 2011）。この不均衡を解消するためには，医療者には繰り返し自文化を相対化する作業が必要となる。医療者は一見自分の考えが確立されたセオリーに基づいたものだと考えがちであるが，実はそれは医療者の人生観や経験と学習によって身につけてきた個人のナラティブに他ならないと理解することが必要なのである。

　これは，医療者が自らのものの見方を相対化するという「文化相対主義」の姿勢を獲得することを意味する（辻内・河野 1999）。文化人類学者は，この道程を異文化に身を置く"フィールドワーク"をとおして，価値観の大転換という形で経験することが多い。重要なことは，人類学者が異文化を学んでいく方法と同じように，医療者が患者や家族という異文化を体験するなかで，自分自身のもっている価値観に自覚的になること，自身が所属する個人的な文化も含めて相対化することであろう（辻内ほか 2011）。Y さんの死を目前とした時に，A 医師は自分の価値観を見つめなおし，最大限に Y さんの人生観を理解して寄り添うことが大切であろう。

Take home messages

- 医療を，人間の病気に対する対処行動の全体系として捉え，人びとの受療行動を多元的ヘルスケア・システムに位置づけて捉えることが重要である。
- 大きな多元的ヘルスケア・システムのなかで，医療者は専門職セクターという一つのセクターに属するにすぎず，医療者が考えている疾患概念や治療法は絶対的な真実ではなく，あくまでも一つの医療者側の物語に過ぎないと相対的に捉えることが大切である。
- 医療者は，家族・親族や親しい友人との関係性や地域社会のなかで育まれてきた，自身の人生観や死生観といった自分が属する文化的価値観を見つめ直していくことが大切である。

復習のための小テスト

1　次の記述のうち，適切でないものを一つ選びなさい。
　Ⓐ自己治療，家族・知人のアドバイス，健康食品，サプリメント，民間薬，市販の工業医薬品，などをもとに病気に対処しようとするヘルスケア・システムを「民間セクター」という。
　Ⓑ病院や診療所，薬局や保健所などでおこなわれている，科学的な生物医学（biomedicine）に基づく制度として認められている医療は「専門職セクター」に位置づけられる。
　Ⓒ根拠に基づく医療（EBM）とは，科学的なエビデンスを最重要課題とする医療である。
　Ⓓ根拠に基づく医療（EBM）とは，個々の患者に特有の臨床状況と，患者の価値観を考慮した医療をおこなうための行動指針である。

2　患者への対応の仕方として，適切であるものを一つ選びなさい。
　Ⓐがんを患った患者や家族が，医学的に根拠のない民間・民俗治療を受けたいと主張した時には，医療者は「非科学的な医療は危険なのでやめるべきだ」と説得するのがよい。
　Ⓑがんを患った患者や家族が，医学的に根拠のない民間・民俗治療を受けたいと主張した時には，医療者は一切口を出さずに，あくまでも患者の自由にさせるのがよい。
　Ⓒ輸血に対して拒否的な信仰をもっている患者に対しては，命の危険性と輸血によって救われる命について十分に説明し同意を得る努力をすべきである。そのうえで拒否をされた場合は，医学としては命が最優先であるので，患者にわからないように手術室で輸血をおこなって救命することも許される。
　Ⓓ緊急の処置を要する救急医療においても，医療者は手分けをして，患者や家族の価値観や意思を十分に確認することが大切である。

もっと詳しく学びたい人のためのブックガイド

野口裕二（2002）．『物語としてのケア──ナラティヴ・アプローチの世界へ』医学書院

江口重幸・斎藤清二・野村直樹［編］（2006）．『ナラティヴと医療』金剛出版

今西二郎（2009）．『医療従事者のための補完・代替医療（改訂2版）』金芳堂

【参照文献】

Mulrow, C. D., Cook, D. J., & Davidoff, F.（1997）. Systematic reviews: Critical links in the great chain of evidence. *Annals of Internal Medicine, 126*(5): 389–391.

池田光穂（2001）．『実践の医療人類学──中央アメリカ・ヘルスケアシステムにおける医療の地政学的展開』世界思想社

クラインマン, A. ／大橋英寿・遠山宜哉・作道信介・川村邦光［訳］（1992）．『臨床人類学──文化のなかの病者と治療者』弘文堂

グリーンハル, T. ／斎藤清二［訳］（2008）．『グリーンハル教授の物語医療学講座』三輪書店

斎藤清二（2009）．「NBM（narrative based medicine）からみたFSS」『日本臨牀』*67*(9): 1689–1694.

斎藤清二・岸本寛史（2003）．『ナラティブ・ベイスト・メディスンの実践』金剛出版

辻内琢也（2004）．「ポストモダン医療におけるモダン──補完代替医療の実践と専門職化」近藤英俊・浮ヶ谷幸代［編］『現代医療の民族誌』明石書店, pp. 183–222.

辻内琢也（2005）．「補完代替医療は近代医療の問題性を克服できるか──ポストモダンの中のモダン」『現代のエスプリ』*458*: 63–71.

辻内琢也・河野友信（1999）．「文化人類学と心身医学」『心身医学』*39*(8): 585–593.

辻内琢也・鈴木勝己・辻内優子・熊野宏昭・久保木富房（2005）．「民俗セクター医療を利用する患者の社会文化的背景──医療人類学的視点による質的研究」『心身医学』*45*(1): 53–62.

辻内琢也・中上綾子・谷口　礼（2009）．「医療人類学から見た補完代替医療の世界──ナラティブ・ベイスト・メディスンへの期待」『病院』*68*(11): 919–923.

辻内琢也・中上綾子・鈴木勝己（2011）．「ナラティブ・アプローチの危うさ」『緩和ケア』*21*(3): 266–271.

日本補完代替医療学会（2020）．「補完代替医療とは？」〈http://www.jcam-net.jp/info/what. html（最終確認日：2021年3月13日）〉

福井次矢（1989）．「臨床医のための医療人類学」『メディカル・ヒューマニティ』*4*(2): 46–52.

福井次矢（2000）．「EBMへの誤解をとく：Editorial」『EBMジャーナル』*1*(1): 5–7.

ヘルマン, C. ／辻内琢也・牛山美穂・鈴木勝己・濱　雄亮［監訳］（2018）．『ヘルマン医療人類学──文化・健康・病い』金剛出版

12
生殖医療をめぐる治療の
線引きとジェンダー

執　　筆・症例提示：松尾瑞穂

医療監修：伊賀健太朗

学修目標：

☐ 医療人類学や医療社会学等の行動科学・社会科学の基本的な視点・方法・理論を概説できる（コアカリ B-4-1-1）。

☐ 人びとの暮らしの現場において病気・健康がどのように捉えられているかを説明できる（コアカリ B-4-1-4）。

☐ 人の言動の意味をその人の人生史や社会関係の文脈のなかで説明することができる（コアカリ B-4-1-5）。

◆ 文化・ジェンダーと医療の関係を考えることができる（コアカリ B-4-1-6）。

☐ 具体的な臨床事例に文化・社会的課題を見出すことができる（コアカリ B-4-1-14）。

　あなたは高度不妊治療（採卵をともなう不妊治療）もおこなえる生殖内分泌科に勤務している。以下は，同僚の産婦人科医が提示した症例である。

症例提示 1 回目

　Aさん（42 歳）は会社員の女性で，当院を 1 年前から受診しています。彼女は 30 歳のときに 5 歳年上の男性と結婚しました。しばらくはお互い仕事が忙しく避妊していましたが，34 歳で避妊解除，翌年には自然妊娠をしました。ところが，妊娠初期に流産をし，流産後の経過に問題はなかったにもかかわらず，以後妊娠に至らなかったことから，38 歳で初めて近所の産婦人科クリニックの不妊外来を受診しました。夫婦ともに出張も多く，排卵日にあわせた定期的

な通院が難しいため，治療は断続的にならざるを得ませんでした。タイミング療法からはじめ，妊娠に至らないため，人工授精を3回試しましたが，妊娠しませんでした。通院していたクリニックは人工授精までしか提供していないこと，また，年齢とともに妊娠可能性も低くなることから，40歳を過ぎて，高度な生殖医療へのステップアップも視野に入れ，当院にやってきました。当院で卵管造影検査を初めて受けた結果，卵管に癒着がみられました。そのことを伝えると，Aさんは「原因がわかってよかったです」と喜びました。

　年齢的な問題から，私は体外受精を勧めましたが，Aさんはあくまでもタイミング療法や人工授精にこだわっています。そこで，排卵誘発薬や黄体ホルモン注射など不妊治療の一般的な対処をしつつ，人工授精をすることになりました。ただ，精液検査では，夫の精子の濃度が 15×10^6/ml 以下の乏精子症の疑いがあるとされました。私はその説明のためにAさんには夫とともに来院するように伝えましたが，夫のタイミングが合わないことを理由に，夫の受診はキャンセルとなりました。

　翌月の人工授精の際の精液検査では，濃度が回復していたため，そのまま続行となり，夫の治療はしないまま，人工授精をおこないました。その後，4回ほど人工授精をしている間に，Aさんの当院への通院も1年が経ってしまいました。4回目の人工授精も着床しなかったため，私が再度体外受精を勧めたところ，Aさん夫婦は同意しました。良好胚を凍結し，凍結融解胚移植を行いましたが，1度目は妊娠せずに終わりました。Aさんは「じゃあ，もう一度だけ」と言い，凍結してある胚を用いて，再び体外受精をおこないました。2度目，3度目の胚移植でも妊娠不成立となり，凍結胚がなくなったため，私はAさんに再び体外受精を受けるかどうかを尋ねました。治療中，Aさんは精神的に追い詰められているとしばしば口にしており，「先生，いつまでやれば妊娠できますか」「養子とかって，どうなんですかねえ」と言いました。私は今後の治療をどのように進めるべきか，迷っています。

Q1　以上が1回目のカンファレンスで提示された内容である。あなたがこの産婦人科医だとしたら，どうするだろうか。それを決めるためにはほかにどんなことを知る必要があるだろうか。

🔍 人類学・社会学的視点からの問い

1回目のカンファレンスに参加した人類学者は，次のような質問をした。

- ●卵管癒着がわかって，Aさんが喜んだのはなぜでしょうか。
- ●前の病院での治療経験は，Aさんにとってどのようなものだったのでしょうか。
- ●Aさん夫婦は，家族，親族，周囲の人びととどのような関係を築いているのでしょうか。また，Aさん夫婦の関係はどのようなものですか。Aさんからそのようなことを聞いたり，観察したりしたことはありますか。
- ●当初Aさんが人工授精にこだわり，体外受精を拒否した背景として，どのようなことが考えられますか。Aさんにとって治療の線引きはどこにあるのでしょうか。

上記の質問を受け，2回目のカンファレンスでは次の情報が追加された。

症例提示2回目：追加情報

　Aさんは，これまで通っていた病院では，自然妊娠の経験があるため特別な検査はなされず，不妊の原因は特にないだろう，と言われていました。そのため，Aさん自身は，それにもかかわらずなぜ妊娠できないのかわからず，焦燥感を抱えていました。

　また，カウンセリング担当の看護師によると，Aさんの夫の実家は親せきが多く，正月やお盆などで帰省すると「子どもはどうするの？」「病院は行っている？」と聞かれることがプレッシャーだったということがわかりました。ただ，それも40歳を過ぎたころから次第に聞かれなくなり，「それが逆に悲しいっていうか……，お義母さんのほうもあきらめたんだな，って思って」と言っていたそうです。Aさんの夫婦仲自体は良いのですが，夫は不妊治療にそれほど積極的ではなく，来院したことはありません。夫の出張が入って人工授精のタイミングを逃したこともあります。「夫は子どもがいなくても，それほど気にしていないんですよね。だれも夫には「子どもは？」って聞かないですし」とA

さんは言っていました。

　Ａさんは凍結胚がなくなったため，採卵からやり直しとなりますが，前回の採卵時に排卵誘発薬の副作用に苦しんだ経験があり，また，卵巣に針を刺して卵子を採取した際，強い痛みを感じたことから，採卵に対して恐怖心を抱いていることもわかりました。さらに，Ａさんが体外受精を躊躇する要因の可能性として，経済的負担も指摘できます。健康保険の運用上，40 歳以上の女性の体外受精は 3 回が限度となっており，それ以降は保険が適用されず全額自己負担となります。当院では，自費の場合，人工授精は 2 万円，体外受精は 50 ～ 60 万円程度です。その一方で，42 歳の女性による出産成功率は，約 5％ときわめて低いのが現状です。

Q2

❶Ａさんの苦悩は何から生まれているのだろうか。

❷Ａさんにとって，子どもはどのような存在なのだろうか。

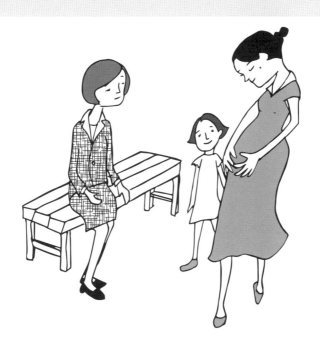

解　説 ✎

1 ジェンダーと家族

　「男らしさ」「女らしさ」という性規範や，家事や育児は女性が担い，肉体労働は男性が担うといった男女の性別役割は，社会や文化によってつくられた性差であり，ジェンダーとよばれる（→第13章も参照）。子を産み育てるという生殖行動は，一見するとどのような生物にも起こる「自然」な営為であるように思われるが，実はこうしたジェンダー意識が最も如実に表れやすい分野である。家制度のもとでは，結婚した女性に子どもを産むことを強要する社会的圧力があり，現代でも「女性は子どもを産んで一人前」「家のために子どもを産むべき」だという規範が女性に押し付けられることがある。そして，不妊治療を受けている女性たちの多くは，意識的，無意識的にせよそうした規範に苦しんでいる可能性が高い。規範の押しつけは，やりすぎれば「ハラスメント」だと批判されるだろうが，不妊の患者さんにとっては，日常生活のなかで何気なく聞かれる「お子さんはまだ？」といった質問も，大きなプレッシャーとなることがある。

　実際，これほど少子化が進んでいる日本でも，結婚している夫婦の出生率（合計結婚出生率）をみると，緩やかに減少しながらも，30年以上にわたり2前後（1980年2.11，2010年1.92）で推移してきた（国立社会保障・人口問題研究所2011）。既婚夫婦に限れば，子どもの数はそれほど大きく変化していないのである。このことは，結婚したならば，夫婦は一人または二人の子どもをもつことが「普通」のこととして，長い間日本社会で価値づけられてきたことを示している。日頃私たちが目にするドラマやコマーシャルなどに登場する家族が，夫婦と子どもからなる核家族であることが多いのに気がついた人もいるのではないだろうか。私たちの深層心理にも，夫婦と子どもがセットになって初めて「家族」になるという刷り込みがあるのかもしれない。

　また，不妊の原因は男女ともに同程度ありえるにもかかわらず，不妊治療への入り口が産婦人科を基盤としている現状では，検査・治療の主体が女性に大きく偏っている傾向がある。「女性のため」として応用されてきた生殖医療が，いかに女性の身体を実験台として発達してきたのか，ということはフェミニズムによっても批判されている（柘植1996）。価値中立的だとみなされがちな科学技術や医療技術であるが，実は専門家集団が生きる社会の文化や価値観から自由ではありえない。不妊

治療は女性にとっては侵襲性も高く，その経験は精神的なダメージをもたらすことも多い。医療専門家が暗黙のうちにもっているジェンダー規範に意識的になることも必要だろう。

2　病気／病い／疾病

　不妊症は，他の疾病とやや異なっている。不妊症，すなわち「生殖年齢にある男女が妊娠を希望し，ある一定期間（主に1年）避妊することなく定期的な性交をおこなっているにもかかわらず，妊娠の成立をみないこと」は，疾患とみなされ治療の対象となる。だが，不妊症の特異な点は，それが結婚した夫婦の間でのみ成立し，未婚の男女は，たとえ子どもがいなくとも，不妊であるとはみなされないということである。すなわち，不妊症は婚姻関係のうえに成り立つ社会的な疾患なのである。

　だが，ここでの究極の問いは，はたして子どもがいないということは病気だといえるのか，ということではないだろうか。答えは，イエスでもありノーでもある。それは，病気とは何かという定義に関わるだろう。医療人類学では，人間の病気経験の総体を病気（sickness），一般に人が感じている病気の概念や経験を病い（illness），医療専門家が生物医学に基づき定義する病気を疾病（disease）と捉え，人びとが生きる病いは必ずしも医学によって定義づけられた疾病とは同じではないということを論じてきた（Young 1982）（→第5章も参照）。この区分は，ともすれば無知や迷信などとみなされがちな，一般の人びとが抱く病気の捉え方や治療実践を，医療専門家が扱う疾病と対比されるものとして位置づけることで，生物医学に基づく狭い疾病概念ではなく，より広い経験として病気を捉える視座を提供した。さらに，アーサー・クラインマンは，病気を説明し解釈する「説明モデル（explanatory model）」は，医師などの専門家や，患者，家族など，臨床的プロセスに関与する人により相違があることを論じている（クラインマン 1996）（→第5章・第17章，コラム2も参照）。患者の説明モデルとは，ある病気について，この障害の本質は何か，なぜ自分がその病いに冒されてしまったのか，なぜそれが今なのか，どんな経過をたどるのか，自分のからだにどんな影響を及ぼすか，どんな治療をしてほしいと思っているのか，自分がこの病いと治療について最も恐れているものは何か，などについての考えのことである。しばしば，患者はこれまでの人生や生活に根ざした病気の説明モデルをもち，それが医師の説明モデルとは食い違うことがある。クラインマンは，医師は両者の齟齬や矛盾を患者の「無知」や「誤解」とみなすのではなく，積極的に彼

ら／彼女らの説明モデルを引き出したうえで，臨床の現場における両者の接近が目指されるべきであると提唱した（クラインマン 1996）。

　不妊症に話を戻せば，不妊症そのものも，それに対処する不妊治療も不確実性に満ちている。女性の年齢が何歳の場合の妊孕率は何パーセント，体外受精の着床率は何パーセント，出産率は何パーセント……といった統計上の確率はあるものの，いったい何回体外受精をすれば実際に「自分に」子どもができるのか，という当事者の視点に立てば，治療のプロセスは常に不確実性や偶有性に満ちた賭けである。そのようななかで，患者は自らの治療や治療期間を選択していかなければならない。不確実性を生きるということは，不妊症患者に限らず，多くの人びとにとって不安や苦悩を生み出すものである。そして，このような不確実性／偶有性は，不妊という病いの経験を形づくるうえで重要な要因となる。患者はより広い社会的文脈を生きていることに留意し，病気をさまざまな角度から複合的に捉えることも重要である。

　不妊症が一人ではけっして成立せず，既婚夫婦の間でのみ成立する病気であるということは，これが社会関係の上に構築された病気であるということを示している。社会で生きる患者を取り巻く社会関係やジェンダー役割といったものに留意し，心理的，社会的なケアにも配慮する必要があるだろう。

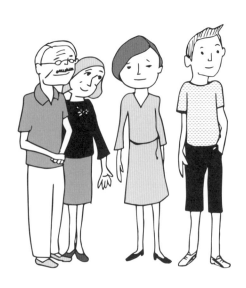

Take home messages

- ●子どもがいないということは，医学的な問題というより社会がつくり出した問題である。
- ●不妊の夫婦にとって，医学ができることがすべてだというわけではなく，不妊治療も不確実性に満ちている。
- ●患者を取り巻く社会関係やジェンダーに留意し，心理・社会的なケアにも配慮する必要がある。

復習のための小テスト

1　ジェンダーに関する説明として，適切でないものを一つ選びなさい。
　　Ⓐ男女の差とみえるものは社会的につくられたものである。
　　Ⓑ男女の違いは生まれながらに決められており，変わらない。
　　Ⓒ女性だけでなく，男性もジェンダー役割を求められている。
　　Ⓓ性行動にもジェンダーが反映されている。

2　説明モデルに関する説明として適切なものを一つ選びなさい。
　　Ⓐ特定の病気に対して，立場の違う人の間で複数の捉え方や解釈がありえる。
　　Ⓑ専門家の説明モデルは常に優先されるべきである。
　　Ⓒ医師には，患者に対して自らの説明モデルを受け入れてもらう努力をする必要がある。
　　Ⓓ患者や家族の説明モデルは誤解に基づくことが多いので，インフォームド・コンセントが重要である。

もっと詳しく学びたい人のためのブックガイド

柘植あづみ（2012）．『生殖技術──不妊治療と再生医療は社会に何をもたらすか』みすず書房
村岡　潔・岩崎　晧・西村理恵・白井千晶・田中俊之（2004）．『不妊と男性』青弓社

【参照文献】

Young, A.（1982）. The anthropologies of illness and sickness. *Annual Review of Anthropology, 11*: 257–285.

クラインマン，A.／江口重幸・五木田紳・上野豪志［訳］（1996）．『病いの語り──慢性の病いをめぐる臨床人類学』誠信書房

国立社会保障・人口問題研究所（2011）．『第14回出生動向基本調査──結婚と出産に関する全国調査　夫婦調査の結果概要』〈http://www.ipss.go.jp/ps-doukou/j/doukou14/doukou14.pdf（最終確認日：2021年3月13日）〉

柘植あづみ（1996）．「「不妊治療」をめぐるフェミニズムの言説再考」江原由美子［編］『生殖技術とジェンダー』勁草書房，pp. 219–253.

13
1型糖尿病男子の踊る注射

執　　筆・症例提示：濱　雄亮

医療監修：佐々木香織

学修目標：

☐ 医療人類学や医療社会学等の行動科学・社会科学の基本的な視点・方法・理論を概説できる（コアカリ B-4-1-1）。

☐ 人びとの暮らしの現場において病気・健康がどのように捉えられているかを説明できる（コアカリ B-4-1-4）。

☐ 人の言動の意味をその人の人生史や社会関係の文脈のなかで説明することができる（コアカリ B-4-1-5）。

◆ 文化・ジェンダーと医療の関係を考えることができる（コアカリ B-4-1-6）。

☐ 具体的な臨床事例に文化・社会的課題を見出すことができる（コアカリ B-4-1-14）。

　都市近郊の住宅地にある総合病院の小児科で，診療部長・医長・後期研修医・臨床心理士が揃うカンファレンスにおいて，後期研修医（男性）が，扱いに困っている患児の報告をしている。最も困っているポイントは，1型糖尿病のその子が，血糖コントロールが落ち着かず，その原因はおそらくインスリン自己注射の量を極端に減らすことがあるということだという見通しがついているが，対応方法の見当がつかない。

症例提示1回目

　Sくんは，スポーツが好きでお調子者の小学校5年生の男子です。小5になった年の6月初旬に1型糖尿病を発症し1ヵ月弱入院しました。今は地元

の公立小学校に元気に通っています。食事の時に欠かせないインスリン自己注射は，8月の夏休みに参加した糖尿病の子ども向けのサマーキャンプで身につけ，毎回自分ですんなりとできます。キャンプで出会ったお兄さんたちがサササッとやっていたのが，とてもかっこよかったので，その人たちへの憧れもあって，できるようになったようです。

　キャンプ前は自分で打つのが怖くて仕方なく，絶対に自分では打たず，親に打ってもらっていました。親は，注射の量や打ち方について，医師の指示をよく守っていたようです。でもキャンプから帰ってきて自分で注射を打てるようになると，打った注射の量を親が聞いても，「まぁ，いつもと同じくらい」などと答えるだけで，はっきり教えてくれないようになりました。2学期になって学校に行くようになってからも，学校での様子を親が聞いても生返事が多くなりました。

　外来でお母さんはこのような心配を訴えましたが，病棟でこの年頃の子たちをみても自分の記憶をたどってみても，この年頃の男の子ならそんなものだろう，お母さんは女性だからそのイメージがつかずに過剰に心配しているだけだろうと思っていました。

　しかし，発症から8ヵ月後，躊躇なく注射ができるようになってから半年経っても，採血時から約1ヵ月前までの血糖コントロールの状態を反映するHbA1cの値は改善しないままです。血糖値が高いのが続いているか，上昇や下降が激しく繰り返されていることが疑われます。お母さんに席を外してもらってSくんに根気強く聞いてみると，午後に体育の授業がある時には，お昼の注射の量を極端に減らしているようなのです。そこで，それよりも，血糖が低くなりそうになったら補食をするようにと，ガイドブックにのっとって指導しましたし，それが医学的に必要なことだということを担任の先生や養護教諭向けに説明する文書を，同じくガイドブックに載っていたサンプルを参考にして書き上げました。補食も，製薬会社がつくった「薬っぽい外見」のものを与えたので，周りの目も気にならないだろうと期待しました。なお，お母さんがいなくてもいろいろな説明がある程度できるようになっているようなので，自立を促すためにも，これからは一人で受診するようにと指導しました。

　上記の対応をおこなった次の外来で，彼は初めて一人で診察室に入ってきましたが，血糖値の記録用紙をリュックから出す時に，私が苦労して書いた担任の先生宛の説明文書が，開封されないままグチャグチャに丸まっているのがち

らっと目に入りました。どうやら渡していなかったようで，いいようのない無力感に襲われました。そのせいだけではありませんが，今後の対応の見通しがつかなくなってしまいました。

　Sくんは知的発達には問題がないようにみえます。これから春休みになるし，内科の糖尿病教室のように，集中的な教育を施すことが必要でしょうか？　また，何か心理的な問題がないかどうかのアセスメントが必要なのでしょうか？そもそも，彼を大人扱いした私の対応は時期尚早だったのでしょうか？

Q1　以上が1回目のカンファレンスで提示された内容である。

❶Sくんが補食による低血糖予防に消極的な理由は何だろうか？

❷なぜ注射の量を減らしているのだろうか？

❸その理由や今後の対応策を考えるために，医療スタッフは他にどのようなことを知る必要があるだろうか？

🔍 人類学・社会学的視点からの問い

1回目のカンファレンスに参加した人類学者は，次のような質問をした。

●Sくんはどのような状況で注射や補食をしているのでしょうか？

●そのことをSくん自身はどう思っているのでしょうか？　何を嫌だと思い，何を大切だと思っているのでしょうか？

●Sくんが注射の量を減らして打っているのは，「知識が不足」しているからなのでしょうか？　知識を与えてあげれば解決するのでしょうか？

　上記の質問を受け，その翌月のSくん受診後に開かれた2回目のカンファレンスでは，以下の内容が提示された。

症例提示 2 回目：追加情報

　S くんは，学校で初めは注射を保健室で打っていましたが，ある時，午後の理科の授業の教室への移動時間がなくて教室の隅でやってみたところ，それをちらっと見た周りの子から「痛そうなのにスゲーーー」と称賛を浴びたようです。それは心地よいものでしたので，次第に注射を教室でするようになったようです。いつしか普通の仕方ではなく，「トゥルルルル〜」と大々的に効果音をつけるばかりかバレリーナのように踊りながら注射をするようにさえなったようです。同じノリのお調子者男子の仲間たちが，S くんが痛みに耐えて注射をしていることに尊敬のまなざしを送ってくることがたまらなく嬉しいらしいのです。本来は食前に注射をすべきなのですが，友達が注目してくれるのは，みんなおなかが空いている給食開始時よりも食べ終わって満腹になっている頃なので，自然と注射のタイミングは遅くなっていったようです。称賛されたことを得意になって説明するなかで，S くんはぽろっと漏らしてくれました。

　また，体育の時に低血糖になって見学したり補食をするのは，仲間から心配そうな目で見られたり保健係の女の子に世話してもらったりすることになるので，たまらなく嫌なようです。仲間と同じ行動がとれないことや，「弱々しい人」として女の子の世話になることが，我慢ならないようです。親が先生に渡したらしい患者会作成の冊子（小児科医が監修）の影響か，担任の先生が体育の授業中に声をかけてくるのも気に入りません。自分だけ半人前の病人扱いされているような気がするからです。病気があっても人並み以上の活躍＝激しい動きができるんだということを示したいので，絶対に低血糖にならないように，極端に注射の単位数を減らして打った方が「安全」だと考えたようです。

Q2

❶ S くんは，周りの友達や「女子の目」を意識することで，何をしたい・何を避けたい，と思っているのでしょう？

❷ グループ内で性別によって各問いへの答えに差は出たでしょうか？

解　説 ✏

1 自分のことを比較する相手である「準拠集団」としての「お調子者男子」

　Sくんは，意識的ではないものの，自分を「お調子者男子」グループの一員とし
て位置づけており，その仲間からの評価を最も気にしており，その一員として振る
舞いたいと，強く願っている。「踊る注射」は，彼にしかできない貴重な「芸」とし
て，その集団内での彼の地位を確固たるものにしてくれているようである（濱 2007：
147–148）。その「芸」を最高のタイミングで披露したいがゆえに，注射の時間は後
ろに延びてしまうようである。

　読者も，小学生の時に，非常に限られた人間関係のなかで「認められたい」と願っ
たことはないだろうか？　Sくんのように，人は誰しも，自分を特定の「準拠集団」
のメンバーと位置づけて，他のメンバーと自分を比較したり他のメンバーに同調し
たりする。その結果として，特定の行動や考え方が導かれることがある。そのため，
その集団外の人からは場合によっては「不可解」にしかみえないある人の発言や行
動が，どういった「準拠集団」のメンバーとしてのものなのかを知ることは，他者
理解のためにも，その他者に行動変容を促すためにも，非常に重要かつ有効である。

　「準拠集団」とは，「医療従事者」や「医学生」のように，メンバーシップが事実
関係に基づいて客観的で明瞭なものもあれば，「お調子者男子」のように可変的なも
のもある。また，一人の人が場面によって異なる「準拠集団」を意識するというこ
ともありうる。むしろその方が自然である。読者も，医療機関や大学内では「医療
従事者」や「医学生」や「教育者」を準拠集団としていたとしても，別の場面では，

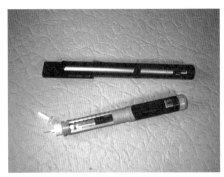

図 13-1　ペン型のインスリン注射器

「よき夫・よき妻」や「＊＊オタク（ファン）」などの異なる準拠先をもっているこ
とはないだろうか？

　なおこの概念は，アメリカの軍人の昇進に関する満足度の調査から導かれた。A
部隊は軍隊全体の平均と比べると昇進が早いものの昇進に関する不満をもつ兵士が
多く，B部隊は逆に軍隊全体の平均と比べると昇進が遅いものの昇進に関する不満
をもつ兵士が少なかったという。なぜ，軍隊全体の平均と比べると昇進が早いA部
隊の軍人が不満をもつのか。それは，A部隊の軍人が自分の昇進スピードを考える
時に比べる相手は，軍隊全体ではなく，（早く昇進する人が多い）A部隊の軍人だから
である。A部隊の軍人はA部隊を「準拠集団」としているがゆえに，A部隊の隊員
にしては自分は昇進が遅いのではないか，と不満を抱きやすい傾向があったためで
ある（マートン1961）。

　また，学力を向上させたり「良い」生活態度を履行したりして学校的価値観を身
につければ，収入が多く安定した社会的威信の高い職業に就く可能性が高まるにも
かかわらず，イギリスの労働者階級の子どもたちが，（そのチャンスがあったとして
も）そのようにはしないことがあるという。そればかりかむしろ学校的価値観や社
会的威信とは隔たりのある行動様式や感性を身につけ（たとえば授業をサボることや
飲酒することや人種差別発言をすること），不安定性の高い職に自ら進んで就いてゆく
さまも報告されている（ウィリス1996）。これも，自分をどういう集団の一員と規定
しているかに影響を受けているがゆえに生じる事態だろう。

　この事例では患者の「準拠集団」だけを問題にしたが，「医療従事者」や「＊＊科
の医師」といった「準拠集団」意識が自分の思考や行動を方向づけていないかを検
証する自己分析の姿勢も，他者理解と同様に重要である。

　もし患者が無意識に定めた「準拠集団」に苦しんでいるのであれば，それ以外の
「準拠集団」をそれとなく提案することも有効かもしれない。キャンプに行かせた
ことは，はからずもこうした効果をもったことだろう。

2　ジェンダー：社会的・文化的に規定された「男らしさ・女らしさ」

　「お調子者男子」グループを「準拠集団」としているらしいSくんは，体育の授
業で活躍することを重視し，見学することを避けたいと思っている。なぜなら，見
学は「男らしくない」からである。「男らしさ」の欠如は，「お調子者男子」グルー
プ内での地位の低下と，「女子の目」からの低評価を招くと，彼が固く信じているか

らである。そもそも，注射パフォーマンス自体も，「痛みに耐えて男らしい」という理由で評価されていた。そのことは，「痛そうなのにスゲーーー」という称賛の言葉からもうかがえる。そうした称賛や自己肯定感を得るために，低血糖による見学を何としても防ぎたかったのである。同様のことは，イギリスにおいてもみられるという（Williams 2000）。

どのような振る舞いが「男らしさ・女らしさ」として評価されるかは，社会的・文化的に規定される。そのようにして規定／創造された性差のことを，ジェンダーという（→第12章も参照）。「準拠集団」に比べると，想像しやすいのではないだろうか。一見かたくなにみえる行動の背景・要因として，ジェンダーを想定しておくことは有効であろう。ただし，世代による違いもありうるし，LGBTなどの性的マイノリティのことも同時に考慮に入れる必要がある。

このことは，図13-2・図13-3のように図式化できるだろう。「注射の単位が不足している」ということは誰の目にも明らかである。これはいわば，氷山の水上に出ている「目に見える＝測定しやすい」部分である。そこだけに注目すると，問題の原因は単なる知識不足にみえるかもしれない。しかし，氷山は通常は「目に見えない水面下＝測定しづらい」部分の方が大きい。「問題行動」とみえる事柄も同様ではないだろうか。その氷山の水面下に，社会的・文化的な要因が隠れてはいないか，隠れているならばどういうものかと想像・検証することが，患者理解やひいては治療成績の好転につながるのではないだろうか。図13-3の水面下の要因は今回紹介した事例の場合だが，他にもさまざまなものが入りうる。

これは，医学的要因の検証を軽視してよいということではない。医学的要因の検証と社会的・文化的な要因の検証は，車の両輪として扱われてこそ，力を発揮するのではないだろうか。

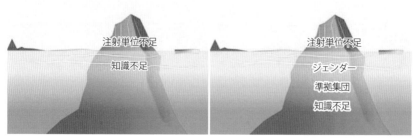

図13-2　医学的要因集中モデル　　　　図13-3　社会的・文化的要因考慮モデル

Take home messages

● 患者が一見「不可解」なことをしている際には，その人がどのような準拠集団に自分を位置づけているかを検証して，その要因を探るべきである。また，ジェンダー意識の影響も同様である。
● 医学的要因を探ることを不要というわけではけっしてないが，医学的要因の向こう側で作用している「何か」を探ってみよう。

復習のための小テスト

1 「準拠集団」に関する説明として適切でないものを一つ選びなさい。
　Ⓐ人は，「準拠集団」の他のメンバーと自分を比較したり他のメンバーに同調したりすることがある。
　Ⓑ一人の人が，複数の「準拠集団」をもつこともありうる。
　Ⓒ「準拠集団」のメンバーシップや境界は，必ずしも明瞭とは限らない。
　Ⓓ医療従事者は客観性を重んじるため，「準拠集団」をもつことはない。

2 「ジェンダー」に関する説明として適切でないものを一つ選びなさい。
　Ⓐ「ジェンダー」意識にとらわれた行動をするのは，日本人だけである。
　Ⓑ「ジェンダー」意識は，社会的・文化的に規定される。
　Ⓒ「ジェンダー」意識は，一国の中であっても一定とは限らない。
　Ⓓ「ジェンダー」意識は，いったん形成されても変わることがある。

もっと詳しく学びたい人のためのブックガイド

鷹田佳典（2012）．『小児がんを生きる──親が子どもの病いを生きる経験の軌跡』ゆみる出版
原ひろ子（1979）．『子どもの文化人類学』晶文社

【参照文献】
Williams, C.（2000）. Doing health, doing gender: Teenagers, diabetes and asthma. *Social Science & Medicine, 50*(3): 387–396.
ウィリス, P. E. ／熊沢　誠・山田　潤［訳］（1996）．『ハマータウンの野郎ども』筑摩書房
濱　雄亮（2007）．「自己注射の経験と〈つながり〉──1型糖尿病者の事例から」浮ヶ谷幸代・井口高志［編著］『病いと〈つながり〉の場の民族誌』明石書店，pp. 127–153.
マートン, R. K. ／森　東吾・森　好夫・金沢　実・中島竜太郎［訳］（1961）．『社会理論と社会構造』みすず書房

14
「障害」という診断をめぐる葛藤

執　　筆・症例提示：照山絢子
医療監修：古橋忠晃

学修目標：

- [ ] 医療人類学や医療社会学等の行動科学・社会科学の基本的な視点・方法・理論を概説できる（コアカリ B-4-1-1）。
- [◆] 人の言動の意味をその人の人生史や社会関係の文脈のなかで説明することができる（コアカリ B-4-1-5）。
- [ ] 具体的な臨床事例に文化・社会的課題を見出すことができる（コアカリ B-4-1-14）。

　Aクリニックは都市部の郊外に位置し，総合診療医2名の体制で地域住民に対し幅広く診療を実施している。以下は，そのうち一人の医師が提示した事例である。以下の事例を読んで，この家族との適切な関わり方について考えてみよう。1回目のカンファレンスでは，以下のような症例提示がおこなわれた。

症例提示1回目

　小学1年生のTくん（男性，6歳）は幼稚園在籍時から行動面での問題が目立っていたことが，幼稚園の先生から報告されています。先生の話をおちついて聞いて指示に従うということが苦手，他の子どもとおもちゃの取り合いになるとすぐにたたいたりかんだりしてしまう，自分のしたいことができないとパニックを起こして泣き叫ぶ，水道の流水に強いこだわりがあって園中の蛇口をひねってまわる，といった行動がみられました。母親のYさん（42歳，専業主婦）はTくんが早生まれであることから同級生より落ち着きがないのではと考

えていたようで，特に自宅での子育てに悩みを抱えている様子はみられません
でした。

　小学校入学に際し，幼稚園の先生からの申し送りを受けて就学前診断を担当
した医師から，発達障害の疑いが強いとされました。しかし，Ｙさんは「そん
なはずはない」と強く反発し，Ｔくんの就学にあたって通常学級への入学を希
望しました。専属の支援員をつけるという学校側からの提案を退け，発達障害
児の療育に力を入れている放課後デイサービスの利用についても「不要です」
と断りました。Ｔくんは小学校でも，授業時間中に座っていることができず，
先生の指示に従わないために毎日怒られているようですが，Ｙさんは「家で計
算や漢字のドリルをやらせていて，勉強のレベルは学校に追いついている」と
話しています。こうしたことから，学校側とＹさんの溝は深まっています。Ｔ
くんは一人っ子です。父親のＩさん（45 歳）は大手電機メーカーでエンジニア

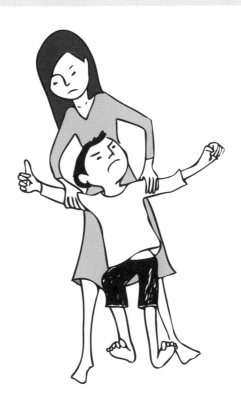

をしており，仕事が多忙のようです。Ｔくんの件については母親のＹさんが一人で対応しているようで，診療の場面において父親の存在感はほとんどありません。

　私はＴくんが幼少の頃からかかりつけ医として診てきました。これまで特にＹさんからＴくんの発達に関する相談を受けたことはありませんが，今回の就学に際しての一連の出来事を機に学校側から校医をとおして連絡を受け，今後の連携を求められています。

> **Q1**　以上が１回目のカンファレンスで提示された内容である。今後のＹさん・Ｔくん親子との関わり方について考える際，他にどのようなことを知る必要があるだろうか。

🔍 人類学・社会学的視点からの問い

１回目のカンファレンスに参加した人類学者は，次のような質問をした。

> ●Ｙさんと夫のⅠさんはどのような関係なのでしょうか。関係を裏づける語りや観察された事実はありますか？
> ●夫のⅠさんはＴくんの状況についてどのように考えているのでしょうか？

　上記の質問を受け，その後，２回目におこなわれたカンファレンスでは，以下の内容が提示された。

症例提示２回目：追加情報

　Ｙさん（母）とⅠさん（父）は15年前に結婚しましたが，7年間子どもができず，Ｙさんは不妊治療を経てＴくんを出産しました。念願の子どもでした。ま

た，夫のIさんは一流大学の大学院で工学を専攻して研究開発職で大手企業に勤務しており，高卒のYさんは夫の社会的立場に対して敬意を抱くとともに，「Tもお父さんみたいにならないと」と日頃口にしていました。

　1回目の症例提示のあと，こちらの要請に応じてIさんが初めて来院しました。その際にIさんから直接話を聞いたところ，Yさんは何度かTくんが「育てにくい」「よその子とちょっと違う気がする」という心配を家庭内で口にしていたそうです。が，Iさんは仕事が忙しく，子育ては妻に任せていたため，「僕も子どものころそういうところがあった」「親子で性格が似ているというだけのことだろう」と答えたそうです。支援員の配置や放課後デイサービスなどへの紹介があったことは，Iさんは知らなかったそうで，驚いていました。この点について，後日Iさんのいない場であらためてYさんに尋ねてみると，「夫は気難しい人で何度も同じ話をすると嫌がられるので言わなかった」「もし夫に話したら，義理の両親にその話が伝わってしまい，Tが問題のある子どもだと思われるのが嫌だった」と話していました。

> **Q2**　Yさんは，就学前診断を担当した医師によるTくんの発達障害の疑いに対してどう考えているのだろうか。

解　　説 🖊

1　障害を受けとめるということ

　自分の子どもについて「障害」という診断を受容するには，親にとって大きな心理的負荷がかかる。その背景には障害に対する社会的スティグマが存在する。スティグマをもつこととは文化人類学や社会学で，特定の社会で負の属性をもつこと，またそれによって差別や不利益を被ることを指す（ゴッフマン 2001）。つまり，病や障害，あるいは民族や階級，性別，セクシュアリティなどの属性をもつことで，社会において忌むべき存在として偏見をもたれ，学校生活や社会生活においてさまざまな形で排除につながるような態度や行動をとられることが，スティグマをもつと

いうことである。「障害」という診断を受容するということは，Tくんが社会的に「障害者」とみなされることにともなうさまざまなネガティブな側面をも引き受けるということであり，それゆえに親にとっては大きな心理的な壁になりうるのである。

　このケースにおいては，Yさんは，念願かなって生まれた子どもであるTくんに対する期待，Tくんを夫のように育てるというプレッシャー，義理実家からの同様のプレッシャー（とYさん本人が感じているもの）などがあって，Tくんの診断を受けとめられる状況にないと考えられる。またYさんは，Tくんに似ていて「気難しい」夫にも発達障害があるのではないかと考えたことがあるのかもしれないが，理系のエンジニアという職業柄それでも務まっており，Yさんはそのような夫を尊敬している。このことから，Tくんも夫のように社会的に成功できるのではないかという期待があるのと同時に，診断を受けとめてTくんを障害児支援に結びつけてしまうと，彼の才能を伸ばすような経験や環境に触れる可能性を狭めてしまうのではないか，それによって大人になったときに一人の社会人として成功するということが難しくなるのではないかという懸念があることが考えられる。さらには，さまざまな状況からこうした思いを一人で抱えこみ，周囲に相談できなかったことも，Yさんが気持ちを変化させられなかったことにつながっていると想像できる。こうしたことの背景には，「障害者」という属性が私たちの生きる社会においてスティグマを孕んでおり，Tくんが「障害者」となることによって今後さまざまな形で偏見や差別を受けたり不利益を被ったりすることがあろうという現実がある。

　医療者はこのように，患者やその家族が診断を受容できないことの要因として，生活環境や人間関係などに根差したさまざまな文脈があること，またその背景には社会がその病いや障害に対して付与しているネガティブな意味があることを理解する必要がある。特に，子どもに対する診断については，進学や就職など今後のライフコースに大きく関わる場合もあり，強い抵抗を感じる親は多い。それぞれの患者とその家族の置かれている状況を丁寧に聞き取っていくことでしか，診断を受け入れることにともなう戸惑いや葛藤の要因は明らかにならないのである。

2　家族の当事者性

　診療では病いや障害をもつ者が患者となるが，それぞれの生活世界において，その病いや障害の診断によって影響を受けるのは患者本人ばかりではない。特に，本

人が子どもの場合は，生活環境を整え，学校などとの連絡を担い，日常生活におけるケアの担い手となるのは家族であることが多い。また，本人に対していつ，どのような形で告知をおこなうのかということについても，医療者と家族とで相談をしながら進める必要がある。こうしたことから，医師には，患者本人の状態だけでなく，患者に近しい家族をも十分考慮に入れたフォローが求められる。

　この事例に関していえば，Tくんについて学校で支援員を配置することや，放課後デイサービスに通わせることなど，適切な支援につなげることができるかどうかは現在のところYさんにかかっている。こうしたことを踏まえて，Yさん自身の「障害児の母」としての当事者意識の確立をもゆるやかに見守るような臨床実践が求められる。Tくんに対する診断を心理的抵抗からYさん自身が受け入れなくても，あるいは逆に，たとえばインターネットに氾濫している発達障害についての情報などを安易に鵜呑みにするなどして受け入れすぎても，その後のTくんに対する支援が適切になされる可能性が失われてしまう。つまり，当事者意識の確立には，きちんとした診断と，今後の対処法や経過などについての医療者による説明や情報提供

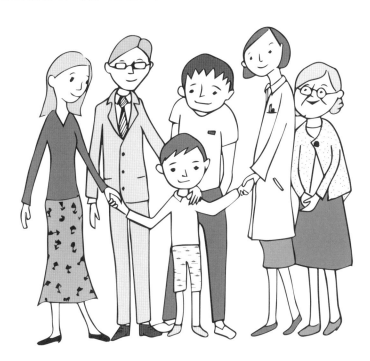

が必要なのである。Tくんに対する診断をYさんが受け入れるのには適度な時間が必要である、ということを踏まえて、Yさんの気持ちに寄り添いながら、その過程を伴走するようなかたちで関わることが必要だといえる。また、これまでTくんの教育に関して妻に任せきりであまり積極的に関わろうとしてこなかった父親のIさんも、Tくんの障害についてYさんと同じ認識を共有する必要があり、その意味で「障害児の父」としての当事者意識を確立していくことが大切になってくる。

文化人類学や社会学における障害児と家族の研究では、母親が愛情をもって障害児のケアを抱え込むのがあたりまえとされてきたことを批判的に検討してきた（井口 2010）。つまり、親子の愛情は自明のものでも、唯一正しい親子の絆を形成するものでもなく、またケアの担い手が親である必然性もなく、社会におけるさまざまなリソース（病院のデイケアや民間の療育施設、障害児の保護者のためのレスパイトなど）にそれらを分配するという考え方や制度が欠落してきた、という指摘がなされてきたのである。そのうえで、実際にケアを担ってきた家族の役割というものを再評価しつつ、「家族へのケア」ということも含めて包括的に捉えていくような試みもなされている（中根 2006）。

こうしたことを踏まえて本事例をみたときに重要なのは、「親としてこのようでなければならない、このようにTくんをケアするのがあたりまえ」という「べき論」をYさんとIさんに押しつけることなく、この家族のペースでTくんの障害を受容し、それにともなって夫婦がそれぞれ「障害児の親」としてアイデンティティを確立し、関わり方、ケアの仕方を模索していくことに寄り添っていく、ということなのである。

Take home messages

- 診断に対する抵抗、葛藤、否認については、なぜそうした感情が本人や家族のなかに生まれるのかを、その人の人生や社会関係のなかから読み解かなければ理解できない。
- 上記のような抵抗、葛藤、否認は、病いや障害をもつ本人以外の人が経験することもある。本人の周囲にいる人びとそれぞれのもつ当事者性を考慮しなければならない。

復習のための小テスト

1 小学校低学年程度の子どもに対する発達障害の診断に対して，親が抵抗感を示す場合，医師がとるべき対処として，最も適切なものを選びなさい。
Ⓐ患者は子どもであり，親がそれを受け入れるかどうかは本質的な問題ではないと考える。
Ⓑスクリーニングテストなどの結果を丁寧に説明し，DSM等の基準に照らして診断に間違いがない理由を根気よく説明する。
Ⓒ納得してもらうために他の病院でセカンドオピニオンを求めることを勧める。
Ⓓ受け入れに時間がかかることに理解を示しながら，家庭環境などの周辺情報を丁寧に聞き取り，支援のリソースなどについてきちんと説明をしていく。

2 以下の中で，不適切なものを選びなさい。
Ⓐ障害には社会的なスティグマが付されている。
Ⓑ障害児のケアは母親が愛情をもって担うのが当然である。
Ⓒ患者やその家族が診断を受容できないことの要因として，生活環境や人間関係などに根差したさまざまな文脈がある。
Ⓓ医師には，患者本人の状態だけでなく，患者に近しい家族をも十分考慮に入れたフォローが求められる。

3 あなたが担当医だとしたら，TくんおよびYさん，Iさんに対して，具体的にどのような診療をおこないますか？

もっと詳しく学びたい人のためのブックガイド

マーフィー，R. F.／辻　信一［訳］（2006）．『ボディ・サイレント』平凡社
石川　准・長瀬　修［編著］（1999）．『障害学への招待――社会，文化，ディスアビリティ』明石書店

【参照文献】
井口高志（2010）．「支援・ケアの社会学と家族研究――ケアの「社会化」をめぐる研究を中心に」『家族社会学研究』22（2）：165-176.
ゴッフマン，E.／石黒　毅［訳］（2001）．『スティグマの社会学――烙印を押されたアイデンティティ 改訂版』せりか書房
中根成寿（2006）．『知的障害者家族の臨床社会学――社会と家族でケアを分有するために』明石書店

15
家に留まりたい排便障害
のある高齢の女性

執　　筆・症例提示：大谷かがり

医療監修：宮地純一郎

学修目標：

☐ 医療人類学や医療社会学等の行動科学・社会科学の基本的な視点・方法・
　 理論を概説できる（コアカリ B-4-1-1）。

◆ 人の言動の意味をその人の人生史や社会関係の文脈のなかで説明すること
　 ができる（コアカリ B-4-1-5）。

◆ 多職種の医療・保健・福祉専門職，患者・利用者，その家族，地域の人び
　 となど，さまざまな立場の人が違った視点から医療現場に関わっているこ
　 とを理解する（コアカリ B-4-1-13）。

☐ 具体的な臨床事例に文化・社会的課題を見出すことができる（コアカリ
　 B-4-1-14）。

　Aさんは C クリニックの医師で，Eさん（88歳）のかかりつけ医である。Aさん
は2週間に1回，訪問診療のために，排便障害がある E さん宅を訪れている。E さ
んは外出を好まず家に留まっている。便秘を緩和するために運動を提案したが，断
られてしまい，Aさんはどのように対応したらよいかを悩んでいる。医療者はどの
ように対応したらよいのかを考えてみよう。1回目のカンファレンスでは，以下の
ような症例提示がおこなわれた。

症例提示1回目

　E さんは一戸建て住宅で一人暮らしをしている女性です。E さんには便秘が
あり，今までに2回癒着性イレウスで入院し，絶食・点滴による保存的療法を

受けました。腰椎圧迫骨折（第4・第5腰椎）の既往があり腰痛もあります。認知症高齢者の日常生活自立度[1]はⅡb，要介護2です。カルシウム製剤を朝晩に1錠ずつ，整腸剤を毎食1錠ずつ，緩下剤を眠前に1錠，浣腸液を処方しています。Eさんの便秘を緩和するには軽度の運動が必要と考え，散歩を提案しましたが，Eさんはあまりよい顔をしません。その理由を尋ねると，「家が好きだから家にいたい」と答えました。Eさんは1日の大半をベッドの上で過ごします。足腰が弱っている感じがしてトイレに行くのも億劫なようです。泥棒に入られると困るから，と雨戸を締め切っているのでお宅は暗いままです。

> **Q1**　以上が1回目のカンファレンスでA医師が提示した内容である。Eさんの便秘の背景にはどのような状況があるのだろうか。

🔍 人類学・社会学的視点からの問い

1回目のカンファレンスに参加した人類学者は，次のような質問をした。

> - Eさんは家にこだわりがあるようです。Eさんにとって家とはどのようなものなのでしょうか。
> - Eさんはどのような人生を送ってきた方なのでしょうか。

上記の質問をされても，A医師は情報をもちあわせていなかった。しかしその後，Eさんのお宅でサービス担当者会議に参加したところ，他の職種からさまざまな追加情報を得ることができ，2回目のカンファレンスでは以下の内容が提示された。

---

1) 認知症高齢者の日常生活自立度とは，認知症を患う高齢者の日常生活の自立の程度を表す指標である。介護保険の要介護認定をおこなう際，認定調査や主治医意見書でこの指標が用いられる。

症例提示 2 回目：追加情報

　〇月×日，Eさんがトイレまで楽に移動できるように，居室のベッドからトイレまで手すりをつけることになり，Eさんのお宅でサービス担当者会議がおこなわれました。参加者はEさん，Eさんの成年後見人である弁護士，F居宅介護支援事業所のケアマネジャー，G訪問看護ステーションの看護師，H訪問介護ステーションの訪問介護員，福祉用具会社の営業担当者，かかりつけ医の私です。居間で，参加者がEさんを中心に座りました。

　私は，Eさんの下肢の筋力が低下しており，転倒の危険性があることを報告しました。訪問看護師によると，週に2回の状態観察後に，Eさんに浣腸をして摘便をおこなう際には硬便が出るらしく，Eさんはとても苦しそうとのことでした。摘便はベッド上で，浣腸はポータブルトイレでおこないますが，トイレで排便をしたいと語っているそうです。薬は訪問看護師がお薬カレンダー[2]にセットをします。Eさんは，昭和20年代に大手出版社に就職し，病気がちだった母親を他界するまで養い，世話をしてきたそうです。Eさんの家は，この地域の人たちがあこがれる高級住宅街にあります。故郷ではないらしく，周囲に友人はいないようです。Eさんは訪問看護師に「この土地に自分の家を建てることが夢でした。自分にとってこの家は金メダルなんです」と語ったとのことでした。よく見ると，家の中にはEさんの人生のイベントで撮影された写真がたくさん飾られていました。訪問看護師の話や写真から，Eさんが活動的で自立した女性であることがわかりました。

　ケアマネジャーによると，Eさんは独身で，万が一の時に自分の思いを伝えられなかったり財産を管理できなくなったりしたら困るとの思いに至り，2年前に家庭裁判所に申し立てて成年後見人を選出したとのことでした。友人がおらず年をとって心細かったけれども，成年後見人ができて少しほっとしたとのことでした。Eさんはケアマネジャーの話を聞いて，うんうんとうなずきながら少し涙ぐんでいました。成年後見人の弁護士によると，Eさんは最期までこ

2）お薬カレンダーとは，日曜日から土曜日まで，朝・昼・晩・寝る前のポケットがあり，そこに内服薬をセットして，飲み忘れを防ぐ道具である（図 15-1）。壁掛けのカレンダーのようにかける。病院の売店や 100 円ショップなどで購入することができる。空き箱などに間仕切りをしてその中に薬を入れることもある。

の家で過ごすことを強く望んでいるとのことでした。

　訪問介護員によると，Eさんは肉を好みますが野菜はあまり食べないようです。水分もあまりとりません。食事をつくるときに，湯飲みにお茶を入れますが，ほとんど口にしないようです。Eさんは「コーラなら飲める」と答えました。また，Eさんは訪問介護員には「この間ちょっとだけ外を眺めたら景色が変わっていてショックだった。外に出るのは怖い気がする」と話したとのことでした。1年ほど前から外出することはなかったようです。

Q2　このケースではさまざまな立場の異なった職種がEさんに関わっている。Eさんの成年後見人である弁護士，F居宅介護支援事業所のケアマネジャー，G訪問看護ステーションの看護師，H訪問介護ステーションの訪問介護員が語る情報について比較検討してみよう。なぜさまざまな職種の医療関係者が得ている情報が異なるのだろうか。また，症例提示1回目の時点でかかりつけ医がもっていた情報と異なるのはなぜなのだろうか。

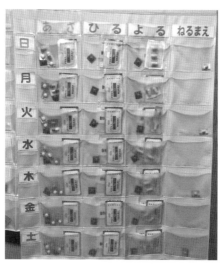

図15-1　お薬カレンダー

解　説

　Eさんの話を総合すると，Eさんにとってあこがれの土地で一軒家をもつことが長年の夢であり，最期までここで暮らしたいという思いをもっている。また，歳を重ねてきて体力が落ち，腰痛もあることから外出を好まなくなった。認知症により状況を把握するのが苦手なEさんは，外出することを躊躇しているのかもしれない。地域に友人がいないことも外出しない原因になっている。薬を飲むだけでは便秘は解消されないとわかっているかもしれないが，外出が億劫になってしまった。また将来への不安もあり，体に何かが起こったら金メダルである自分の家で暮らせなくなるという思いもある。これらの理由からEさんは家に留まっていたいのではないかと考える。

　また，Eさんは話し相手によって話す内容を変えている。訪問看護師の話からはEさんの躍動的な人生が垣間みえたが，ケアマネジャーの話からは高齢のEさんの心細さをうかがい知ることができた。訪問介護員の話からは社会の変化に対する戸惑いがあることがわかった。このような話から，Eさんがさまざまな医療福祉専門職に力を借りながら懸命に生きる姿が浮かび上がってくる。

　患者の医学的な問題だけではなく，生活歴や社会歴，家族構成などを聞き，患者にとっての病気の意味を理解しようとする方法は，人類学者が研究協力者からライフヒストリーやライフストーリーを聞く行為と似ている部分がある。人類学者がフィールドワーク中に，現地の人びとに質問をして情報を収集することがあるが，研究協力者とは，この時に情報を提供してくれる人のことである。

　前山によると，ライフヒストリーとは，ある特定の研究協力者が，自らの人生について聞き手である研究者との対話を通じて口述し，それをもとに聞き手である研究者が史料や社会史などを用いながら解釈して，記録・編集・執筆・作成した個人史のことである（前山 2003: 253）。研究者は，対象となる個人の主観的現実を社会的，文化的，歴史的脈絡のなかに位置づける。ライフヒストリーは，語り手の語りを調査者がさまざまな補助データで補ったり，時系列的に順序を入れ替えたりといった編集を経て再構成される。

　ライフヒストリーの一部をなす概念に，ライフストーリーがある。桜井によれば，ライフストーリーとは，個人が自分の人生について語るストーリーである（桜井 2002: 60）（→第8章も参照）。人はその人が意味があると思っていることについて選択的に語るが，ライフストーリー研究では，それを歴史的脈絡のなかに位置づける

ことに主眼を置くのではなく，人びとが特定の出来事を選択的に語ったということにこそ意味を見出す。それらの出来事の時系列の正誤や，それらが事実であるのか想像上の事柄なのかといったことは問題にせず，その人にとっての現実世界を徹底して描き出すのである。

　いずれにせよ，語り手の研究協力者は聞き手の研究者の存在や，聞き手の研究者との対話を通じて語っていくこと，研究協力者と研究者が共にライフヒストリー・ライフストーリーをつくっていく側面があることが指摘されている（前山 2003；桜井 2002）。研究協力者と研究者との関係性は聞き取りの場の相互行為をとおして実践的に構築され，その関係性に基づいて語りが生み出されていく。研究協力者は聞き手の社会的属性を踏まえて語り，研究者は研究協力者の語った主観的な現実の意味を解釈し，ライフストーリーを記述するのである（桜井 2002）。

　これと同様に，患者は聞き手の職業，性別，年齢などを踏まえて話す内容を変え，聞き手はその話を解釈する。したがって，話を聞く医療者の属性によって，患者の違ったライフヒストリー・ライフストーリーがみえてくることもある。

　Ｅさんの場合，Ｅさんはさまざまな職種の医療福祉関係者が訪問するたびに対話を通じて自身の人生について口述し，医療福祉関係者はそれぞれの属している専門職の文脈を踏まえて解釈し，それを記録に残したり，記憶に残したりして，Ｅさんのライフヒストリーをつくっているといえる。訪問看護師には，昭和 20 年代に大手出版社に就職し，病気がちだった母親を養い，世話をしたこと，60 歳で家を購入したこと，暮らしている地域は故郷ではないこと，この土地に自分の家を建てることが夢であったこと，Ｅさんにとって家は金メダルであることを語った。ケアマネジャーには，独身であること，万が一の時に自分の思いを伝えたり，財産を管理するために成年後見人を選出したりしたこと，年をとって心細かったことを語った。訪問介護員には，先日少し外を眺めたら景色が変わっていてショックだったこと，外に出るのは怖い気がすることを語った。

　ルイスは，ある出来事を同じように経験したとしても，立場の異なった人たちはそれぞれ異なった解釈をすることを指摘している（ルイス 1970）。ルイスは，メキシコシティとその近隣の村で暮らす五つの各家族の構成員それぞれのライフヒストリーから各家族の暮らしをとらえ，そのアプローチの仕方を羅生門式手法と名付けた。「羅生門」とは，1950 年に公開された黒澤明の映画の題名である。この映画は，芥川龍之介の『羅生門』と『藪の中』が原作である。ある侍の殺人事件を調べる検非違使のもとに，強盗，殺害された侍の妻，殺害された侍が出てきて各々の視点か

らこの殺人事件について語るが（殺害された侍は巫女の力を借りて出てくる），この出来事をすべて見ていた杣売りは，自分が見た出来事と3人の話は異なる，というのである。さまざまな職種の医療福祉関係者は，医療や福祉のそれぞれ異なる専門家の文化に属し，文脈を有しているので，各人がEさんと共につくったライフヒストリーは，それぞれ少し異なったり，違うように映ったりしている。しかしながら，それだからこそ，Eさんのいろいろな様子を多面的にうかがい知ることができる。

　さまざまな医療福祉関係者がEさんとの相互行為のなかで話を聞いていき，ライフヒストリーをつくり上げていくこと，その情報を多職種間で共有することは，Eさんを知り，Eさんが今後どのように暮らしていきたいのかという，Eさんの希望を理解することにつながる。そしてそれを知ることにより，それに応えるための治療・ケア計画をEさんに提案することができるのではないかと思われる。ここで重要なのは，多職種間で情報を共有するということであろう。Eさんの場合は，Eさんの成年後見人である弁護士，F居宅介護支援事業所のケアマネジャー，G訪問看護ステーションの看護師，かかりつけ医，H訪問介護ステーションの訪問介護員のもつ情報をサービス担当者会議等で共有することである。また，市町村や総合病院が有する医療情報システムに参加して，ネット上で定期的に情報をチェックしたり報告したりすることも重要であろう。もしかすると，多職種間で情報を共有し，話し合うことで，Eさんをたとえば，通所リハビリテーションや通所介護に誘う理由やきっかけがみつかるかもしれない。通所リハビリテーションや通所介護に通って，軽度の運動をしたり，昼食をとったり，水分をとったりすることで便秘が解消するかもしれないし，顔馴染みや友人ができるかもしれない。

　厚生労働省は2025年をめどに，地域包括ケアシステムを構築することを推進している。地域包括ケアシステムとは，患者が住み慣れた家や地域でなるべく今までの暮らしを続けていくことができるように，医療や介護，生活支援を受けることができるシステムのことである。具体的には，各地域それぞれの中学校区を，必要なサービスが提供される日常生活圏域と想定し，急性期病院やリハビリ病院，かかりつけ医，訪問看護ステーション，サービス付き高齢者向け住宅，通所リハビリテーション，通所介護など，医療や介護，生活支援に関するサービス機関を配置する。今後は急性期医療と在宅医療が連携を密にして，今まで以上に患者の暮らしを見据えて治療することが求められている。地域によってはすでにインターネット回線を用いて総合病院や診療所，訪問看護ステーションなどが患者の検査，診断，治療やケアの内容などの情報を共有する医療情報システムを運用して連携している。地域

包括ケアシステムでは，患者や利用者がその人らしい生活を送れるようにさまざまな職種の医療関係者が連携することを求めている。

　在宅診療では医療者が患者の生活の場にうかがう。患者の価値観や信念に配慮した治療，看護，介護，リハビリなどの計画を提示し，患者が納得すれば計画を遂行していくことになる。在宅の場で大事なのは，医師が患者の生活や考え方に注目して，対話を続けながら，そのつど患者の文脈に即した治療の方法をともに模索するということではないだろうか。その際，さまざまな情報をもとに対話の方法を考えることで，治療の可能性や選択肢が広がるのではないか。人類学では，研究協力者の生活や文化の文脈に寄り添いながら，その人のライフヒストリーを多面的に記述する。それと同様，多職種が連絡を密にして患者の情報を共有し，患者の生活や文化の文脈を知ることは，医療者間の信頼関係や患者との信頼関係の構築につながり，それが治療やケアの向上に寄与し，結果として医療者が地域で信頼を得ることになるのではないだろうか。

Take home messages

- ●患者や利用者は話す相手（職種）によって話す内容を変えている。
- ●さまざまな職種の医療福祉関係者が患者や利用者の話に耳を傾け，その人のライフヒストリーをつくり上げていくこと，その情報を多職種間で共有することは，患者や利用者を多面的に知り，その人が今後どのように暮らしていきたいのかという希望を理解することにつながる。
- ●多職種間の連携は医療者間および医療者－患者間の信頼関係の構築，治療やケアの向上，そして医療者が地域で信頼を得ることにつながっていく。

復習のための小テスト

1　在宅医療にて，便秘症である患者には適度な運動と外出が必要であると考えたが，患者が家に留まりたいと言った場合，医師が取るべき対処方法として，最も適切なものを一つ選びなさい。
　Ⓐ何とかして外に連れ出す。
　Ⓑ治療は個人の努力義務の範囲内でおこなうべきなので，本人の意思を尊重して適度な運動と外出という対処法は採らない。
　Ⓒ多職種でこの患者の話を共有し，どうして家に留まりたいのかを探る。
　Ⓓ治療をやめる。

2　ライフヒストリーの説明として，不適切なものを一つ選びなさい。
　Ⓐ患者は聞き手の職業，性別，年齢などを踏まえて話す内容を変える。
　Ⓑある出来事を同じように経験したとしても，立場が違えば解釈もそれぞれ異なる。
　Ⓒさまざまな職種の医療関係者が聞いてくる患者のライフヒストリーはみな同じ内容である。
　Ⓓライフヒストリーとは，ある特定の研究協力者が，自らの人生について聞き手との対話を通じて口述し，それをもとに聞き手が史料などを用いながら解釈して，記録・編集・執筆・作成した個人史のことである。

もっと詳しく学びたい人のためのブックガイド

クラパンザーノ, V.／大塚和夫・渡部重行［訳］（1991）．『精霊と結婚した男──モロッコ人トゥハーミの肖像』紀伊國屋書店
ラングネス, L. L., & フランク, G.／米山俊直・小林多寿子［訳］（1993）．『ライフヒストリー研究入門──伝記への人類学的アプローチ』ミネルヴァ書房
西川麦子（1997）．『ある近代産婆の物語──能登・竹島みいの語りより』桂書房

【参照文献】
桜井　厚（2002）．『インタビューの社会学──ライフストーリーの聞き方』せりか書房
前山　隆（2003）．『個人とエスニシティの文化人類学──理論を目指しながら』御茶の水書房
ルイス, O.／高山智博［訳］（1970）．『貧困の文化──五つの家族』新潮社

16
治療のリスクと生活の質

執　　筆：西　真如

症例提示・医療監修：田中淳一

学修目標：

☐ 医療人類学や医療社会学等の行動科学・社会科学の基本的な視点・方法・理論を概説できる（コアカリ B-4-1-1）。

◆ 在宅療養と入院または施設入所との関係について総合的な考察ができる（コアカリ B-4-1-12）。

☐ 多職種の医療・保健・福祉専門職，患者・利用者，その家族，地域の人びとなどさまざまな立場の人が違った視点から医療現場に関わっていることを理解する（コアカリ B-4-1-13）。

☐ 具体的な臨床事例に文化・社会的課題を見出すことができる（コアカリ B-4-1-14）。

　人口十数万人の地方都市にある基幹病院で働く呼吸器内科医。患者のなかには，慢性呼吸器疾患によって日常生活機能に支障を抱える人が少なくない。患者には一人暮らしの高齢者が多いこともあり，普段から専門的な診断と治療をおこなうだけでは呼吸器内科医の役割は終わらないと感じている。患者が退院したあとも生活の質を保てるよう，できる限りの手を尽くすことを信条としている。

症例提示 1 回目

　Kさん（69歳女性）は，幼少時から側彎症による慢性呼吸不全に悩まされてきました。7年前に在宅酸素療法（安静・労作時ともに1ℓ/分）を開始し，近医に通院していました。ところが数ヵ月前に右手の痺れを自覚し，かかりつけ医

より紹介されて，当院の脳神経内科を受診しました。脳神経内科では特に異常を指摘されず，慢性呼吸不全が原因ではないかと指摘されて呼吸器内科にやってきました。検査で低換気での CO_2 貯留にともなう神経障害が疑われ，精査・加療のために即日入院を予定しました。しかし本人はこれまで不自由なく生活できていたことを強調して入院を渋りました。現時点では日常生活が維持できているとはいえ，何かあれば意識障害や呼吸停止を起こしかねない状態であることを説明し，重ねて入院を促したものの，Kさんは翻意せず，後日入院を予定していったん帰宅してもらいました。この時点では，一時入院させて検査・加療ののち，在宅非侵襲的人工呼吸療法（NPPV）を導入することで，Kさんは在宅生活を維持できるだろうという見通しをもっていたのです。

ところがその数日後，Kさんは自宅で転倒して左大腿骨頸部を骨折し，当院に救急搬送されてきました。さらに救急外来で呼吸停止をきたし，動脈血液ガス所見では CO_2 濃度が著明に高値を示していました。CO_2 ナルコーシスによる呼吸停止と考えられ，人工呼吸器管理の必要があったことから，そのままICUに入院となりました。数日間にわたって呼吸管理をおこなったのち，Kさんは人工呼吸器から離脱することができました。

ここで私は，整形外科医・麻酔科医に対して大腿骨の手術の適応について相談しました。高齢者の大腿骨骨折の場合，早期に手術をして歩ける状態にすることで，生活機能の低下を未然に防ぐことが肝要です。しかし問題は，Kさんの術中，麻酔下で人工呼吸管理をおこなう必要があることでした。麻酔科医は，術後に人工呼吸管理を離脱できなくなるリスクを指摘し，Kさんの手術は困難だと主張しました。私はKさんの呼吸機能は術後の人工呼吸器離脱に耐えうると考えており，繰り返し説明したのですが，最終的に整形外科医も麻酔科医に同調し，手術を回避して不完全癒合として治療を目指すことになりました。私はその間，NPPVや運動療法によって患者さんの呼吸機能の調整をおこないました。

その後，2ヵ月近い入院を経て，ようやくKさんの退院がみえてきました。リハビリの結果，杖歩行はできるようになったのですが，自力では階段を昇降できなくなるなど，生活上の移動制限が生じていました。実はKさんは一人暮らしで，在宅療養となれば築40年の2階建ての自宅に戻ることになりますが，生活圏内には頼りになりそうな親族はみあたりません。独居での自宅療養に支障があることは明らかでしたが，本人は「私はずっとひとりで暮らしてきたし，

これからもひとりで大丈夫」と言うばかりです。Kさんは人あたりがよく，入院中も社交的な様子がみえていました。対人関係が苦手な様子はないものの，独居生活を続けることへのこだわりが強く，ヘルパーも必要ないというのです。

　Kさんは結婚歴がなく，両親を亡くしてからは自宅で一人暮らしを続けてきました。彼女は3人きょうだいの長女で，三つ下の妹と五つ下の弟がいます。妹は結婚して，当地から数百キロメートル離れた大都市圏で夫とともに生活しています。また妹には30代の娘（患者の姪にあたる）がおり，結婚して別の都市圏で生活しています。Kさんが救急搬送されたときには妹さんが駆けつけました。入院中には，妹さんと姪ごさんが交互に見舞いに訪れています。退院後の生活の心配について妹さんに話してみましたが，本人の意思（自宅で独居を続けること）を尊重したいという意向でした。

Q1

❶ Kさんが独居にこだわった理由は何だろうか？

❷ Kさんが退院したあとの生活の質を保つために，どのような介入が必要だろうか。親族とはどのような話し合いをもてばよいか，また多職種や福祉との連携も念頭に置いて考えてみよう。

🔍 人類学・社会学的視点からの問い

● Kさんの退院後の生活について，自宅の造作や家族関係を含めて考慮したとき，大腿骨手術を実施しなかった判断はどこまで妥当だったといえるだろうか。

　「人類学・社会学的視点」から投げかけられた問いに対する答えを，次の文章から読み取ることができるか考えてみよう。Kさんを自宅に戻すために，どんな苦労があっただろうか。またあなたがこの症例を担当した医師だとしたら，自らの判断や

患者との関わりをどう評価するだろうか。

症例提示 2 回目：追加情報

　　Kさんの自宅は段差が多く，手すりなども設置されておらず，トイレや風呂などの造作も，生活機能障害のある者が生活することをまったく想定していませんでした。退院にあたって私は，病院に勤務する医療ソーシャルワーカー（MSW）にも入ってもらい，施設入所や家族との同居といった選択肢について，Kさん，妹さんと話し合ってもらう場を設けました。Kさんは相変わらず自宅に戻ることを主張し，妹さんも「姉の気持ちを尊重したいと思います」と言うばかりでした。弟さんは最後まで姿をみせませんでした。Kさんはヘルパーの導入にも難色を示しましたが，妹さんの説得で何とか同意にこぎつけました。Kさんを自宅に戻すため，手すりやスロープの設置，便所と風呂の改造など大がかりな改修工事が必要となりました。改修は介護保険を適用してもかなりの出費になることがわかったのですが，MSWが申請可能な公的補助金を調べる

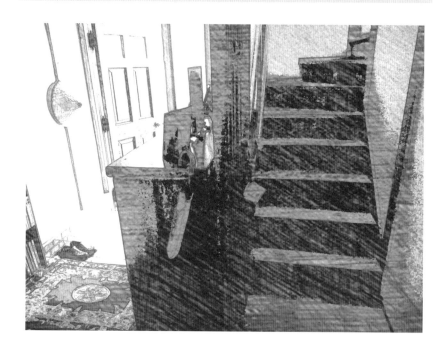

など奔走して，Kさんが負担できる金額に収めてくれました。またMSWから地域のケアマネージャーに連絡してもらい，ヘルパーを週に2回導入して，掃除や買い物などの生活支援をおこなってもらうことも決まりました。

　Kさんを独居に戻すことには成功したのですが，私にとっては悔いの残る症例となりました。大腿骨骨折の引き金となった意識障害については，直接的な原因は不明であり，呼吸機能障害によって誘発されたとは断定できません。それでも，そもそも換気機能の結果をみた時点で，いったん帰宅したいという彼女の主張に反論し，即時入院で押し切っていれば，違う展開になっていたのではないかと悔やまれます。また大腿骨骨折を不完全癒合させたことにより，移動制限を生じてしまったことも残念です。自宅に帰すことを前提として，生活機能を温存するために手術が必要であることを，もっと強く他の医師に説明していればよかったと思っています。そして結果的に，Kさんが一人で不自由な生活を続けねばならないことも気にかかります。せめて親族の手助けをもう少し引き出すことはできなかったのだろうかという思いがあります。

Q2　この医師の後悔を，どう受けとめれば良いだろうか。❶医療行為のリスクをどう評価するか，❷患者の意思をどこまで尊重するか。また，家族関係にどこまで介入できるのか，❸退院後の生活を見通した最善の選択とは何かといった点に注目して考えてみよう。

解　　説 ✎

1　医師のリスク評価と治療のゴール

　呼吸機能障害を抱えた患者の大腿骨骨折手術のリスク評価をめぐって，医師の間で意見が分かれてしまった。呼吸器内科を専門とする主治医が，外科的手術や麻酔のリスクを過小評価したのか，それとも主治医の説明が不十分であったために，他の医師たちが患者の呼吸機能障害のリスクを過大評価してしまったのか，答えは二つに一つだと思われるだろうか？　だがこの症例についていえば，医学的なリスク

評価の違いよりも，医師の視野に入っているゴールの違いが重要であるように思われる。

　仮に主治医も他の医師も，この手術のリスクをまったく同じように正確に見積もっていたと考えよう。それでもまだ，判断が分かれる可能性がある。ポイントとなるのは，独居生活の継続に対する患者の強い意志と，そこから導かれる帰結をどのように推論し，評価するかである。主治医は診療の経緯から，この患者の独居生活への強い意欲を感じとっていた。不完全癒合によって患者の移動制限が生じた場合，患者が独居生活を続けるためにどれほどの投資が必要となるか，また移動制限によって，患者の生活の質がどれほど犠牲になるかということに思いをめぐらせたのである。

　これに対して他の医師は，手術そのもののリスクを注視していたに違いない。そして呼吸機能障害のような重大なリスクを抱えた患者に対して，麻酔を要する外科手術を施すべきではないという，より教科書的な判断を下したのだろう。生活機能がいくぶん損なわれたとしても，設備の整った施設に入所するという選択肢があるという思いも，脳裏にあったかも知れない。そして患者自身が術後にどんな生活を思い描いているのかは，想像できていなかった可能性がある。一般論でいえば，他の医師たちの判断は合理的なものである。だが本章の症例に関していえば，独居生活の継続を評価の前提とすべきであったように思われる。生活機能が低下した患者を自宅に戻すために，大きな投資が必要となったし，何より患者の生活の質を保つことが難しくなってしまった。

2　患者の意思と家族の意思

　本章で取り上げた患者は地方都市で生活する昭和生まれの女性としてはごく常識的な人物にみえるし，住み慣れた自宅に戻りたいという彼女の願いは理解できる。ところが，そのごく普通の願いが，医療現場では思わぬ結果を引き起こすことがある。この患者の場合，はじめから即時入院で押し切っていれば，違う展開がありえたかも知れないという悔いが残るが，もちろんこれは結果論であって，実際には医師の立場で押し切ることが難しい場面も少なくない。

　患者の意思が医師にとって厄介なのは，医療的な判断とは異なる基準でもって，患者が物事を判断したがる傾向があるからである。それは厳格な意味での医療の立場とは相容れない場合もある。それでも医療的な判断をする際に，患者の価値や信

念，生活上のさまざまな条件を読み込んだほうがよい場合がある。本章の症例で，大腿骨骨折による入院のあと，手術そのもののリスクを最小化する選択肢を取った他の医師たちが「生活機能が制限されれば施設入所すればよい」と推論したとすれば，その判断には疑問の余地がある。独居生活の継続という患者の意向を読み込まなかったため，患者が現実に退院して独居生活に戻ろうとしたときに，生活の質に大きな制約をきたしてしまったことがその理由である。

　患者の生活上の条件として，家族や親族の問題についても考えておこう。医師は退院後の患者の生活に対して，親族の最大限の助力を期待しがちである。しかし親族にはそれぞれ事情がある。Ｋさんについていえば，弟は最後まで姿をみせなかったし，懸命に看護した妹や姪も同居の意思はなさそうだ。「姉の意向を尊重する」という妹の言葉は，Ｋさんに独居の継続を促しているようにも受け取れるし，妹の夫が，Ｋさんとの同居に消極的であるために発されたのかもしれない。Ｋさんが独居にこだわるのは，そんなきょうだいの様子を知っていて，かれらが「同居は無理」と言う前に先回りしているのかも知れない。これは悲しいことに思えるとしても，医師が介入することの難しい，患者の生活条件なのである。

3　最善の選択とは何か

　最後に，リスクと意思決定の問題について人類学の視点から考察しておきたい。人類学の古典的著作『汚穢と禁忌』においてメアリ・ダグラスは，ある社会に属する人びとが何を「危険」だと考えるかは，その社会の秩序や人びとの価値観と密接に関わっているのだと論じている（ダグラス 2009）。この議論を現代社会の文脈に置き換えるならば，次のことがいえるだろう。少し考えてみると，私たちは実にさまざまなリスクに囲まれて生活している。気候変動や災害，事故のような危険に加えて，犯罪，失業，非難，孤独といった社会関係の問題まで，私たちの生活に影響を与えるリスクを数えはじめるときりがない。あらゆるリスクを考慮して行動しようなどと考えれば，私たちはたちまち，身動きが取れなくなるだろう。そんなことにならないように，私たちは通常，ある判断に従って，何が自分たちにとって危険なのかを選び取ろうとする。ある問題に焦点をあて，他のことを脇にやっておくことでようやく意思決定が可能になるからである。そして現代社会においては，さまざまな専門家がその手助けをしてくれる。たとえば医療の分野では，特定の疾患にかかった患者の予後に影響するリスクを多くの専門家が見極め，最適な決定を下すた

めの知識を日々蓄積している，というように。

　実際，私たちの生活は専門家の手助けなしに成り立たないのだが，問題は「ある問題に焦点をあて，他のことを脇にやって」という部分である。どの問題に焦点をあてるかは価値判断をともなう以上，専門家が「脇にやって」しまった何かが，ある人びとにとっては重要だという場合もある。少し極端と思われるかも知れないが，こんな例を考えてみよう。肥満が健康上のリスク要因であることは，疫学的なエビデンスによって支持される事実である。だが同時に誰でも知っているとおり，力士にとっては太っていることは強さの源泉でもある。またそれとは別に，太っていることを健康問題ではなく，自分らしさの現れとしてとらえる人たちもいる（碇 2014）。並外れた体重を強さの源泉や自分らしさの一部であると考える人たちにとって，減量は必ずしも最善の選択肢ではないかも知れない。意思決定問題の専門家であるフィッシュホフとカドバニー（2015）は，何をリスクとみなしどのような意思決定をするかは結局のところ，その問題と向き合う一人ひとりにとって「善き生」とは何かという問いに関係していると述べる。

　患者の意思が医学上の知見と相容れないものであるとき，医師は患者の考えを「不合理」だとみなしがちである。しかし問題は，何が合理的で何が合理的でないかという二者択一ではなく，ある種のトレードオフだと考えられないだろうか。医師も患者も，いちどに多くのことを考えすぎると意思決定が難しくなる。そんな時，目の前にある健康問題に焦点をあてるよう患者を諭すのは医師の役割であろう。だからといって，専門的な見地から問題の焦点を絞りすぎると，患者の生活の質にとって何が最善なのかという問いを「脇にやって」しまいかねないのである。

Take home messages

● 医療の文脈で合理的だと思われる選択が，結果的に患者の生活の質を損なってしまう場合がある。
● 患者の生活の質を考えるならば，医療行為そのものの合理性やリスク評価のみで判断せず，患者の生活背景や家族関係といった条件を考慮に入れる必要がある。
● 何をリスクとみなしどのような意思決定をするかは結局のところ，その問題と向き合う一人ひとりにとって善い生き方とは何かという問いに関係している。

復習のための小テスト

1　医師が最適な治療方針を提示できるためには，患者の意思をどのように受けとめれば良いだろうか。最も適切と思われる説明を一つ選びなさい。
　Ⓐ医師が治療方針を提示するにあたって，患者の意向や生活上の都合を考慮に入れることは，できる限り避けねばならない。合理的な判断を妨げられ，結果的に患者の予後に悪い影響を与えるからである。
　Ⓑ医師が治療方針を提示するにあたっては，患者が納得するまで粘り強く説得することが重要である。またそのためには，医療行為のリスクについてわかりやすく伝えるスキルが必要である。
　Ⓒ医師は治療方針を提示するにあたって，できる限り患者の意思を尊重したほうがよい。医療的には不利な選択であっても，患者の自己決定に委ねたほうが，結果的に患者の幸福につながるからである。
　Ⓓ医師が治療方針を提示するにあたっては，患者の長期的な生活の質を維持できることを前提として，最も現実的な選択肢を示すと良い。またそのためには，患者がどのような日常生活を実現したいと考えているか，よく理解しておく必要がある。

2　入院治療と在宅療養との関係について，不適切と思われる説明を一つ選びなさい。
　Ⓐ入院から在宅療養への移行を視野に入れた治療計画を立てることは，患者の生活の質を維持するうえで役に立つ。
　Ⓑ患者が退院後にどのような生活を望んでいるかを知ることは，単に在宅療養の計画と実施に必要であるだけではなく，入院治療の方針を決定する際にも参考になる場合がある。
　Ⓒ在宅療養中の患者が生活の質を維持するためには，家族の全面的な協力を得ることが必須である。
　Ⓓ MSW や介護士，福祉行政の担当者など在宅療養に関わる職種の業務について理解し，地域の在宅療養を支える資源について知っておくことは，入院中の患者の予後について考えるうえでも重要である。

もっと詳しく学びたい人のためのブックガイド

クラインマン, A.／皆藤　章［監訳］／高橋　洋［訳］（2011）.『八つの人生の物語——不確かで危険に満ちた時代を道徳的に生きるということ』誠信書房
中川米造（1996）.『医学の不確実性』日本評論社

【参照文献】

碇　陽子（2014）.「オルタナティブな世界の構築——アメリカ合衆国のファット・アクセプタンス運動を事例に」東賢太朗・市野澤潤平・木村周平・飯田　卓［編］『リスクの人類学——不確実な世界を生きる』世界思想社, pp. 306–328.
ダグラス, M.／塚本利明［訳］（2009）.『汚穢と禁忌』筑摩書房
フィッシュホフ, B., & カドバニー, J. D.／中谷内一也［訳］（2015）.『リスク——不確実性の中での意思決定』丸善出版

17
入退院を繰り返す血糖コントロール
が不良な患者

執　筆・症例提示：大谷かがり

医療監修：宮地純一郎

学修目標：

☐ 医療人類学や医療社会学等の行動科学・社会科学の基本的な視点・方法・理論を概説できる（コアカリ B-4-1-1）。

☐ 人びとの暮らしの現場において病気・健康がどのように捉えられているかを説明できる（コアカリ B-4-1-4）。

☐ 人の言動の意味をその人の人生史や社会関係の文脈のなかで説明することができる（コアカリ B-4-1-5）。

☐ 在宅療養と入院または施設入所との関係について総合的な考察ができる（コアカリ B-4-1-12）。

◆ 多職種の医療・保健・福祉専門職，患者・利用者，その家族，地域の人びとなど，さまざまな立場の人が違った視点から医療現場に関わっていることを理解する（コアカリ B-4-1-13）。

☐ 具体的な臨床事例に文化・社会的課題を見出すことができる（コアカリ B-4-1-14）。

　A 総合病院は中核市である E 市の市民病院である。地域完結型の医療をめざし，地域の診療所や医療福祉機関との連携を進めている。救急車を積極的に受け入れており，入退院件数が多い。以下は何度も入退院を繰り返している B さんの事例である。B さんは糖尿病を患っている。担当医師によると，何度も指導をおこなったが，高血糖や低血糖で入退院を繰り返しており，担当医師は B さんのこの状況に困惑している。医療者はどのように対応したらよいのかを考えてみよう。1 回目のカンファレンスでは，A 総合病院の担当医師から以下のような症例提示がおこなわれた。

症例提示1回目

　Bさん（74歳）は糖尿病を患っており，入退院を繰り返しています。今回は高血糖のためにA総合病院の糖尿病内科に入院しました。糖尿病性ケトアシドーシスはありませんでした。Bさんは下肢の筋力が衰えており，外出はほとんどしません。Bさんは妻（70歳），長男（40歳）と暮らしています。妻は左被殻出血によって右上下肢に麻痺があり，毎日デイサービスに通っています。長男は会社に勤めています。Bさんは，日中は食事をとらず，焼酎をちびちびと飲んだりつまみを食べたりしながら居間でテレビを見ています。入院時はHbA1c（NGSP[1]）10.0%，随時血糖値が400台でしたが，食事療法と薬物療法（経口血糖降下薬の内服およびインスリン自己注射）によって，食後の血糖は110〜230 mg/dlとコントロールは良好となりました。入院して2週間が経過したため，病棟で，Bさんの退院調整会議を開催しました。参加者はBさん，Bさんの長男，担当看護師，ケアマネジャー，D訪問看護ステーションの訪問看護師と担当医の私でした。私は，血糖がコントロールできずに入退院を繰り返すBさんと長男に検査データを提示しながら合併症のリスクを伝え，酒を止めて食事をとるように指導しました。しかし長男が「今まで父は家族のために一生懸命働いてきました。今はゆっくりしてほしい。私が父のアルコールと食事を管理するので父からお酒を取らないでください」と訴えました。

> **Q1**　以上が1回目のカンファレンスで提示された内容である。Bさんの血糖が安定しない理由に関係のありそうなことはどのようなことだろうか。

1）日本では，糖尿病学会が標準化している方法（JDS）でHbA1cを測定していたが，2010年より，国際的に使用されていた方法（NGSP）でもHbA1cを測定するようになった。2014年より，日本でのHbA1cの表記はすべてNGSP値となっている。

🔍 人類学・社会学的視点からの問い

1回目のカンファレンスに参加した人類学者は，次のような質問をした。

- どうしてBさんは食事をとらず焼酎を飲んだりつまみを食べたりしているのでしょうか。
- 長男はなぜ父親にゆっくりしてほしいと思うのでしょうか。

上記の質問を受け，2回目のカンファレンスでは以下の情報が追加された。

症例提示2回目：追加情報

　担当看護師によると，Bさんは妻と長男の3人暮らしです。妻は右上下肢に麻痺があるので，妻の家事の負担を軽くしたいとBさんは考えています。Bさんは，「糖尿病は甘いものを食べたらなるものだ」と看護師に話したとのことで，普段食べているものは甘くないから血糖値は上がらないと思っていたようです。妻と長男の手間をかけず，甘くない食べ物としてBさんが考えたのが酒とおつまみということのようでした。ケアマネジャーによると，長男は，お父さんは働きすぎて免疫力が下がり，体が弱って病気になったのだから，これ以上具合が悪くならないようにゆっくり過ごしてほしいと思っているとのことでした。

　退院支援会議の時，私は，Bさんと長男には，改めて高血糖のしくみや，意識障害，脳血管疾患，心疾患，腎症，網膜症，糖尿病足病変などの合併症のリスクがあることを説明しました。担当看護師は，退院支援会議のあと，パンフレットを使って，血糖値を安定させるには炭水化物やたんぱく質，脂質のバランスがよい食事をとることが大事だと指導しました。

　Bさんの退院後，私はE市の医療情報システム[2]「へのへのもへじネット

2）医療情報システムとは，患者に同意を得て，患者に関係する総合病院，診療所，訪問看護ステーション，薬局などの医療関係者が，患者の診療や介護に関する情報をインターネット上で共有するシステムのこと。市町村や，医師会，総合病院などがこのシステムをもち，連携している医療職種とつながり，情報を共有する。ICTを活用したネットワークを構築して，医療の多職種が連携することを目的としている。

ワーク」を定期的にチェックしています。「へのへのもへじネットワーク」内の
訪問看護師の看護記録によると，妻と長男はBさんが内気な性格で，苦労しな
がら会社勤めをしていたことを知っており，一生懸命家族を養ってくれたこと
に感謝しているそうです。妻はBさんを頼りにしています。Bさんも今まで妻
が尽くしてくれたことに感謝しており，妻を守るのは自分しかいないと思って
いるそうです。Bさんは，毎朝長男がBさんの愛用のコップに入れてくれる焼
酎100 mlをロックでちびちびと飲むようになったようです。またBさんは退
院後，長男がスーパーで買ってきた食材を使って妻と二人で夕食をつくり，長
男が帰宅してから家族3人で食べるようになったとのことです。Bさんは，家
族でご飯を食べる時間を大切にしているそうです。Bさんの長男は栄養ドリン
ク（筋骨隆々な男性が宣伝している）をBさんに飲ませるようになったこと，ま
た，週に1回，Bさんは「免疫力」を高めるために近所の鍼灸接骨院でお灸を
してもらうようになったこともわかりました。訪問看護師は，Bさんと家族の
生活の話を聞き，そこからBさんが血糖値を安定させるための具体策を探って
いるとのことです。

　「へのへのもへじネットワーク」内のCクリニックの医師（Bさんのかかりつ
け医）のカルテ記録によると，看護師が週2回Bさんを訪問して内服とインス
リンの投与の確認をしていること，食後血糖は180〜280 mg/dlとやや悪化傾
向で，かつ入院中よりも変動が大きくなっていることがわかりました。また，
Bさんは1日4回のインスリンの自己注射が複雑かつ頻繁であるため嫌がって
いるとのことでした。時折起床が遅くなり，朝・昼食を兼用でとる日があるよ
うで，そういった時はその日の血糖値や食事量によって朝・昼のインスリンを
一度に注射したり，昼分の量だけ注射したりしているとのことでした。そう
いった生活状況を踏まえてCクリニックの医師がBさんと相談し，1日2回投
与までなら頑張れるとBさんが話していたため，朝・昼のインスリンは中止と
して，夕食前のみの投与へと変更し，インスリンの投与量を減量したようでし
た。Cクリニックの医師は，この治療変更について，私には次回A総合病院通
院時に報告するつもりだったようで，また，Bさんの飲酒については特に指導
はしていないようです。

　このまま血糖値が安定すればよいと思いますが，入院中の担当医の立場とし
ては，入院中よりも食事指導が厳密に守れないなかで，インスリンの投与量を
減量するという判断は気になりますし，今までの経過を鑑みると，再び血糖コ

ントロールが悪化して再入院するかもしれないという懸念もあります。

> **Q2**　B さんの血糖値を継続して安定させるために，医療者（A 総合病院の担当医師，担当看護師，ケアマネジャー，かかりつけ医，訪問看護師）はどのようなことをしたらよいだろうか。

解　　説

　このケースでは，A 総合病院の担当医師が考える問題点と，B さんや B さんの家族が考える問題点が異なっているようだ。担当医師は医学的意思決定に従って B さんに起こっている医学的な問題，もしくは今後起こりうるリスクについて考えている。自宅に帰っても，食事の代わりに焼酎とつまみを食べながら居間でテレビを見るという，入院前のような生活を続ければ再び高血糖となり，入院となってしまうのではないかと危惧している。また，B さんの血糖が安定しない状態が続くことで糖尿病の合併症を発症するかもしれないと考えている。

　翻って B さんと B さんの家族の場合はどうだろうか。B さんは，糖尿病は甘いものをとり過ぎると悪くなる病気だと考えている。妻は右上下肢に麻痺があるし，長男は仕事をしているので，二人に食事をつくる手間をかけないために，日中は酒やつまみを食べて過ごしている。B さんからすれば，家族に面倒をかけずに済み，糖尿病が悪化しない食べ物を選択している。また，長男は働きすぎると「免疫力」が下がり，体が弱ってしまうと考えているようだ。父親は自分たちのために一生懸命働いた結果，働きすぎて体が弱って「免疫力」が低くなり病気になったので，これ以上具合が悪くならないようにゆっくり過ごして「免疫力」を高め，体を大事にしてほ

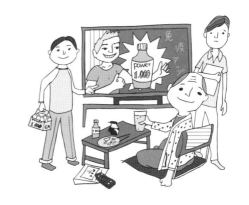

しいと願っている。長男からすると，父親が日中お酒を飲むことは，父親がリラックスして体を癒し，「免疫力」を高めることにつながっていると考えられるのである。Bさんと長男が考える「免疫力」とは，医療者が使う免疫の概念とは異なる。世間で一般的に，たとえば「この果物を食べると免疫力アップで体に効果があるらしい」などというときのような，漠然とした表現である。健康である，元気であると「免疫力」が高く，病気であると「免疫力」が低くなる，もしくは「免疫力」が低いから病気になった，というような意味合いであろう。Bさん・長男とも家族を思いやった結果，これらのような言動に至っている。医療者からすればアドヒアランスが低い行動であるかもしれないが，Bさんと長男にしてみれば，それらの行動にはすべて別の意味があるのである。

　また，A総合病院の担当医師，担当看護師，訪問看護師，かかりつけ医それぞれの考えも少しずつ異なるようだ。担当医師は，Bさんに飲酒を止めてもらい，食事療法と内服療法で血糖をコントロールして合併症を防ぎたいと考え，Bさんと長男には改めて合併症のリスクについて説明をした。担当看護師は，血糖値を安定させるためにバランスのよい食事を摂取するよう指導をおこなった。訪問看護師は，Bさんからびさん一家の話を聞いて，Bさんが体調を安定させて家族と一緒に自宅で暮らせる方法を探っている。かかりつけ医は，Bさんの生活を尊重しつつ，Bさんが治療を続けられそうな環境を支持し，治療を継続している。A総合病院の担当医師は，かかりつけ医との治療方針の若干の違いに戸惑いを感じている。

　医療人類学者のクラインマンは，社会での相互関係のなかで人びとが互いに折り合いをつけ，社会的役割が遂行され，日常生活を営んでいることを社会的リアリティとよんだ。そして病気についての信念，患者の取る行動，患者の期待する治療，家族や医療者の患者への対応の仕方，医療者と患者の関係，治療行為などは社会的リアリティの一部であるとし，これを臨床リアリティとよんだ。クラインマンによると，臨床リアリティもまた，社会的に形成されている（クラインマン1992）。そして臨床過程に関わるすべての人がそれぞれに病気エピソードをもっており，それについての考えを説明モデルと定義している（クラインマン1996: 157）（→第5章・第12章，コラム2も参照）。

　クラインマンの説明モデルの考え方をBさん一家とかれらに関わる医療者の言動の解釈に応用してみよう。Bさんの説明モデルでは，「糖尿病は甘いものを食べたらなるもの」であるため，Bさんは糖尿病が悪化しないように，そして妻や長男に迷惑をかけないために，甘くない食べ物を少しずつ摂取していた。退院支援会議の後，A総合病院の担当医師や看護師の生活指導を受けて，糖尿病を悪化させない

ために夕食をつくるようになったり，「免疫力」を高めるために鍼灸接骨院で灸をすえてもらったりするようにもなった。長男の説明モデルでは，「お父さんは働きすぎて免疫力が下がり，体が弱って病気になった」ため，長男は父親の免疫力を高めるために，父親に1日中リラックスしてゆっくり過ごしてもらう環境をつくっていた。退院支援会議の後，長男は父親の酒の量を管理するようになった。また，栄養ドリンクには糖分が多く含まれており，摂取すると血糖値が上がってしまう可能性が高いと思われるが，長男は栄養ドリンクに，飲むと健康になりそうなイメージをもっていると思われ，栄養ドリンクをBさんに飲ませるようになった。

　医師の説明モデルに基づき，担当医師は生物医学的判断に従ってBさんに起こっている医学的な問題，もしくは今後起こりうるリスクについて考え，治療をおこなっている。生活指導のなかで治療方法を提示しても，Bさんや長男は指示を独自に解釈し，医学的な視座からは理解しがたい行動をとって困惑している。担当医師は困惑しているかもしれないが，Bさんと長男は担当医師から受けた指導の内容を，Bさん一家の社会的・文化的文脈で解釈し，糖尿病をこれ以上悪化させないために生活の一部を変えたといえるだろう。また，糖尿病と甘い食べ物を摂取することが関係しているという考えや，働きすぎると免疫力が下がり，体が弱って病気になる，筋骨隆々は健康的である，栄養ドリンクを飲んで健康になるという考えは，Bさん一家独自の説明モデルであると同時にBさんの世代の説明モデルといえるかもしれない。

　医療者の説明モデルがそれぞれ異なることについても考えてみよう。このケースでは，担当医は，かかりつけ医と治療方針に若干の違いが生じていることにも困惑しており，説明モデルの葛藤に直面している。A総合病院の担当医は，血糖コントロールの目標を達成するために最良の投与量・投与回数を目指すという観点を，入院中の治療方針決定時も退院後の経過をみるなかでも最も重視している。一方，Cクリニックの医師は，Bさんが納得してかつ生活状況の中で実行可能であることを重視しており，治療方針について妥協点を探るスタイルをとっていた。このように医師として同じく生物医学の理論体系を共有していても，両医師の臨床リアリティは同じではない。エビデンスやガイドラインが整備されていたとしても，個別の目の前の患者の状況に対応する段階において，具体的な治療計画や優先順位の置き方に違いが現れることがある。

　たとえば本例であれば，担当医は血糖コントロールの目標値に重点を置いていたが，Cクリニックの医師は高齢者の低血糖リスクの回避を重視して決断している可能性がある。こうした違いは，それぞれの医師が受けてきた教育，たとえば研修病

院間や大学医局間の違いにあるかもしれないし，担当医は総合病院，かかりつけ医
は地域のクリニックに所属しており，それぞれの場で積み重ねてきた経験，その場
に埋め込まれた信念，価値観などからくるかもしれない。在宅医療を長期間経験し
ている医師が，安定した自宅生活の維持を重視して，血糖コントロールを一部犠牲
にした臨床決定をするのは，過去に類似した状況で低血糖による予期せぬ在宅生活
の中断や，厳密な治療計画による介護破綻の事例を経験しているからかもしれない。
本例の場合では，インスリン自己投与ミスによる低血糖といったような治療の中断
のリスクとなる予期せぬ救急受診や，1日4回おこなわなければならない自己注射
によるBさんの介護者としての役割（Bさんは患者であるだけでなく，妻の介護者であ
ることも忘れてはならない）への影響を避けることを優先していると思われる。

　他方，このような決定はこの患者の高血糖のコントロールに苦慮し，入院判断を

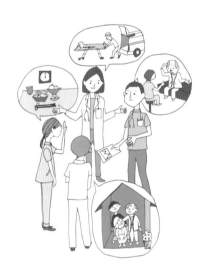

おこなったA総合病院の医師にとっては
一見非合理的に映る可能性がある。総合病
院の糖尿病専門家として，日常的に糖尿病
を合併した脳梗塞・心筋梗塞による入院患
者と出会っており，Bさんの生活背景を詳
細に知る機会が乏しい状況からすれば，B
さんについて血糖コントロールを最優先に
した臨床計画を立てるのは自明の理のよう
にみえるだろう[3]。しかしながら，退院時
にA総合病院の医師の立てたインスリン
の治療計画は，患者の生活に即して解決策
を探る地域のかかりつけ医，看護師やケア
マネジャーのような医療・福祉従事者から

3）　高齢者における重症低血糖と有害なアウトカムの関連が認識され，2016年に国内の糖尿
　　病ガイドラインで患者の特徴・健康状態を踏まえて血糖目標を個別化することが推奨
　　されるようになったため，（特にBさんの退院後ぐらいの血糖値であれば）厳格ではな
　　い血糖目標を設定するケースも増えてきている。とはいえ，例えばBさんについては
　　74歳かつ日常生活や認知機能に問題がない状況であるため，医師によっては厳格な血
　　糖コントロールを目指す可能性もあるので，本章で指摘する「医療者間の説明モデルの
　　違い」はガイドラインがどれだけ整備されても生じるのが常である，という認識は重要
　　だと思われる。

は，当初からハードルが高いものにみえていた可能性が高い。

　このような，暗黙のうちに同一であるはずと考えられがちな医師間の治療方針の違いは医療チーム内に葛藤を生む原因になることがあり，特に在宅医療や施設ケアのように，働いている背景が異なる複数の医師が治療に関わるような状況ではそのような葛藤が起こりやすい。本例では医療情報システムの具体的なカルテ記載があったおかげで A 総合病院の医師は C クリニックの医師の思考の背景や経緯を掴むことができたが，それがなければ方針決定をめぐる対立が深刻なものになった可能性もあった。このことからいえるのは，臨床リアリティが医療者間，医師間でも異なることを認めつつ，その方針の違いに出会った時には，それがどのような経験や背景からくるかを話し合い，すり合わせる力が医療者同士にも求められるということであろう。特に治療において現場で決定権の大きい医師が，自分がみえていない患者の側面が存在し，自分の考えている優先順位とは異なる臨床決定がありえることに対して謙虚に対話に臨むことは，制度が複雑化し，普段みえている現場が異なる医療職同士の協働の機会が増している現代社会では必須である。

　在宅療養と入院治療を繰り返す患者や，施設に転院する患者の治療については，患者や家族の暮らし，信念，価値観などを踏まえて捉えることにより，一見すると治療に積極的ではないと思われていた患者や家族に対する見方が変わり，新たな診療の手がかりを得る一助につながるかもしれない。また，医療者同士が，互いの説明モデルのなかで構成されている臨床実践の世界の信念や期待を共有することが重要となる。

Take home messages

- 患者や家族の病気についての信念，患者の行動などは社会的に形成されている。病気はそれぞれの社会や文化の文脈で体現され，解釈される。
- 同じ医療でも，それが在宅や入院施設などの場の違いによっても診断や治療の前提が異なることがあり，医療者同士が互いの説明モデルのなかで構成されている臨床実践の世界の信念や期待を共有することが求められる。

復習のための小テスト

1　治療経過が長く，入退院を繰り返す患者の治療において重要なことを一つ選びなさい。
　Ⓐ臨床リアリティが医療者間でも異なることを認めつつ，その方針の違いに出会った際には，それがどのような経験や背景から来るかを話し合い，すり合わせる。
　Ⓑ医師がイニシアチブをとって治療方針を決め，連携している医療者に従わせる。
　Ⓒ患者には指示に従えないと治療を中止すると伝える。
　Ⓓ方針が異なる医療者とは連携しない。

2　臨床リアリティに関することで間違っているものを一つ選びなさい。
　Ⓐ社会での相互関係のなかで人びとが互いに折り合いをつけ，社会的役割が遂行され日常生活を営んでいることを社会的リアリティとよぶ。
　Ⓑ病気についての信念，患者の取る行動，患者の期待する治療，家族や医療者の患者への対応の仕方，医療者と患者の関係，治療行為などは社会的リアリティの一部であり，これを臨床リアリティとよぶ。
　Ⓒ臨床リアリティは社会的に形成されない。
　Ⓓ説明モデルとは，臨床過程に関わるすべての人がそれぞれに抱く病気エピソードに対する考えである。

3　A総合病院の担当医師は，Bさんの今後のことで，Cクリニックの医師に電話することにしました。その際に，Cクリニックの医師に対して尋ねる問いを考えてみましょう。

もっと詳しく学びたい人のためのブックガイド

クラインマン, A.・江口重幸・皆藤　章／皆藤　章［編・監訳］(2015).『ケアをすることの意味──病む人とともに在ることの心理学と医療人類学』誠信書房
クラインマン, A. ほか／坂川雅子［訳］(2011).『他者の苦しみへの責任──ソーシャル・サファリングを知る』みすず書房

【参照文献】
クラインマン, A. ／大橋英寿・遠山宣哉・作道信介・川村邦光［訳］(1992).『臨床人類学──文化のなかの病者と治療者』弘文堂
クラインマン, A. ／江口重幸・五木田紳・上野豪志［訳］(1996).『病いの語り──慢性の病いをめぐる臨床人類学』誠信書房

18
ターミナル期の患者と
宗教に入れ込む家族

執　　筆：堀口佐知子
症例提示・医療監修：錦織麻紀子

学修目標：

☐ 医療人類学や医療社会学等の行動科学・社会科学の基本的な視点・方法・理論を概説できる（コアカリ B-4-1-1）。

☐ 自身が所属する文化を相対化することができる（コアカリ B-4-1-3）。

☐ 人びとの暮らしの現場において病気・健康がどのように捉えられているかを説明できる（コアカリ B-4-1-4）。

◆ 人の言動の意味をその人の人生史や社会関係の文脈のなかで説明することができる（コアカリ B-4-1-5）。

☐ 文化・ジェンダーと医療の関係を考えることができる（コアカリ B-4-1-6）。

☐ 具体的な臨床事例に文化・社会的課題を見出すことができる（コアカリ B-4-1-14）。

A 診療所は，人口 150 万人の B 市内に位置する無床診療所であり，7 名の医師が外来と訪問診療を担当している。以下は，そのうち一人の内科医が提示した事例である。患者の女性が非常に高齢であるにもかかわらず，なぜ家族がケアに協力的でないのか，このような場合，医療者はどうすればよいのか考えてみよう。1 回目のカンファレンスでは，以下のように症例提示がおこなわれた。

症例提示 1 回目

C さんは 100 歳の女性で，右肩関節周囲炎，骨粗鬆症，高血圧症，狭心症，慢性心不全，逆流性食道炎に加え，高度の難聴を抱えています。既往歴として，

肺結核，変形性頚椎症（8年前に手術），S状結腸穿孔（4年前にD病院でストマ［人工肛門］形成術）があります。ADL（日常生活自立度）に関しては，室内歩行は伝い歩き，リハビリパンツ（大人用オムツ）をしていますが，トイレで排泄可能，食事も用意すれば自分で食べることができ，ストマの管理はデイサービスと訪問看護による援助で可能という状況です。現在，要介護4の認定を受けており，利用している介護サービスは，デイサービスを週3回，訪問介護を週2回，訪問看護を週1回です。身体障害者手帳は2級をもっています。

Cさんは，過去に3年ほど他県のE教（関西で信者の多い宗教）の施設で働いたことがありますが，基本的に専業主婦として4人の子育てをしていました（図18-1参照）。

Cさんは，長男，三男とともに，E教の信者で，自宅はE教の集会所になっており，毎月決まった日に信者が集まってきます。高齢ながら，車で片道3時間ほどかかる場所での宗教関係の行事にも頑張って出席しています。Cさんの自宅に入るとすぐ，6畳ほどの部屋にE教の神棚があり，色々な食べ物がお供えしてあります。神棚はいつもきれいに掃除がしてあります。その奥の4畳ほどの部屋がCさんの部屋で，万年布団とタンス2個，座椅子と灯油ストーブ，炊飯器，服の入ったビニール袋などがあり，かなり窮屈で雑然とした印象です。

往診の際，Cさんは調子のよい日は起きて食事をして，椅子に腰掛けていま

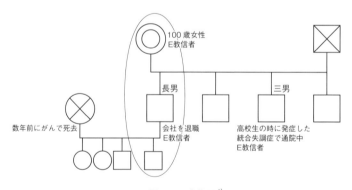

図18-1　家族図 [1)

---

1) 文化人類学では親族関係図を書く際，男性を△，婚姻関係を横の二重線で表すなど，図18-1とは異なる記号を用いるが，ここでは日本の医療者にとってなじみのある形式の家系図を採用した。

すが，調子の悪い日になると，布団で寝たままとなり，徐々に ADL は落ちてきています。C さんの長男が不在の時には多弁になり，よく長男の悪口を言うことがあります。とくに問題となるのは，C さんの部屋の環境です。部屋にはエアコンが備えつけられているのですが，C さんの長男がエアコンのリモコンを預かっています。長男はエアコンは不要だと言い張ってエアコンをつけることがありません。また，エアコンの電源は脚立を使わないと届かない位置にあり，C さんが自分でエアコンをつけることができません。夏はエアコンの電源を入れないので非常に暑く，冬は暖房を入れないので非常に寒く，ヘルパーさんも「（暑い時はエアコンを入れていないので）ぐったりしている」「（寒い時は）お布団から出てこない」と気にかけています。ある夏の日，C さんが胸痛発作を起こした際も，C さんに助けを求められた長男は，E 教の幹部が体調不良のためお見舞いに出かけてしまいました。そのため，C さんは三男に電話をかけ，その三男から診療所に連絡があり，私の往診を経て病院へ搬送，入院となりました。エアコンが使われていない部屋の環境がのぞましくないと考えた私は，ケアマネジャーの F さんとともに，涼しく過ごすことのできるショートステイの手配をしました。しかし，C さんの長男は，「お供え物をつくる人がいない」と言いつづけ，自宅に戻そうとしました。そこで私は，C さんの長男と三男をよび，カンファレンスを開き，病状説明をおこなうことにしました。「かなりの高齢のため，暑い日や寒い日に体調を壊し，そのまま亡くなる場合も今後は十分想定されます。できるだけ過ごしやすい環境にしましょう。また，年齢的に急変の可能性もあります」と私は話しました。すると C さんの長男は，「そんなこと，考えたこともありませんでした。母は亡くなるんですね」と驚いたそぶりを見せました。カンファレンス中には，「ショートステイなんて必要ない」と言い張る長男と，長男の言うことにいらだちを示し「お医者さんの言うことを聞いたほうがいいんじゃないか」という三男の間で意見割れがおこり喧嘩になりました。

Q1　以上が 1 回目のカンファレンスで提示された内容である。
❶提示された内容のなかで，医師やケアマネジャーがのぞましいと考える環境を，C さんの長男が整えようとしない理由に関係のありそうなことは何だろうか。

❷また，提示された内容のなかで，Cさんが高齢にもかかわらず，C
さんの長男が「母親が亡くなるかもしれない」という実感をもつこ
となく，今までどおりの役割を母親に求めつづけている理由に関係
のありそうなことは何だろうか。

❸さらに，Cさんにのぞましい環境を整えるためにどうすればよいか
を考えるためには，他にどのようなことを知る必要があるだろうか。

🔍 人類学・社会学的視点からの問い

1回目のカンファレンスに参加した人類学者は，次のような質問をした。

● Cさんの長男，三男以外の子どもたち，孫などは，Cさんの状況について
どのように考えているのでしょうか。また，Cさんの家族の関係性はど
のようなものなのでしょうか。

● Cさんの家族は，E教においてどのような活動歴があるのでしょうか。

　上記の質問を受け，2回目におこなわれたカンファレンスでは，以下の内容が提
示された。

症例提示2回目：追加情報

● Cさんの家族の関係性・考え （図18-2参照）
  - Cさんの長男は，現状を理解し，私の話は理解して聞いてくれています。
  ただし，行動が必ずしもともなっていないようです。Cさんの三男は，高
  校生の時に発症した統合失調症で通院中ですが，知的レベルは保たれてお
  り，私の説明を理解し，私の言ったことをやろうとする態度がみられます。
  - Cさんの孫たちやその他の子どもたち（次男・四男）は，介護に関与するこ

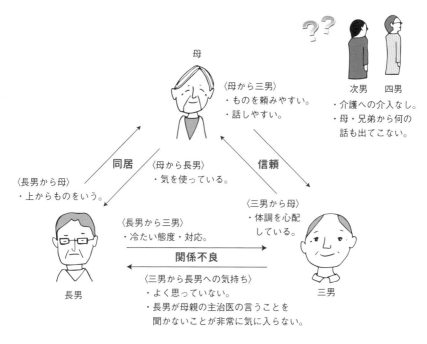

図 18-2　家族関係図

とがなく，Ｃさんや長男・三男の話に登場することもありません。孫の一
人は，「自分で自分のことはできているから，この感じで自宅でいたらいい
んじゃないか」と言い，もう一人の孫は，私が訪問するとそそくさと 2 階
に上がっていってしまいます。

●Ｃさんと長男は同居していますが，長男が上からものをいう姿がよくみられ，
Ｃさんは長男に気を使っている様子です。一方，別に暮らす三男は，Ｃさんの
体調を気にかけており，Ｃさんも三男のことは信頼し，ものを頼みやすく話し
やすいと感じているようです。長男と三男との間の関係性は悪いようで，三男
は，Ｃさんの主治医である私の言うことを長男が聞かないことが，気に入って
いない様子です。

●ＣさんのＥ教における活動歴

　Ｃさんは，Ｅ教の信者として，お参りや行事にこれまで多く参加してきまし

た。自宅が，E教の集会場になってはいますが，Cさんや長男・三男に役職が
ついている雰囲気ではありません。近所にE教の幹部が住んでいるようです。
仲の悪そうな長男・三男ですが，宗教関係の行事には揃って出席しているよう
です。

● Cさんのその後

　その後もCさんは，夏は家族にエアコンの電源を入れてもらえずにぐったり，
冬は寒くて布団で寝ている日々を過ごしています。医療職，介護職が長男に
「お母さんは高齢であり，体が弱っている。室内では過ごしやすいようにエア
コンを入れて環境を整えましょう」とお伝えするも，「わかりました」と返事を
するのみで実行には移してもらえない日々が続いています。医療職，介護職は
皆，悶々としながらCさんのケアにあたっています。

> **Q2** Cさんが高齢にもかかわらず，なぜ，Cさんの長男は，「母親が
> 亡くなるかもしれない」という実感をもつことなく，今までどおり，
> お供え物をつくるなどの役割を母親に求め続けているのだろうか。
> 改めて，Cさんにのぞましい環境とは何だろうか。また，その環境を
> 整えるためにどうすればよいのだろうか。

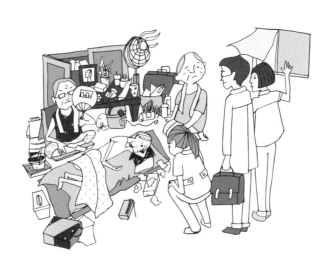

解　説 ✐

ターミナル期における宗教による「癒し」

　この事例で注目すべきことの一つとして，Cさんとその家族とE教との関わりがある。Cさんの家族はE教の幹部ではないようだが，E教はCさん自身，また，介護のキーパーソンである長男や三男の生活のなかで大きな位置を占めてきた。古くから，宗教，そして，宗教儀礼は，病気や死といった人間にとって不幸な出来事や苦悩に対して向き合う助けとなってきており（ヘルマン 2018: 231–251），日本にもその伝統が受け継がれている（波平 1990: 198–199, 2004: 5）。医療人類学者の波平（2004: 49）によれば，「生者」を社会的な意味で「死者」に移行させうるのは，医療行為ではなく，死亡した人の家族や血縁者による死者儀礼をとおしてである。心身の不調に悩む人びとやその家族は，近代医療などによる世俗的な癒しのみならず，宗教的な「象徴的な癒し」によっても助けられるのである（ヘルマン 2018: 281–288, 波平 1990: 202）。E教の行事や儀礼を中心に生活してきたCさんと長男，三男にとり，E教における死生観がCさんの老いを考えるうえでも重要な位置を占め，E教の行事や儀礼がCさんの抱える健康問題に対する「癒し」として大きな役割を果たしている可能性は高いと考えられる。

　また，この事例では，通常であれば高齢者のケアにおいて大きな役割を果たすと思われる女性の家族（Cさんにとっての嫁や，女性の孫など）の存在が前面に出てきておらず，こうした状況を不自然に感じる医療・介護関係者もいるかもしれない。しかし，近代医療の枠組みや，一般的に社会で共有されているジェンダー観などから考えるターミナル期の考え方，また，のぞましい治療やケアのあり方が，Cさんや家族の考える理想的な死の迎え方や治療やケアのあり方と一致するとは限らないことを考慮する必要がある。別の言葉でいえば，自分たち（医療者）のもっている家族観は，他者（患者）の家族観と必ずしも一致するとは限らない，ということについて意識的である必要がある。

　文化人類学においては，文化に優劣をつけない，という「文化相対主義」の理念が共有されている。文化相対主義的な考え方によれば，「どんなに自分たちの生き方と異なるものであっても，ほかの文化が価値を置く生き方を均しく尊厳あるものとして認めるべき」（沼崎 2009: 777）である（→第21章・第23章も参照）。この原則にしたがうと，医療者からみたのぞましいターミナル期の過ごし方と，患者の家族が

考えるよき死の迎え方のどちらが「正しい」と言い切ることはできない。医療者にとって「正しい」治療や環境を押しつけるのではなく，医学的に「正しくない」と思われる考え方でも理解して尊重する態度をもちながら，患者やその家族と接することによって，その人たちにとって本当にのぞましいと考えられる環境を整えることが可能となるであろう。

今回のケースでは，医療職・介護職の側は「エアコンを入れてCさんが過ごしやすい環境を整えることがCさんの生命維持のために必要だ」とCさんの家族に伝えているものの，Cさんの家族は実行に移せていない。医療職・介護職は悶々としながらも，CさんやCさんの家族との関わりを継続していくことを第一に考え，全員でCさんの家族をとがめて追い込んでしまうことがないよう心がけている。最近は，介護スタッフの一人にCさんの長男が少しずつ信頼感を寄せはじめているようで，折をみて，このスタッフを中心に，Cさん，Cさんの長男，Cさんの三男，それぞれが考える望ましい環境についてゆっくり話し合う機会をもつことで，相互が納得するような環境を整える糸口がつかめてくる，と期待しているという。

2 家族一人ひとりにとってのウェルビーイングとは何か

この事例においては，Cさんの家族のなかで，Cさんの介護に関わる者に偏りがみられ，また介護に直接的に関わる長男と三男との間の軋轢が目立っている。そして，このような家族の状況が，Cさんの健康状態に多大な影響を及ぼしている。医療人類学においては，病いや死の経験は，患者本人だけのものではなく，身近にいる家族一人ひとりの経験でもある（ヘルマン 2018: 239）と理解されている。家族の誰かの病気は家族員全体の病気でもあり，病気を癒すことにおいて家族の果たす機能は大きい（波平 1990: 190-191）。一方で，この事例においても明らかなとおり，家族のなかでの関係性は必ずしも一枚岩ではなく，患者や家族一人ひとりの思惑・利害や，医療に期待するもの，それぞれにとってのウェルビーイング（well-being: 心地よい生・善き生・幸福・安寧）像というのは必ずしも一致しないものである。家族の一人が病いを抱え，死が現実味を帯びてきた時，各人にとってのウェルビーイングが何なのか，誰のウェルビーイングが優先されるべきか，包括的に捉えることが重要となる。鈴木（2010）が指摘するように，高齢者のウェルビーイングは，他の世代の人びととの生き方や暮らしの環境と深く関連しており，他者や環境との関わりとその変容のなかで自らを位置づけることをとおして享受される。この事例の場合，

100 歳の C さんも子どもたちも高齢であることを考慮し，かれらにとってのウェルビーイングは何に依拠するのか，どのような場において，またどのような関係性のなかでウェルビーイングが成立しうるのか検討したうえで，のぞましい環境を考えることが必要となるであろう。

Take home messages

- 近代医療の枠組みを越えた病気観や死生観，またそのような考え方に基づいた「癒し」となる実践がありうることを医療者やケア従事者が理解し，尊重したうえで，患者にとってのぞましい環境を整えることを検討することが重要である。
- 病いや死は，患者本人だけでなく家族との関係性のなかで経験されるものであり，家族の状況を丁寧に，かつ包括的に捉えて，それぞれにとっての患者の死の意味や，思惑，ウェルビーイングを考慮したうえで，医療者も治療や治療環境のあり方を検討する必要がある。

復習のための小テスト

1　病気・死と宗教の関連性について説明したものとして不適切なものを一つ選びなさい。
　Ⓐ心身の不調に悩む人びとやその家族は，近代医療による世俗的な癒しのみならず，宗教的な「象徴的な癒し」によっても助けられる。
　Ⓑ現代日本において，病気や死は近代医療が扱う問題であり，宗教儀礼の果たす役割はない。
　Ⓒ宗教儀礼は，病気や死といった人間にとって不幸な出来事や苦悩に対して向き合う助けとなってきている。
　Ⓓ死の迎え方，また，そのなかで宗教が果たす役割は一枚岩ではなく，文化相対主義の立場からのぞましい環境を整えることが肝要である。

2　患者・家族とウェルビーイングについて説明したものとして適切なものを一つ選びなさい。
　Ⓐ病いや死の経験は，患者本人だけでなく，身近にいる家族一人ひとりのウェルビーイングに関わってくる。
　Ⓑ患者の考えるウェルビーイングのあり方と，その家族の考えるウェルビーイング像は通常一致していると考えてよい。
　Ⓒ患者のウェルビーイングは，その家族の状況から独立したものとして捉えるべきである。
　Ⓓ患者の病気を癒すことにおいて，患者の家族の果たす役割はないと考えてよい。

もっと詳しく学びたい人のためのブックガイド

浮ヶ谷幸代（2015）．『苦悩とケアの人類学――サファリングは創造性の源泉になりうるか？』世界思想社

中村沙絵（2017）．『響応する身体――スリランカの老人施設ヴァディヒティ・ニヴァーサの民族誌』ナカニシヤ出版

【参照文献】

鈴木七美（2010）．「序――心地よい生を求めて」鈴木七美・藤原久仁子・岩佐光広［編］『高齢者のウェルビーイングとライフデザインの協働』御茶の水書房，pp. i-viii.

波平恵美子（1990）．『病と死の文化――現代医療の人類学』朝日新聞社

波平恵美子（2004）．『日本人の死のかたち――伝統儀礼から靖国まで』朝日新聞社

沼崎一郎（2009）．「文化相対主義」日本文化人類学会［編］『文化人類学事典』丸善，pp. 776-779.

ヘルマン, C. G. ／辻内琢也・牛山美穂・鈴木勝巳・濱　雄亮［監訳］（2018）．『ヘルマン医療人類学――文化・健康・病い』金剛出版

19
胃ろうをした母の死への
道のりはなぜ揺らいだのか

執　　筆：濱　雄亮

症例提示・医療監修：井上和興

学修目標：

☐ 医療人類学や医療社会学等の行動科学・社会科学の基本的な視点・方法・理論を概説できる（コアカリ B-4-1-1）。

☐ 人びとの暮らしの現場において病気・健康がどのように捉えられているかを説明できる（コアカリ B-4-1-4）。

◆ 人の言動の意味をその人の人生史や社会関係の文脈のなかで説明することができる（コアカリ B-4-1-5）。

☐ 具体的な臨床事例に文化・社会的課題を見出すことができる（コアカリ B-4-1-14）。

　過疎地の総合病院の総合診療科病棟（担当医は4名）における事例である。患者の娘の一見矛盾するような言動をどう理解すればいいのか考えてみよう。総合診療科の医師が全員参加する1回目のカンファレンスでは，以下のような症例提示が行われた。

症例提示1回目

　Sさんは，過疎地に住む90歳代の女性です。15年前に夫と死別しました。数ヵ月前まで総合診療科病棟に誤嚥性肺炎で入院されていた患者さんです。10年前に脳血管認知症を発症し，特別養護老人ホームに入所して現在に至っています。娘が3人いて，近隣に住んでいる長女が面会や服の入れ替えなどの関わりをもっています。5年前に脳梗塞を起こし，口からの食事ができなくな

りました。「できるだけ長く生きてほしい」という長女の希望で，胃ろうを造設しました。私のところに来たこの時点で，もうご本人からの意思表示はできない状態になっていました。長女や老人ホームのスタッフに聞いても，ご本人から直接意思表示を聞いた人はいませんでした。医療機関・福祉施設とコンタクトをとるのは，もっぱらこの長女のみで，この人がキーパーソンです。次女や三女などが意見を言ってくることはありませんでした。

　胃ろう造設から4年後の昨年，誤嚥性肺炎を1年のうちに10回も起こし，入退院を繰り返しました。私は，肺炎の原因は胃ろうチューブから胃に注入した流動食や胃液が逆流したことにあると考え，経腸栄養の中止を提案しました。これは，肺炎の発生を予防し苦痛を防ぐことができる一方で，医学的には栄養状態が悪くなるため，結果として死を早める可能性のある提案でもあります。私は，患者自身の苦痛の回避を第一に優先しました。

　この提案に対して長女からは，「先生はまだ若いからわからないでしょうが，親を亡くすということは特別なの」と，延命を優先して，経腸栄養の継続を強く要望されました。それを受けて肺炎軽快後に経腸栄養を再開したところ，2〜3日で，発熱や痰の増加，喘鳴，血圧低下などの症状が起きました。その際の患者の苦しそうな様子は長女もみていたものの，できるだけ施設での生活が長くできるようにとの要望があり，経腸栄養の再開を試み，なんとか継続することができました。家族の希望に沿うことが患者の苦痛を増すことにつながってしまっているのではないか，と戸惑いは感じていました。

　このやりとりの1ヵ月後（入院は継続されていました），同じように誤嚥性肺炎を起こしたため，私は再び長女に経腸栄養の停止を提案しました。これに対して長女は，しぶしぶではあったものの同意したため，経腸栄養を停止し，皮下輸液に移行しました。それからひと月余りで，長女の付き添いのもとでSさんは亡くなりました。

> **Q1**　経腸栄養の停止を勧めた医師の判断を，どう考えるか？　それはなぜか？

🔍 人類学・社会学的視点からの問い

1回目のカンファレンスに参加した人類学者は，次のような質問をした。

> ●長女は，なぜ最初は，母が苦しむ経腸栄養を停止することに反対したので
>   しょうか？　そして，なぜ後でその考えを変えたのでしょうか？
> ●長女は，父が亡くなった時はどういう態度や状況だったのでしょうか？

　提供した医療のアセスメントのために開かれた2回目のカンファレンスでは，上記の質問を念頭に置き，以下の内容が提示された。

症例提示2回目：追加情報

　私が診はじめる際に長女に，「お母さんは，今の状態になった時にどんな風に意思決定されると思いますか？」と聞きました。すると，「母だったら，あんたらぁも大変だけぇ，もうええで（積極的に延命してくれなくてもよい），と言うでしょうね。子ども想いの母でしたから」と答えました。

　経腸栄養の中止は，いったん肺炎が軽快したのに再び悪化したためにそうせざるをえなかった，という経緯がありました。しかし長女は容態の変化の大きさにショックを受けているようでもありました。しかも，私以外の医師から（日によって担当医師が代わる），肺炎の軽快時にはいったん退院の可能性も示唆されたにもかかわらず，日をおかずに私から命が短くなりうる提案をされたことが，まるで「死刑宣告」のようだったと振り返っていました。そのため，長女は最終的にはしぶしぶ経腸栄養の中止に同意したものの，私に対して，「先生の言うことはわかるけど，できるだけ長く生きてほしいという気持ちがあることを忘れないでくださいね」と念を押しました。

　経腸栄養をやめてからは皮下輸液のみで栄養をとっていましたが，看護師によると，長女は病院に来ては泣いていて，やはり納得できていない様子のようでした。そこで面談したところ，「長生きしてほしい」とも言っていました。しかし突然，まるで早く亡くなることを望むかのように「＊月＊日までに葬式を挙げられると，親戚や近所の人に迷惑がかからないのだけど……」とも言っていました。私に念押しするほど「長く生きてほしいという気持ちがある」はず

なのに，と発言のギャップに違和感をもちました。

　なお，お父さんが亡くなったときの状況については把握していません。

Q2

❶ あなたにとって，「親を亡くすこと（亡くしたこと）」とは，どのような経験でしょうか？　その前後で何がどのように変わる（変わった）のでしょうか？

❷ この長女の「矛盾」する言葉をどう考えますか？　それはなぜですか？

❸ 「親戚や近所の人への迷惑」を避けるために，死を早めるような処置，あるいは逆に医学的には意味がなく患者の苦痛を増やしかねない延命措置を強く求められたら，どう対応すべきでしょうか？

解　説

1 「帯」状のプロセスとしての「社会的な死」

　長女は，母の「社会的な死」がはじまったことへの困惑ゆえに，経腸栄養の継続によって「生物学的な死」を遠ざけようとしたのではないか。

　「死」には，迷わず客観的に指し示すことが可能な「点」である「生物学的な死」（＊年＊月＊日＊時＊分）と，生者が次第に死者として社会的に扱われていくようになる「帯」状のプロセスである「社会的な死」がある（図19-1）。「社会的な死」とは，「その人がそれまで生きてきた集団や社会のなかでの位置やほかの人々との間に結んできたさまざまな関係」（波平 2002: 225）が変容したり消滅したりするプロセスである（→第25章も参照）。

　生物学的存在としての肉体（body）には生か死かしかないものの，社会的存在としての人間（human being）は，一連の「帯」状のプロセスを経て徐々に「死んでゆく」のである。このプロセスには，「生物学的な死」の前の葬儀の準備や遠方の親戚への連絡や，「生物学的な死」の後におこなわれる葬儀や年忌供養などの一定の定型をも

つ「儀礼」も含まれている[1]。
これは日本に限らない。形式は
さまざまであれ，多くの地域で
死は生物学的なものであると同
時に社会的なものである。「生
物学的な死」は，「社会的な死」
のたくさんある要素のうちの一
要素である（でしかない）。死に
ゆく本人や家族・遺族らは，「生
物学的な死」と「社会的な死」
の両方を経験しているのである。

　これは一つの解釈に過ぎない
ものの，当初長女は，苦痛をと
もなう治療を用いてでも母の
「生物学的な死」を遠ざけるこ

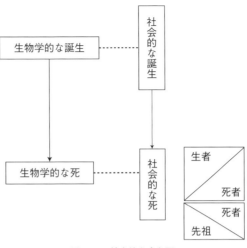

図 19-1　社会的な生と死
波平（2002）をもとに演作成

とで，「社会的な死」のプロセスがはじまることを避けようとしていたとも考えられ
るのではないか。また，「生物学的な死」に近づきやすい治療方針の変更や，提示さ
れる見通しが短期間に変わったことは，「社会的な死」のプロセスの急激な進行ある
いは混乱を引き起こすがゆえに，困惑を感じさせたものと推察できる。

　なお，安産のお守りの購入や胎児のエコー写真の閲覧や初宮参りなどを含む「社
会的な誕生」と「生物学的な誕生」の関係も，生物学的な事象が社会的に徐々に進
行するプロセスのうちの一要素となっている他の例として挙げられるだろう。

2　「死」の迎え方の変化：共同体から専門家と個人へ

　死に代表される各種のライフイベントは，かつては，家族・親戚・宗教者・地域
住民などからなるある程度同質的な共同体のなかでコミュニティ全体の出来事とし
て経験されるものであった。現在では，知識や経験において大きな格差のある個人
と専門家によって担われるものに変化してきている。この変化が，個人と専門家の

1）波平（2002: 233–234）は，地域医療に従事する老医師から，危篤状態の患者宅に往診し
　　た際に，患者のいる部屋の隣の部屋で家族が葬儀の打ち合わせをしていることに義憤を
　　抱いた経験を打ち明けられている（→本書第25章参照）。

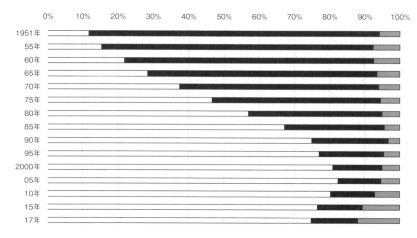

図 19-2　死亡場所の構成割合の経年変化
（厚生労働省 2018）

双方に負担となっている。

　フランスの歴史家のアリエスは，フランスでは「19 世紀の始めにはまだ，臨終の聖餐を持ちはこぶ司祭の小行列に通りで出会った通行人は，これにつき従って病人の部屋に入って行ったものなのです。親戚・友人・隣人たちが立会うことが必要とされていました。子供たちが連れてこられました」（アリエス 2006: 23）と述べている。かつては，人は死の時を，親戚や友人や宗教者，さらには偶然通りかかった他人に囲まれて迎えていたのである。

　また，かつての日本では，「葬儀は遺族とそれをとりまく地域社会が，互いに力をあわせながら協同で行うものであった」（碧海 2012: 155）ものの，地域社会の衰退にともない，死後の儀礼は葬祭業者＝専門家が担うこととなったことも，繰り返し指摘されている。死亡場所の変化も，このことと関係しているだろう（図 19-2）。

　S さんの闘病と死をめぐる経験においては，キーパーソンである長女は，医師・看護師という専門家とのやり取りを，一人でしている。多くの（すべての）重みのある決断を一人で下しているのかまではわからないが，非常に負担の大きな状況に置かれていたことは間違いない。それに加えて，葬式の日程など，親戚や地域の人の都合も勘案せざるをえない立場でもあった。これは，共同体によるサポートは得られない一方で，共同体への配慮は必要とされる状況といえよう。

　ある意味で孤立的な状況に置かれた看取る人や患者代理者に対して，かつて共同体

が提供したある種のピアサ
ポートが今日の制度のなかで
も提供されれば，負担の軽減
につながるのかもしれない。
外国の例であるが，医療人類
学者の岩佐（2015）は，ラオス
の農村部における在宅の看取
りについて，主にケアを提供
する人やその人をさまざまな
角度からサポートする人びと
がいるという重層性の存在や，
人びとがさまざまな関わり方
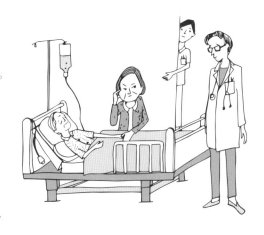
をとおして看取りの技法や全体像をみて学んでいることを報告している。

　こうした例は，日本の現状を再考するうえでのヒントになるのではないだろうか。今回の例でいえば，長女を助ける人や，長女のふるまいをみて看取りを学ぶ人がいれば，また状況は異なっていたかもしれない。もちろん，ラオスのように，共同体がケアを 100% 担う時代への回帰は非現実的であろう。しかし専門家と自立／孤立した個人のみが担うこともまた，非現実的はないだろうか。キーパーソンは，患者（本章の場合は親）と専門家という，よって立つ基盤が異なる人たちの間を仲立ちしている。そのため，負担を抱えがちになりやすい。こうしたキーパーソンの負担を減らすことも，多死社会を迎える今後の課題の一つかもしれない。

Take home messages

- 死や生には，生物学的な側面に加えて社会的な側面もあるということを前提にして，目の前の患者や家族にとっての死や生の意味を探るようにすべきである。
- 死や生の担い手は，共同体から専門家・個人に急速に移行しているため，特定の個人に負担が集中しすぎていないか，その個人はどういう枠組みのなかで死や生を経験しているのかを探るようにすべきである。

復習のための小テスト

1 「社会的な死」に関する説明として適切でないものを一つ選びなさい。
  Ⓐ「生物学的な死」は，「社会的な死」を構成する一要素である。
  Ⓑ「生物学的な死」が起きるまでは，「社会的な死」ははじまらない。
  Ⓒ「社会的な死」は，「社会的な生」と類似した構成をもっている。
  Ⓓ「社会的な死」の急激な進行は関係者に混乱や負担をもたらす。

2 現代の「死」に関する説明として適切でないものを一つ選びなさい。
  Ⓐ死やその後の儀礼に関して，共同体は強い影響力を維持している。
  Ⓑ死やその後の儀礼に関して，複数の専門家（集団）がある。
  Ⓒ日本人の死亡場所としては，かつては自宅が最も多かったが，20世紀後半に病院・診療所がもっとも多くなった。
  Ⓓ日本では，意思表示ができない患者の代理者が孤立することはない。

もっと詳しく学びたい人のためのブックガイド

内堀基光・山下晋司（2006）．『死の人類学』講談社
田代志門（2016）．『死にゆく過程を生きる——終末期がん患者の経験の社会学』世界思想社

【参照文献】
アリエス, P. ／伊藤　晃・成瀬駒男［訳］（2006）．『死と歴史——西欧中世から現代へ 新装版』みすず書房
岩佐光広（2015）．「ラオス低地農村部の看取りの現場におけるケアの連鎖——子どもの現場への関わりに注目して」浮ヶ谷幸代［編］『苦悩とケアの人類学——サファリングは創造性の源泉になりうるか？』世界思想社，pp. 226–252.
碧海寿広（2012）．「変わりゆく葬儀・墓」高橋典史・塚田穂高・岡本亮輔［編］『宗教と社会のフロンティア——宗教社会学からみる現代日本』勁草書房，pp. 151–169.
厚生労働省（2018）．「人口動態統計（確定数）　主要統計表（最新データ，年次推移）死亡　第5表　死亡の場所別にみた死亡数・構成割合の年次推移」〈https://www.mhlw.go.jp/toukei/saikin/hw/jinkou/kakutei17/index.html（最終確認日：2021年3月12日）〉
波平恵美子（2002）．「人間と死」波平恵美子［編］『文化人類学［カレッジ版］（第2版）』医学書院，pp. 220–252.

20
排泄への意志

執　　筆：島薗洋介
症例提示・医療監修：島﨑亮司

学修目標：

☐ 医療人類学や医療社会学等の行動科学・社会科学の基本的な視点・方法・理論を概説できる（コアカリ B-4-1-1）。

◆ 人の言動の意味をその人の人生史や社会関係の文脈のなかで説明することができる（コアカリ B-4-1-5）。

☐ 在宅療養と入院または施設入所との関係について総合的な考察ができる（コアカリ B-4-1-12）。

◆ 多職種の医療・保健・福祉専門職，患者・利用者，その家族，地域の人びとなど，さまざまな立場の人が違った視点から医療現場に関わっていることを理解する（コアカリ B-4-1-13）。

☐ 具体的な臨床事例に文化・社会的課題を見出すことができる（コアカリ B-4-1-14）。

　A 診療所は，B 市（人口 40 万人程度）の市街地にある無床診療所である。2 名のプライマリケア医が外来と訪問診療をおこなっている。以下に提示するのは，そのうちの一人 G 医師が担当した患者 D さんの看取りの事例である。D さんは，慢性閉塞性肺疾患を患っており，有料老人ホームに入所した。呼吸苦のため自力で排泄することが困難になったが，D さんは自力で排泄する強い意志をもっており，排泄の介助を拒絶していた。以下の症例提示を読み，なぜ D さんは排泄の介助を拒んだのか，また，それにもかからず，なぜ後には受け入れるようになったのかを考えてみよう。1 回目のカンファレンスでは，以下のような症例提示がおこなわれた。

症例提示１回目

　Dさん（71歳，男性）は，慢性閉塞性肺疾患を患い，十数年間，A市内の総合病院に通院していました。また，昨年まで3年間は在宅で酸素療法をおこなっていました。この間，Dさんは，肺がんを併発し放射線療法を受け，糖尿病の治療のためインスリン自己投与をおこなっていました。

　昨年の末にはDさんの呼吸苦が悪化し，在宅療養を続けるのが困難になったため，12月中旬には有料老人ホームに入所しました。Dさんは，老人ホーム入所時に，経鼻カニューレとリザーバーマスクを通じて計9L／分の投与を受けていましたが，SpO2は安静時86％，会話時79％，体動時75％でした。会話をするときも息苦しい様子で，ベッドから立って歩行しようとするといっそう呼吸苦がひどくなり，一人でトイレに行くのも困難な状態でした。

　入所の翌日に家族面談が開かれました（診療所の医師，老人ホームの看護師や介護職員，Dさん，Dさんの妻が出席）。Dさんからは，「これまでの人生に悔いはない」「お正月を越えられるとは思っていない」「最期は楽に死んでいきたい」「一番の希望は安楽死である」など，自分の死を待ち受けているかのような言葉が聞かれました。Dさんの妻も，延命治療は望んでいない，Dさんに安らかに最期を迎えてほしいと発言しました。私は，患者の意思を尊重し，延命措置はおこなわないことを決め，老人ホームのスタッフは施設での看取りを前提に対応していくことにしました。

　入所後も，身体を動かすと呼吸困難のため，Dさんはふらふらになりながらも，一人でトイレまで移動し，排尿，排便をしていました。そこで，スタッフはDさんに排泄時の介助や浣腸や座薬処置を提案しました。しかし，Dさんは「排泄を人の世話になりたくない。死んでもいいからトイレに移動したい」と述べ，頑なに排泄時の介助を拒みました。Dさんの態度はスタッフを戸惑わせました。次第に，Dさんがイライラしている状態でスタッフに罵声を浴びせる場面が目立つようになり，スタッフも精神的に疲弊していきました。

　私は，自分や看護師に対しては「紳士的」なDさんが施設のスタッフにそのような態度で接することを知り，はじめは驚きました。Dさんの語りの傾聴に努めましたが，Dさんは，「ベッドで寝ているだけの生活なら死んだ方がまし」「薬で早く死なせてほしい」などと，自らの死を望むような発言を頻繁にするようになりました。しかし，私は，Dさんの当時の病状で苦痛緩和のために鎮静

剤を投与するのは，医療倫理の観点からできないと考えました。

　私はDさんの妻とも話をしましたが，妻は夫が介護職員に「迷惑をかけている」のを「申し訳なく思っている」と語り，「こんな夫は見たくない」と，自らの死を望むような夫の発言に同調するような発言もしました。しかし，Dさんの妻は「［夫が］おいしそうに食事する姿をみると，今すぐに死んでしまうのはもったいない」とも語り，葛藤を抱えているように思われました。

　Dさんの老人ホーム入所後4週間ほど経って，2回目の家族面談（私，Dさん，Dさんの妻，長男夫婦，長女夫婦，看護師，介護職員が出席）がおこなわれました。この面談では，Dさん，Dさんの家族，老人ホームのスタッフがそれぞれの悩みや葛藤を共有しました。この面談の結果，現時点では鎮静はおこなわない，呼吸苦が悪化した場合はモルヒネの投与をする，患者の気分を落ち着かせるために抗不安薬を処方する，などの方針が決められました。また，その後の看護師と介護職員の話し合いで，看護師が継続的に浣腸の実施を受け入れるように説得することになりました。

　2回目の家族面談の数日後から，Dさんの呼吸不全はさらに悪化し，安静時にも低酸素発作が出現するようになったため，苦痛緩和のためにモルヒネを投与しました。この頃から，Dさんもついに浣腸を受け入れるようになり，週に

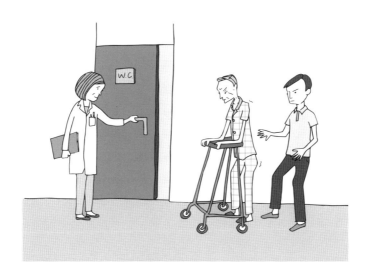

2回看護師が実施するようになりました。それ以来，次第にDさんがイライラして介護職員を罵倒することは少なくなっていきました。

　1月末に3回目の家族面談がおこなわれた頃には，Dさんの食事摂取量は低下し，覚醒する時間も少なくなっていました。低酸素発作が時々出現し，苦痛にはなっているものの，Dさんは排泄へのこだわりを訴えることはなく，以前のように強く「安楽死」を求めることもなくなっていきました。家族面談では，Dさんの家族も，以前に抱えていたような葛藤はなく，Dさんの妻は「このまま楽に逝ければとてもよい」と語っていました。家族面談がおこなわれてから10日後に，Dさんは永眠しました。

Q1

❶なぜDさんは自力で排泄することに強くこだわり，浣腸や尿カテーテルの排泄の介助をかたくなに拒絶したのだろうか。

❷なぜDさんは，ある時期から排泄の介助を受け入れるようになったのだろうか。

❸これらの問いに答えるにはどのようなことについて知る必要があるだろうか。

 人類学・社会学的視点からの問い

●Dさんは疾患を発症する前はどのような生活を営んできたのでしょうか。Dさんの人生や家族について，Dさんもしくは家族から何か聞き取っていることはありますか。

●疾患を発症してから，Dさんの生活はどのように変化しましたか。また，老人ホームへの入所によって，Dさんの生活はどのように変わったのでしょうか。Dさんもしくは家族から何か聞き取っていることはありますか。

　以上の問いを受け，Dさんにとって自力での排泄にどのような意味があるのかを探るため2回目のカンファレンスでは，G医師がDさんやDさんの妻から聞いた語りや，看護師，老人ホームのスタッフらから改めて聞き取ったことがらを検討することになった。G医師は，以下のような症例提示をおこなった。

症例提示2回目：追加情報

　Dさんは，数年前に在宅で酸素療法をおこなうようになって引退するまでは，会社の経営者として活躍してきました。Dさんが会社を設立した当時は，高度経済成長期のまっただなかで，会社も順調に事業を拡大していったそうです。バブルが崩壊すると，海外からの製品の輸入が増えるなど，経営が厳しくなりました。しかし，Dさんは「身の丈に合った仕事をして会社を守ってきた」そうです。会社の経営者としての立場を退いていたDさんは，「これまでの人生でやりたいことはやれたので悔いがない」とことあるごとに語っていました。また，Dさんの妻によれば，Dさんは「社員を家族のように面倒をみてきた」といいます。実際に，老人ホームにも社員が見舞いに来ることがしばしばあったようです。

　老人ホームの介護職員によれば，Dさんは自分に厳しく，毎日決まった時間に決まったことをおこなう規則正しい人であったようです。Dさんは糖尿病を併発していましたが，インスリンの自己投与についても，もっと簡単にしてもいいのにと思うところを，決められた方法でやり抜く人であったといいます。

　会社では「ワンマン」社長であったDさんは，家族内でも絶対的な「一家の主」のような存在であったようです。たとえば，Dさんの妻は，Dさんのことを「自分が決めたら絶対に譲らない人」だと語っていました。老人ホーム入所後も，Dさんが食べたいと言ったものは必ず妻が購入してきました。また，排泄の介助に関しても，Dさんの妻は「人の意見を聞く人ではない」とDさんを説得することはしませんでした。Dさんには息子と娘がいましたが，息子が老人ホームを訪ねた際，会社の話はするものの，Dさんの病気の話は避ける傾向にあるようでした。ただ，Dさんの長男は「妹の話なら聞くかもしれない」と述べていました。実際に，Dさんの娘がDさんに，トイレに行く前にスタッフを呼ぶようにと提案したところ，それを素直に受け入れているようでした。

　なぜDさんが排泄の介助を受け入れるようになったのかという点について，

私は，抗不安薬の投与が効果をもったものだと当然のように受け止めていました。1回目の症例提示後に，人類学者の方から質問を受けたため，改めて看護師や介護職員の話を聞きました。すると，看護師や介護職員とでは異なった理解をしていることが明らかになりました。看護師は，意識レベルが低下したことにより，それまでの強いこだわりを維持することが困難になり，「諦めた」という見解でした。これに対して，Dさんを最もそばでみていた介護職員は，病気の状態が悪化するにつれ，「自分の限界を悟ったのだと思う」と語っていました。抗不安薬により気分が落ち着いたのか，どうしようもなく諦めたのか，それとも何か心境の変化があったのか，今となっては確かめようがありませんが，同じ患者の臨終の過程を見届けていても異なった仕方で解釈できることに改めて気づかされました。

Q2

❶ Dさんの自力で排泄することへの強いこだわりは，Dさんの人生における過去の出来事や経歴とどのように関連しているのだろうか。

❷ また，最期にDさんが排泄の介助を受け入れたのはなぜだろうか。

解　説　🖊

1　死の受容

　事例の呈示を読んで，「死」の受容プロセスの5段階モデルを思いおこした人もいるだろう。精神科医のキューブラー・ロスは，人が近い将来に自分が死ぬであろうという状況におかれたとき，その死を「受容」するに至るまでに，いくつかの段階を踏むと述べ，典型的には「否認と孤立」「怒り」「取り引き」「抑うつ」「受容」の5段階を辿ると主張した（ロス 1998）。

　このモデルに即して事例を考えてみると，Dさんは死を「受容」しているように思われる言動（「やりのこしたことはない」「人生に悔いはない」）をしている一方で，この言葉を文字どおりに理解しづらい点がある。Dさんの老人ホーム入所後の言動か

らは，孤立感を感じたり，自らのおかれた境遇に怒りを感じたりしている様子が伝わってくる。また，Dさんは，「最期は楽に逝きたい」「ベッドで寝ているだけの生活なら死んだ方がまし」等の発言していることから，どれだけ自分の病いや衰えゆく身体と向き合えていたのかという疑問も残る。Dさんは，苦痛を感じながら，他人にケアされながら，最期の日々を過ごさなければならないかもしれないことを予測できたはずである。それにもかかわらず，Dさんはそのような状態でどのように生きていくのかを考えることを避けていたと思われるのである。

　このように「死」の受容プロセスのモデルにしたがって，Dさんの事例について考えてみることは意味のあることであるが，以下のような疑問も浮かんでくる。なぜDさんにとって自力での排泄がそれほど重要であったのか。なぜ怒りは介護職員に向けられたのか。Dさんの態度の変化にはどのような理由があったのか。Dさんの排泄の意志を単に「頑固な性格」に帰したり，Dさんの介護職員に対する態度を，死や衰えの受容の困難に由来する「怒り」に帰したりするだけで十分であろうか。あまりに安易に答えを出してしまうことで「わかったつもり」になってしまい，かえって深い理解を妨げてしまう可能性もある。

2　排泄すること，食べること

　なぜ呼吸困難に苦しむDさんにとって，それでも自力で排泄を成し遂げることがそれほど重要であったのか。この点を考えるために，まず，排泄という身体的な営みがどのような意味をもっているかを考えてみよう。

　さまざまな理由から排泄が患者にとって苦痛をもたらすとき，浣腸や尿カテーテルを用いるという医学的処置はきわめて「合理的」であるように思われる。しかし，そうした処置に拒否感を示す患者はまれではない。同様のことは，食という営みにも見受けられる。嚥下が困難になった患者に対して胃ろうを造設しようとしても，患者が拒否することがしばしば生じる。自分自身で食べる，自力で排泄することに拘る患者は「非合理的」であるというべきだろうか。

　この点に関して認識しておくべきなのは，「食事をとること」や「排尿・排便すること」などは，栄養摂取，老廃物の除去という生命の維持に必須の機能を果たすだけではなく，多重の社会的・文化的な意味をもつ人間の営みでもあるということである。

　生まれてまもなくの乳児は，栄養摂取や老廃物の除去を完全に他人に依存してい

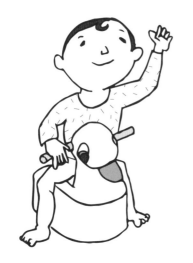

るが，成長する過程で，文化的に定められた決まった仕方でそれらをおこなうことを学んでいく。子どもは食べられるものと食べられないものの線引きの仕方，ある食べ物に対する適切な調理方法，そして食事の作法を学ぶと同時に，養育者の介助なく一人で排泄し，排泄物を処理することを学んでいく。そうした過程で，人は，食事や排泄に付与される独特の社会的な意義も学んでいく。たとえば，誰かと食事を共にすることは，他人との関係をつくりだす重要な手段である。これに対し，排泄は他人から隠れておこなうべき，私秘的な営みとなる（それゆえ，他人に排泄の瞬間をみられるのは「恥ずかしい」と感じるようにもなっていく）。

　社会的・文化的な営みとしての排泄に関しては，人類学者のメアリー・ダグラスが興味深い議論を展開しており，本章で取り上げた症例を理解するうえでも参考になる。私たちは身体から分泌されるもの，たとえば，便や尿だけでなく，汗，唾液，血液なども「汚い」と感じ，それらを除去しようとする。それらは身体の中にある間は特に不快感を喚起することはない。しかし，一度身体の境界から外に出ると，それらは私たちを不快にさせる。ダグラスによれば，身体からの分泌物がわれわれを不快にさせる（「汚い」と感じる）のは，それらが自己とそうでないものとの間の区別を脅かす両義的存在だからである。私たちは，日常生活のなかで念入りに身体の分泌物を除去し，「清潔」を保とうとする。それは，決して「自然」な反応ではなく，両義的なものの脅威を排除するための儀礼である（ダグラス 2009）。私たちは，身体に入るもの（食べ物）や身体から出ていくもの（排泄物，分泌物）を制御し，「自己」と「自己でないもの」との区別，身体の「内」と「外」の境界を文化的に構築し，維持しているのである。

　以上のことを踏まえると，自力で排泄していた人が排泄を介助に依存するようになるとき，その人は，それまで社会で生きるなかで身につけた文化的秩序を覆すような劇的な変化を経験するといえる。「自分の身体」の境界を維持する営みを他者に依存するようになる事態は，自己の存立基盤を揺るがすような事態として経験されうるのである。

3　人生史的出来事としての引退と老人ホームへの入所

　しかし，排泄の介助を受けることに対して，すべての人がDさんと同じように強く拒絶するわけではない。Dさんの自力での排泄への強いこだわりを理解するためには，排泄という営みがもつ社会文化的側面の考察に加えて，Dさんにとってどのような個人的意味をもっていたのかをも理解する必要がある。そのためには，Dさんの病いの経験は人生史という文脈のなかでどのような意味をもつ出来事であったのか，どのような生活環境や社会関係の変化をともなってきたのかを考えなければならない。以下では，症例提示のなかで述べられた事柄のなかから重要と思われる事柄を取り上げてみたい。

　ある出来事が患者の人生についてもつ意味を理解しようとする試みは，どのように成し遂げられるのだろうか。医療の場面に限らず，人はさまざまな場面で自分の経験した重要な出来事を記憶している。そして，それらの記憶を一つのストーリーとして筋書きをもつものへとまとめて他人と共有する。そうした出来事に関するストーリーは，人生についての物語，すなわち，ライフストーリー（→第15章も参照）の一部をも成している。自分の人生に関する物語を他者や自分自身に提示することで，自己自身を理解し，自己アイデンティティを形成する。新たに重要な出来事が生じるたびに，人は自分の人生の物語をつくり直しながら生きていく（クラインマン1996，グッド2001）。

　病いの発症やそれ以降の身体の変化，治療にまつわるさまざまな出来事が患者にとってもつ意味を理解するためには，患者の語りを傾聴し，そうした語りのなかに筋書きを見出そうと努める必要がある。こうした考えは，ナラティブ・ベイスト・メディスン（物語に基づく医療・物語りと対話に基づく医療）の基礎の重要な考えとなっている（グリーンハル＆ハーウィッツ2001）（→第9章・第11章も参照）。以下では，症例提示のなかで述べられた事柄のなかから重要と思われる事柄を取り上げてみたい。

　まず，Dさんにとっての病いの経験が，会社を中心とした「現役」の生活から自宅での療養を中心とした「老後」の生活への移行の経験と不可分であった点があげられる。自分で会社を設立し経営してきたDさんにとって「社長」という会社の組織での地位・役割が，自己のアイデンティティの重要な一部であったことは想像に難くない。しかし，慢性閉塞性肺疾患の悪化のため，もはや「社長」としての職務を果たすことが困難となり退職した。Dさんの言動（「思い残すことはない」など）からは，Dさんが会社の社長としての地位から退いた後，「老後」というライフストー

リーの新たなチャプターをどのように生きていくのかについて，とりたててビジョ
ンらしきものをもっていなかったのではないかという疑念が生じる。

　次に，「老後」の生活への移行，さらに老人ホームへの入所によってDさんの社
会生活に変化が生じた点にも注意すべきである。会社の経営者としてのDさんは，
自分を社員の「面倒をみる」存在とみなしてきた。もちろん，Dさんの妻がDさん
の身の回りの世話を引き受けていたのであって，その意味ではDさんは妻に依存し
てきたのであろう。しかし，Dさんの家庭は，Dさんの妻が認めるように「亭主関
白」の家庭であり，妻への依存は一家の主人としての意識のなかで十分に自覚され
ていなかった可能性がある。Dさんは，施設への入所とともに，介護職員という
「赤の他人」のケアに依存しなければならなかった。

　さらに，Dさん自身やDさんを取り巻く人びとの語りから，「自立的」であるこ
とに価値をおく人生を送ってきたと推察される。排泄という「一人でやるべきこ
と」を他人の介助に「依存」しなければならない状態に対して，Dさんがネガティ
ブな感情を抱いたとしても決して不思議ではない。Dさんは，自らの新たな生活環
境のなかで「赤の他人」のケアに依存して生きるという事態に当惑していた可能性
もある。

　このように，Dさんの自力での排泄へのこだわりは，Dさんのライフストーリー
のなかでどのような意味をもつものであったのかを考えると，次のような解釈が可
能である。すなわち，呼吸苦という身体的苦痛にもかかわらず，Dさんが頑なに自
力での排泄にこだわったのは，他者に根源的に依存しながら死にゆく状況を生きる
ことに対する抵抗の表現だったという解釈である。

4　結末としての死

　一回目のケースカンファレンスではDさんの排泄に対する介助の拒絶はまった
く不合理に見えた。しかし，二回目のケースカンファレンスを通じて，Dさんの人
生史や社会的生活という文脈を参照することによって，Dさんの自力での排泄への
こだわりの意味がより理解可能なものとなった。それは，私たちが，Dさんの人生
をライフストーリーとして理解できるようになり，また，そのDさんのライフス
トーリーのなかに，Dさんの病いの経験や排泄の介助の拒絶というDさんの行動を
位置づけることができるようになったということでもある。

　しかし，Dさんの自力での排泄へのこだわりへの理解が深まるほど，今度は新た

な疑問が生まれてくる。それは，Dさんはなぜ最期はそれを受け入れたのかという疑問である。Dさんは最期にどのような想いで排泄の介助を受け入れたのだろうか。

筆者がG医師に対してこの問いを投げかけたところ，G医師は聞き取りをして，Dさんのケアに関わった人びとが異なった解釈をしていたことに気づいた。G医師は「抗不安薬」の作用で気分が落ち着いたと解釈していた一方，看護師は「諦め」と「意識レベルの低下」と解釈し，介護職員は，「自己の限界の悟り」と考えていた。これらの異なる解釈は，どれも誤りではないかもしれない。しかし，Dさんが平穏に介助を受けながら亡くなっていたことを考えると，医師，看護師，介護職員らが語るDさんの臨終のストーリーとは別のストーリーを語ることが可能かもしれない。

人間は，生まれてから，老い，死にゆく過程において，なんらかの仕方で他者にケアされ，他者に依存しながら生きる。それはまた，自立に非常に強い価値をおいていたように思われるDさんも同様なはずである。Dさんは，人生の最期で排泄の介助を受けることをとおして，他者に依存して生きることへの新たな認識にたどり着いたのかもしれない。

もちろん，これもまた一つのストーリー，一つの解釈にすぎない。それは，G医師や看護師，介護職員らのストーリーに比べて正しいとは限らない。ナラティブ・ベイスト・メディスンで重要なのは唯一の正しいストーリーを探すことではない。医師が患者や家族の語りを傾聴し，生活や人生との関連で解釈しようと試みること，さまざまな可能なストーリーを思い描くこと，必要であれば，それらを患者やその家族，他の医療福祉職とも共有しようと努めること。重要なのは，こうした物語にまつわる作業をつうじて，患者の病いの経験への理解を深め，そのことで治療やケアの質を高めることである。

Take home messages

- 排泄は，生理的欲求を満たす営みであるだけではなく，すぐれて文化・社会的な営みでもある。
- 排泄において他者に依存する状況は，人生史的文脈や社会生活的背景によってさまざまな意味をもちうる。

復習のための小テスト

1　排泄に関して述べた以下の文章のなかから，不適切と思われるものを一つ選びなさい。
　　Ⓐ排泄は生理的な営みであるとともに，社会・文化的営みである。
　　Ⓑひとが身体の分泌物を汚いと感じるのは，自然な反応である。
　　Ⓒひとは，身体の分泌物を除去することで自己とそうでないものの区別，身体の境界の
　　　内と外を境界を維持しようとする。
　　Ⓓ排泄を他人に依存することは，自己の存立基盤を揺るがすような出来事でありうる。

2　医療者が患者やその家族の話を聞くことの意義について，以下のなかから適切なもの
　　を選びなさい。
　　Ⓐ患者やその家族の話を聞く際には，基本的にカルテに記載すべき情報を引き出すこ
　　　とに専心すべきである。
　　Ⓑ患者の人生についての話を傾聴することは，医師の役割ではない。
　　Ⓒ医師が患者や家族の語りを傾聴するのは，そのことによって患者や家族の気分を和
　　　らげ，安心させるためである。
　　Ⓓ医師は，時に患者やその家族の語りを傾聴しながら，患者の人生のストーリーを再
　　　構成し，そのなかで病いがどのような意味をもった出来事であるのかを理解するこ
　　　とに努める必要がある。

もっと詳しく学びたい人のためのブックガイド

斎藤清二（2014）.『関係性の医療学——ナラティブ・ベイスト・メディスン論考』遠
　　見書房
フランク, A. W.／鈴木智之 [訳]（2002）.『傷ついた物語の語り手——身体・病い・倫
　　理』ゆみる出版

【参照文献】
キューブラー＝ロス, E.／鈴木　晶 [訳]（1998）.『死ぬ瞬間——死とその過程について』
　　読売新聞社
グッド, B. J.／江口重幸・五木田紳・下地明友・大月康義・三脇康生 [訳]（2001）.『医療・
　　合理性・経験——バイロン・グッドの医療人類学講義』誠信書房
クラインマン, A.／江口重幸・五木田紳・上野豪志 [訳]（1996）.『病いの語り——慢性の
　　病いをめぐる臨床人類学』誠信書房
グリーンハル, T., & ハーウィッツ, B.／斉藤清二・山本和利・岸本寛史 [監訳]（2001）.『ナ
　　ラティブ・ベイスト・メディスン——臨床における物語りと対話』金剛出版
ダグラス, M.／塚本利明 [訳]（2009）.『汚穢と禁忌』筑摩書房

21
在日外国人患者と向き合う

執　　筆：堀口佐知子
症例提示：大谷かがり
医療監修：宮地純一郎

学修目標：

☐ 医療人類学や医療社会学等の行動科学・社会科学の基本的な視点・方法・理論を概説できる（コアカリ B-4-1-1）。

☐ 病気・健康・医療・死をめぐる文化的な多様性を説明できる（コアカリ B-4-1-2）。

◆ 自身が所属する文化を相対化することができる（コアカリ B-4-1-3）。

☐ 人びとの暮らしの現場において病気・健康がどのように捉えられているかを説明できる（コアカリ B-4-1-4）。

☐ 人の言動の意味をその人の人生史や社会関係の文脈のなかで説明することができる（コアカリ B-4-1-5）。

☐ 経済的側面や制度的側面を踏まえたうえで，医療現場の実践を評価できる（コアカリ B-4-1-11）。

☐ 具体的な臨床事例に文化・社会的課題を見出すことができる（コアカリ B-4-1-14）。

　中部地方にある A 病院は，人口 40 万人の B 市にある公立病院である。この病院に赴任して 1 年になる，ある医師は，これまでの職場ではあまり診たことのない在日外国人の患者と接するようになり，やや戸惑っている。以下は，その医師が提示した日系ブラジル人の担当患者の事例である。このような場合，医療者はどうすればよいのか考えてみよう。1 回目のカンファレンスでは，以下のような症例提示がおこなわれた。

症例提示 1 回目

　Cさん（50歳）は，日系ブラジル人の男性で，20年前に来日し，その後，愛知県内の団地に家族（妻・子ども二人）と暮らしています。派遣会社に登録し，自動車部品製造工場で働いています。昼勤と夜勤を1週間交代でこなしていますが，時給制なので残業を好み，オーバーワークで常に疲れています。

　Cさんは，日常会話に困らない程度の日本語を話せます。数ヵ月前に勤め先の健診で高血圧を指摘され，会社から受診を勧められて私の外来へやってきました。他の合併症や併存症はありませんでしたが，待合室での安静時血圧は160/110と高く，治療の適用と判断した私は，薬による治療が必要であることを多忙な外来のなかで説明し，降圧薬を処方して，朝食後に内服するよう指示しました。しかし，その後の外来においても状況が変わらず，血圧は150–180/90–110と不安定な状態が続いていました。

　病院が混雑していたある日の受診時，「きちんと薬を内服していますか」と尋ねると，Cさんは答えにくそうに，「昼勤の時は朝食後に飲んでいますが，夜勤務の時は，飲んだり飲まなかったりでした」と言いました。この病院に赴任してからこのように服薬状況が思わしくない患者をたびたび診療していた私は，Cさんの話を聞いて，「この患者も病状への理解が不足している」と正直苛立ちました。そして，病状や合併症の重要性を強調すべく，PCでデータを見せながら，「血圧が高く不安定なままだと，脳血管疾患や心疾患に陥る可能性がありま

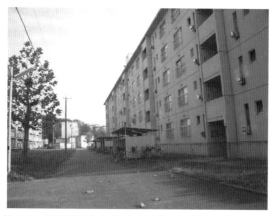

図 21-1　日系ブラジル人が集住する団地（写真提供：大谷かがり）

す」と強い口調でＣさんを指導し，電子カルテにその内容を記録しました。すると，Ｃさんは，「え！　血圧が高いですか！」と驚き，何やら怒った様子で「もう来ない！」とこぼしながら診察室を出ていってしまいました。

> **Q1**　以上が１回目のカンファレンスで提示された内容である。提示された内容のなかで，Ｃさんが毎朝薬をきちんと飲まない理由，また，怒った様子で診察室を出ていった理由に関係のありそうなことは何だろうか。

🔍 人類学・社会学的視点からの問い

１回目のカンファレンスに参加した人類学者は，次のような質問をした。

> ● Ｃさんはいつも朝食に何を食べているのでしょうか。また，１日のうち，どの時間に何回食事しているのでしょうか。
> ● Ｃさんは医師にどのような関わり方を期待しているのでしょうか？

　上記の質問を受け，その後，２回目におこなわれたカンファレンスでは，以下の内容が提示された。

症例提示２回目：追加情報

● Ｃさんが慣れ親しんできた食生活・血圧表記
　同僚のベテラン看護師のＤさんがＣさんに話を聞いたところでは，「夜勤務の時の朝食とはいつのことなのか，正直わからなかった」「朝食はコーヒーだけ飲んで食べないことが多いので，すぐに薬のことを忘れてしまう」と話していたようです。この地域で日系ブラジル人に対する無料健康相談にも携わっているＤさんによれば，この地域に暮らすブルーカラーの日系ブラジル人のほとん

どは，朝食を食べず，コーヒーを飲むだけのようだ，とのことでした。かれら
はこれを日本語では「朝食」といいますが，ポルトガル語では，café da manhã
という表現になり，これはいわゆる朝食ではなく，コーヒーをちょっと飲むと
いう感覚だ，とのことです。また，「ブラジルでは血圧を 15/9 と表記するので，
日本の血圧の表記がよくわからなかった」と言っていたようです。

● C さんが期待する医師の関わり方・C さんの経済事情

看護師 D さんはまた，C さんから「ブラジルの病院では予約ができて待たさ
れることがなかったのに，日本の病院は予約できないから長く待たされる。よ
うやく医者と話せると思ったら，パソコンばかりみてこちらをみてくれないし，
一方通行だ。ブラジルでは，医師が生活のことをよく聞いてくれる」という不
満を聞いていました。C さんはひととおりこのような話を D さんにしたら，話
を聞いてもらえてすっきりしたようで，落ち着いた様子になりました。しかし，
会計をする際，「もっとちゃんと稼いでいれば……」とため息をつきながら帰途
につきました。

D さんによれば，このような不満をもつ日系ブラジル人は多く，また，派遣
会社に登録している日系ブラジル人のなかには社会保険に加入しておらず，診
療費がかさむため，通院を避ける人も多いようです。何か健康上の問題がある
と，まず薬局に行ったりブラジルの薬を独自ルートで入手したりしているよう
です（大谷 2012）。

● C さんのその後

C さんがその後 A 病院に現れることはなく，担当医師も，看護師の D さんも，
C さんがその後適切な治療を受けることができたのか把握できていません。

Q2

❶ C さんはなぜきちんと薬を飲まないのだろうか。

❷ 薬をきちんと飲んでもらうためには医療者として何をすべきだろ
うか。

❸ C さんの継続的な受診を促すためには，医療者として何をすべき
だろうか。

解　　説 ✏

1 「当たり前」を問う自省的・文化相対主義的態度の重要性

　Cさんが薬をきちんと飲まない背景のひとつとして，日本とブラジルにおける「朝食とは何か」という考え方の差異がある。患者の慣れ親しんだ生活習慣に理解を示したうえで，「朝食後」という指導だけでなく，「コーヒーだけ飲んだ後でよいから，毎朝きちんと薬を飲むように」という指導を医師がおこなうことで，服薬行動に変化を起こしうるであろう。あるいは，夜勤のときにいつ飲めばよいかわからないということなので，昼勤・夜勤にかかわらず，一日のうちで一番忘れない時間をCさんに聞いて，毎日同じ時間に飲むように指導するのも有効であろう。重要なことは，できる限り患者の生活スタイルに合わせて，必要な服薬をしてもらうということである。

　また，Cさんの「血圧が高い」という状況について，医師はCさんに十分に伝えられていなかった。今回の事例では，血圧や，血圧の表記に関する「常識」が，医師と患者の間で共有されていなかったことが，コミュニケーションの齟齬につながったといえるであろう。ブラジルなど他国では，15/9，12/8といった血圧の表記が一般的な場合もある（TabletsManual.com 2012）。Cさんのように異文化的背景をもつ患者の場合には，健康・医療観に関する，日本における「当たり前の常識」が必ずしも共有されていないこともありうる，ということを理解することが重要になる。

　このように，異文化的背景をもつ患者にとってハードルとなるのは，必ずしも言語面での困難にとどまらない。日本で当たり前とされているものと，異なる健康観・医療観やその背後にある，食習慣など，生活全般に関する考え方や実践が，医療者・患者間のすれ違いや，患者側の医療者に対する違和感や不信感につながることがある。そしてそうした不信感が高まると，Cさんのように病院と距離を置くようになって通院しなくなってしまうこともある。ここで必要になるのは，異文化に対する理解だけでなく，医療者側が当たり前だと思っている，医療者になってから身につけた医療観，さらにはより広く生活習慣や価値観などが，相手にとってはそうではないかもしれない，と問い直す態度である。このように自分の常識や習慣に対して，普段よりも鋭敏に注意を向けて，相手には通用しないかもしれないと問い直す態度を人類学では「自省性（自己再帰性）（self-reflexivity）」という（北村 2013: 30–33）。「自分のほうが正しい」というかたちで，一方通行的な指導をしてしまうと，

信頼関係の構築が難しくなる。また，「自分のほうが正しい」という意識がなくても，この事例のように相手からの質問を引き受ける姿勢が十分でない場合には，結果として自文化の常識や習慣を押しつけてしまい，必要な治療への大きな障壁になってしまう。

　こうした自文化中心主義（エスノセントリズム）を慎み，文化に優劣をつけない，個別文化の独自性と対等性を強調した姿勢を人類学では「文化相対主義」とよび，大切にしている（→第18章・第23章も参照）。この思想の普及に貢献したハースコヴィッツによれば，文化相対主義の原理とは「人間は自分が成長の過程で身につけた文化に基づいて経験を解釈するのであり，そのように特定の文化に色づけされた経験からさまざまな判断を導き出すというものである」（沼崎 2009: 776）。文化相対主義的な考え方によれば，「どんなに自分たちの生き方と異なるものであっても，ほかの文化が価値を置く生き方を均しく尊厳あるものとして認めるべき」（沼崎 2009: 777）なのである。医療者も，文化相対主義的な態度をとり，患者のもつ文化に関心を抱き，示すことで，文化を異にする患者とのコミュニケーションの扉が開かれていくであろう。なお，ここでいう文化は，「日本」「ブラジル」といった国民文化のレベルだけでなく，「この地域の文化」「この病院の文化」「この診療科の文化」「この世代の文化」などというかたちで，あらゆる切り口に見出すことのできるものであろう。

2 ステレオタイプの問題

　このように，ある文化やカテゴリーの人びとがもつとされる傾向について学び，理解を深めることは重要だが，他方で，「○○人は XX である」「この世代の人は XX である」といったステレオタイプにとらわれすぎることで，その文化に属する人びとの多様性を見失い，むしろ個人どうしの関係のなかで誤解が生じてしまう場合もある。当該文化に属する人がみな，ある傾向を共有しているとは限らないのであり，人びとの行動や考え方は常に変容しうるものである。人類学では，人種や民族，性，階級などの各カテゴリーに共通で不変の性質（本質）が実体的に把握できるとする考え方を「本質主義」（essentialism）と批判的によぶ。そして，ステレオタイプ化された本質主義的言説の流布により，当該カテゴリー内部の多様性や境界領域の存在の排除・抑圧につながることや，歴史的変化が否定される危険性に注意を促している（飯田 2016: 378–379, 小田 2002: 178–179）。こうした批判的立場に立脚すれば，「ブラジル人は，みな朝食をコーヒーだけで済ませる」などと決めつけてしまうことは避け

るべきである。ブラジル人に限らず，投薬の際には食生活について積極的に聞いたうえで，患者それぞれの生活にあったアドバイスをすることが重要ではないだろうか。

3　受診行動の背景にある経済的・制度的側面への留意

　また，患者の不信感や受診忌避行動の裏には，文化の相違の問題だけではなく，今回の事例のように，病院の外来システムの違いや，社会保険の問題など，制度的な問題や経済的な状況が絡んでいることもある。患者の受診行動の背景にある，経済的側面，制度的側面を捉え，必要に応じて，他職種と連携しながら患者のウェルビーイング（well-being: 個人・事物・共同体における「心地よい生」，健康・福祉）を生活面から支える体制を整えることも必要になる。たとえば，病院内の看護師，薬剤師，ソーシャルワーカーなどから教えてもらうなどしながら，ともに地域で患者のウェルビーイングを支える姿勢が重要となるであろう。

Take home messages

- 異文化的背景をもった患者に接する時，医師自身が抱いている「当たり前」を問い，自分自身が身につけた考え方や文化を自省的に見つめ直し（自省性・自己再帰性），相対化する程度が重要である。
- ある文化の傾向を個人が必ずしも共有しているとは限らないため，異文化的背景をもった患者の考え方や行動を「文化の違い」と決めつけない態度も重要である。

復習のための小テスト

1　医師として，異なる文化的背景をもった患者と接する際にとるべき姿勢や態度として不適切なものを一つ選びなさい。
　Ⓐ文化相対主義的な視点に基づき，患者のもつ文化に関心を抱き，尊重する姿勢を示す。
　Ⓑ医師である自分自身が「当たり前」と思っている医療観などを問い直す姿勢をもつ。
　Ⓒ患者は日本に暮らしているのだから，日本のやり方に慣れてもらうのが当然である。
　Ⓓ医師である自分が，無意識的に自文化の常識や習慣を押しつけてしまうことに自覚的になる。

2 「本質主義」に関する説明として適切なものを一つ選びなさい。
　Ⓐ自文化の常識や習慣を押しつける態度を「本質主義」とよぶ。
　Ⓑ人種や民族，性，階級などの各カテゴリーに共通で不変の性質（本質）が実体的に
　　把握できるとする考え方を「本質主義」と批判的によぶ。
　Ⓒ「本質主義」は，文化が常に変容していくものという考え方を前提としている。
　Ⓓ「本質主義」的な見方をとおして，カテゴリーのなかの多様性に対する理解や配慮
　　が深まる。

もっと詳しく学びたい人のためのブックガイド

太田好信（2010）．『[増補版] トランスポジションの思想――文化人類学の再想像』世
　界思想社
瀬川昌久［編］（2018）．『越境者の人類学――家族誌・個人誌からのアプローチ』古今
　書院

【参照文献】

TabletsManual.com（2012）．Normal Blood Pressure Values.〈http://www.tabletsmanual.com/wiki/
　read/normal_blood_pressure_values（最終確認日：2019年6月7日）〉
飯田淳子（2016）．「意見――武士道プロフェッショナリズムと本質主義について」『医学教
　育』47(6)：377–380.
大谷かがり（2012）．「リーマンショックによってブラジル人はどのようなことに困難を感
　じているのか――豊田市保見団地でのフィールドワークから」『JICA横浜海外移住資
　料館研究紀要』7: 105–115.
小田　亮（2002）．「本質主義と構築主義」綾部恒雄［編］『文化人類学最新術語100』弘文堂，
　pp. 178–179.
北村　文（2013）．「自己再帰性――他者へのまなざし，自己へのまなざし」藤田結子・北
　村　文［編］『現代エスノグラフィー――新しいフィールドワークの理論と実践』新
　曜社，pp. 30–32.
沼崎一郎（2009）．「文化相対主義」日本文化人類学会［編］『文化人類学事典』丸善，pp.
　776–779.

22
自己投薬による中絶を
引き起こす文化と環境

執　　筆・症例提示：浜田明範

医療監修：伊賀健太朗

学修目標：

☐ 医療人類学や医療社会学等の行動科学・社会科学の基本的な視点・方法・理論を概説できる（コアカリ B-4-1-1）。

☐ 病気・健康・医療・死をめぐる文化的な多様性を説明できる（コアカリ B-4-1-2）。

☐ 文化・ジェンダーと医療の関係を考えることができる（コアカリ B-4-1-6）。

◆ 国際保健・医療協力の現場における文化的な摩擦について，文脈に応じた課題を設定して，解決案を提案できる（コアカリ B-4-1-7）。

◆ 経済的側面や制度的側面を踏まえたうえで，医療現場の実践を評価できる（コアカリ B-4-1-11）。

☐ 具体的な臨床事例に文化・社会的課題を見出すことができる（コアカリ B-4-1-14）。

　いわゆる開発途上国では，医薬品の自己投薬によって中絶を試みる女性たちが多くみられる。そのなかには，痛ましい事故で命を落とす人も珍しくない。どうすれば悲劇的な事故を減らすことができるのだろうか。以下は，国際協力の専門家として西アフリカのガーナ共和国の保健省に派遣された医師である X さんが，日本に一時帰国した際に，国際保健に関心をもつ医療者や人類学者，社会学者が集まる勉強会で提示した事例である。

事例提示 1 回目

　赴任して間もないある土曜日の昼過ぎ，職場の同僚である現地の助産師を自宅でのランチに招くことになりました。車で迎えにいったその助産師と自宅に向かっていると，赤い服と黒い服を着た現地の人びとが大勢路上に出て嘆き悲しんでいました。何があったのかと同僚に聞くと，葬式がおこなわれているのだろうといいます。車の窓から葬式がおこなわれている広場を見ると，死者はまだ年若い少女のようでした。それを見た同僚は，「ほら，これがこないだ会議で話題にあがった問題だよ」と教えてくれました。

　先日の会議で話題になっていたのは，自己投薬によって人工妊娠中絶を試みる女性についてでした。会議では，現在のガーナの人工妊娠中絶について，以下のような概要が共有されました。2007 年におこなわれた調査によると，19歳以下の妊婦の 16.2％が中絶を選択しています。また，5 年以内に中絶を経験した 15 歳から 49 歳の女性を対象にした質問では，医師や助産師によって中絶が行われたという回答は全体の 60％ に過ぎず，施術がおこなわれた場所についても病院や診療所という回答は全体の 59％ に過ぎません。施術をおこなった者としては，妊婦自ら（10％）・親族や友人（9％）・薬剤師（6％）・薬屋の店主（10％）・伝統的治療者（4％），施術場所としては自宅（30％）や知人の家（3％）と回答されています（GSS et al. 2009: 74, 84, 85）。

　今はガーナの保健省で働いているものの臨床経験もあるその同僚の助産師によると，自己投薬で中絶を試みて大量に出血して病院に運び込まれる少女は体感的にはそれなりに多いといいます（ちなみに，日本で活動している産科医によると，中絶後に出血して病院に運び込まれるケースは日本でも一定数あるので，ガーナなどの開発途上国で特別多いのかどうかには慎重な判断が必要とされるとのことです。この辺りの事情を正確に判断するために必要なガーナの統計データは不在なのですが，このこと自体が，国際保健に関わる際の困難でもあります）。また，上記の調査は，中絶を経験した後も生き残った人だけが回答していることや，一般的に中絶を秘密にしている人も多いため，危険な方法で中絶を試みている人はこの調査の結果以上に多いのではないかと述べています。実際，別の調査では，妊娠関連死のうち死因が明らかになっている人（n=494）の 6％ が安全でない中絶の結果によって亡くなっているとされています（GHS 2017a: 94-96）。

　このような現状に心を痛めた X さんは，どうすれば自己投薬によって中絶す

るという危険な試みを減らせるのかを考えはじめました。現地の同僚たちはこの問題意識を共有してはいますが，日常的な業務に忙殺されており具体的な対策を検討する余裕はないようです。また，根本的な問題は貧困と知識不足にあるとも考えているようです。

> **Q1** 以上が1回目のカンファレンスで提示された内容である。提示された内容から，以下のことを考えてみよう。
> ❶ ガーナで自己投薬による中絶をする少女たちはどのような問題を抱えており，それは何に由来していると考えられるだろうか？
> ❷ 自己投薬を通じて中絶を試みる少女を減らす取り組みを検討するために，医療者は他にどのようなことを知る必要があるだろうか？

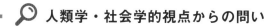

人類学・社会学的視点からの問い

1回目のカンファレンスに参加した人類学者・社会学者は次のような質問をした。

> ● 少女たちは自己投薬する医薬品をどこで入手したのでしょうか？
> ● 少女たちが服用している医薬品は具体的には何なのでしょうか？
> ● 少女たちはなぜ中絶するために病院に行かないのでしょうか？
> ● そもそもどうして少女たちは中絶を望むのでしょうか？
> ● 少女たちが妊娠する背景に，レイプや売春などはあるのでしょうか？
> ● 中絶を秘密にしている人が多いということですが，どうしてでしょうか？
> ● 中絶にかかる費用はどれくらいの差があるのでしょうか？

　上記の質問を受け，Xさんはガーナにいる同僚の助産師に電話をかけ，できる限りの情報を引き出しました。その後，2回目におこなわれたカンファレンスでは，以下の内容が提示されました。

事例提示 2 回目：追加情報

- 少女たちは自己投薬する医薬品を町中の薬屋さんで入手しているそうです。
- 少女たちが具体的にどんな医薬品を服用しているのかははっきりしないそうです。
- 少女たちは妊娠していることや中絶していることが周囲に発覚することを恐れて病院を避けているようです。病院や診療所の建物の構造上，日本のように患者のプライバシーを完全に守るのは難しいようです。
- 少女たちが中絶を望む理由はケースバイケースなので一概にはいえないものの，妊娠したら高校や大学を辞めなければならないことや，所属しているキリスト教会が処女性を重視する宗派の場合には周囲の人から咎められるのを恐れるケースがあるようです。また，経済的に出産や育児に不安を抱えている場合が多いようです。
- 当該地域でレイプや売春がまったく無いわけではないですが，特に農村部においてはそれらの行為は一般的ではありません。多くの場合，少女たちは恋愛関係にある男性との間で妊娠しているようです。
- 中絶を秘密にしている理由は，上記のとおり，周囲から咎められるからのようです。
- 医薬品を用いて中絶をする場合，コストは数百円以下で済みます。病院で手術を受ける場合には数万円かかることもあり，これは簡単に用意できる額ではありません。

> **Q2**　少女たちは，医療者との関わり合いをもたずに，薬屋で買った医薬品で中絶を試みている。妊娠や中絶を周囲に相談していないケースが一定数みられる背景には，処女性を重視するキリスト教会の宗派の影響がみられ，妊娠や中絶，女性に関する文化的な意味づけも存在している。上の追加情報を踏まえ，この問題に対処するには，どのような方策があるだろうか？

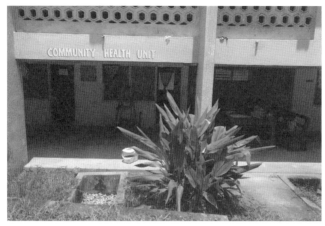

図 22-1　ガーナの診療所。母子保健の待合室は建物の地階部分に設置されている。間仕切りとなる
壁などがないため，診察を待っている人の姿は遠くからもよく目立つ。2019 年 8 月 26 日
ガーナ南部プランカシ町にて浜田撮影。

解　説

1　自己投薬による中絶と教育的アプローチの限界

　いわゆる開発途上国では，安全でない中絶をおこなっている女性が少なくない。
WHO の推計では，2008 年に安全ではない中絶を試みた女性の数は世界全体で 2160
万人にのぼり，その大多数を占める 2120 万人は開発途上国の女性だとされている。
さらに，そのうち 4 万 7 千人が中絶を試みた結果命を落としたとされる（WHO
2011）。

　安全でない中絶にはさまざまなやり方が存在するが，そのなかには，事例でも言
及されていた自己投薬による中絶という方法が存在している。この方法に関する医
療人類学者による最初期の報告としては，1980 年にマーク・ニッチャーが発表した
論文がある。彼によると，インドの女性たちはアユールヴェーダに由来する身体観
に基づいて，無月経に対して処方されるホルモン剤を，中絶を誘発する目的で服用
しているという。EP 合剤（エストロゲンとプロゲスチンの配合剤）のようなホルモン
剤を緊急避妊法として用いることは，先進国でも一般的に使用されているレジメン
ではあるが，ここでは女性たちが医師の処方を受けることなく自己投薬していると
いうのである（Nichter 1980）。また，シルヴィア・デ・ゾルドは，安全な中絶に用い

られているミソプロストールの妊娠中絶薬としての効能が，中南米の女性たちが自己投薬するなかで発見されたことを丁寧に記述している（De Zordo 2016）。このような自己投薬はときに悲劇的な事故を引き起こすことがある。筆者自身も，ガーナでの現地調査をするなかで，自分で中絶を試みて亡くなった女性を二人みているし，死ぬことはなかったものの大量に出血して体調を壊した友人が3人いる（もちろん，薬剤の濫用による事故自体は必ずしも開発途上国に限定されるわけではないので，日本で診療をおこなう際にも注意する必要がある）。

　そのような事態に遭遇するたびに，どうしてそんな危険なことをしてしまうんだろうとやるせない気持ちになる。周囲で大変な経験をしている人がいることを彼女たちもよく知っているはずなのに。まずは診療所や病院に相談にいけばいいのに。どうしてそんな「愚か」な選択をしてしまうのだろうと。もちろん，現地の医療者も手をこまねいているわけではない。地域保健看護師たちは，学校を巡回して，早期の妊娠を避ける必要や性感染症のリスク，避妊の方法についての説明を定期的におこなってもいる。ただし，そのような，教育的アプローチがそれほど効果をあげていないようにみえることもまた事実である。人びとに「正しい」知識を注入すれば問題を解決できるという前提そのものに限界があるからである。

　人類学や社会学では，人間がある特定の行為を選択する理由を，たとえば判断ミスや無知というような形で個人の能力や性質に還元するのではなく，彼女たちの周囲にいる人間との関係や，彼女たちの認識，彼女たちが置かれている環境との関係で理解しようと試みる。私たちにとって「愚か」だと思える選択をする背景には，やむにやまれぬ事情があるのかもしれない。医学的に「正しい」選択をおこなえないのには理由があるのかもしれない。そもそも，医学的に「正しい」ことが，人びとがより良い生を営むためには正しくないのかもしれない。まずは，彼女たちの選択が何によって可能になっているのかを丹念に解きほぐしていこうとするのである。

2　医薬品流通の多様性

　まず押さえておかなければならないのは，彼女たちが自己投薬に用いる医薬品をどこで入手しているのかということである。

　事例の舞台となっているガーナだけでなく，アフリカ・ラテンアメリカ・東南アジアや南アジアの各地では，そもそも医薬品の流通経路が欧米や日本とは大きく異なっている。それらの地域では，医薬品は，医師の処方に基づいて薬局で購入され

るだけではなく，非公式の薬売りの営む露店や行商などでも販売されていることがよく知られている（メルローズ 1987）。薬屋では，抗レトロウイルス薬や抗結核薬など厳密に管理されている医薬品を除いて，注射や抗生物質を含めた非常に広範な種類の医薬品が販売されている。

このような医薬品の野放図な流通を統制しようという試みもみられるが，そもそも医師や看護師，薬剤師の数が圧倒的に少ない（2016 年のデータでは，日本の 10 万人あたりの医師数が 251.7 人（厚生労働省 2017）であるのに対し，ガーナでは 11.8 人である（GHS 2017b））なかで，医薬品の流通を医師や薬剤師の統制下におこうとすると，今度は逆に下痢などによって軽微な感染症で命を落とすケースが頻発しかねない。そのため，欧米や日本で一般的な処方制度に基づく医薬品の流通体制が実現されていない地域に，医学的に「正しい」とされる処方制度を一足飛びに導入することの正当性については疑問も呈されている（e.g. Whyte 1992）。いずれにしても，私たちが常識だと考えるような医薬品の流通システムが整備されていない地域が，世界中にはたくさんあることは忘れてはならない。

ガーナで自己投薬をおこなっている少女たちも，石鹸を購入するのと同じくらい気軽に，抗生物質や解熱剤，それにピルや中絶に用いる医薬品を薬屋で購入することができる。これは，文化の差異というよりは，医薬品の統制された流通システムを国内にいきわたらせることができるだけの資源を確保できないという政治経済的な状況の差異（ここでは特に国家財政の貧弱さ）に由来している（浜田 2008）。

3 妊娠や中絶に対する意味づけの差異

医薬品が容易に入手可能だとしても，そもそも中絶をしようと思わなければ自己投薬による事故は起きえない。あるいは，中絶をしようと考えたとしても病院や診療所で助産師に相談しないのはなぜなのだろうか。これらの疑問に答えるためには，妊娠や中絶についての文化的な意味づけや法的な位置づけが日本におけるそれとは異なっていることを理解しておく必要がある。

たとえば，事例の舞台となっているガーナ共和国では，人工妊娠中絶は，母体の健康を守る場合やレイプされた場合，胎児が障害を抱えている場合には法的に認められているが，社会的・経済的な理由による中絶や女性の希望に基づく中絶は違法である。また，妊娠すると高校や大学から退学へと追い込まれるケースもよくみられる。

　さらに，特に南部ではキリスト教の影響力が強く，多数の宗派が信仰を集めている。そのなかには婚前交渉や人工妊娠中絶に対する否定的な立場をとっている宗派も少なくない。現地には，敬虔なキリスト教徒が私たちが想像する以上に多く，毎週日曜日には教会に多数の人が詰めかける。また，教会は互助組織としての側面ももっており，同じ教会に属している者の間では病気や家族の死に際して金銭や物財を贈りあう相互扶助がおこなわれる。このような親密な人間関係が濃密に展開している状況のなかで，自分の所属している宗派で禁止されていることをおこなったという事実を大っぴらにすることは，大きなリスクをともなう。彼女たちにとっては，妊娠や中絶を周囲に隠すことこそが「正しい」選択なのである。妊娠そのものや中絶したという事実を多くの人が秘密にしたがる背景にはこのような，妊娠や中絶に対する否定的な意味づけが存在する。

　加えて注意しておきたいのは，多くの病院や診療所では，必ずしも患者のプライバシーが確保されているわけではないということである。これは，医療従事者の注意不足というよりも，施設の建物の構造上の問題が大きい。とりわけ，田舎の病院や診療所では，スペースの関係上，誰が産婦人科や母子保健ユニットに相談にいっているのかが外から丸見えになっているところも少なくない。そのような場所に年頃の女性がいれば，かなりの高確率ですぐに理由を邪推され，町中の噂になってしまうし，人びとはそのことを恐れている。妊娠や中絶を秘密にしたいと考える人にとっては，病院や診療所は必ずしも受診しやすい場所にはなっていないのである。もちろん，建物を改修するなどして，プライバシーを確保できる体制を整える必要は意識されている。しかし，それに必要とされる資源は，まずは，新しい施設を建設するために振り分けられているのが実情である。

4　医学を超えた解決に向けて

　このように，国際保健の現場では，文化的・制度的・経済的な制約によって，医学的に正しいことを実現することが困難な場合が少なくない。そのような場合，医学的な解決だけでなく，文化的・制度的・経済的な制約をどのようにして取り除くことができるのかを検討する必要がある。

　ただし，これを実現するためには，多くの相手との粘り強い交渉が必要になる。中絶や妊娠を非難しないように教会関係者によびかけたり，退学を強要しないように学校に迫ったりすることは，学校で少女たちに妊娠や中絶のリスクについて説明

するよりもはるかに困難な作業である。産婦人科を訪れる患者のプライバシーを確保するために，たとえばカーテンなどを配置して導線を工夫することはできるかもしれないが，それぞれの建物の構造に応じてさまざまな工夫が必要になるだろうし，そもそもどうにもならないケースも出てくるだろう。改修のための予算を確保するためには，役所だけではなく国際 NGO などの協力が不可欠になるだろう。最貧国の一つとされるハイチで長年にわたり粘り強くこのような活動を続けてきた医師・人類学者である，ポール・ファーマー（2014）の仕事が参考になるかもしれない。

　このように，特に開発途上国の医療について考察することで，日本の医療では「当たり前」とされている文化的・制度的・経済的前提について改めて気づくこともできるだろう。日本の医療現場について考える際にも，医学的な解決を模索する一方で，とりわけ臨床が依拠している制度が，誰によっていつどのように構築されたものであり，また維持されているのかについて想像する準備をしておくことは，現場で働く医師にとっても必要なことであろう。

Take home messages

- 政治経済的な制約から医学的な理想論が実現できないことがある。
- 単に医療技術を用いるだけでなく，文化的・制度的・経済的な側面に対するアプローチも検討する必要がある。

復習のための小テスト

1　開発途上国の自己投薬を通じた中絶に関する説明として，不適切なものを一つ選びなさい。
　Ⓐ安全な中絶に用いられているミソプロストールの妊娠中絶薬としての効能も自己投薬を通じて発見された。
　Ⓑ自己投薬をおこなう少女たちには，病院や診療所にかかれない理由がある。
　Ⓒ自己投薬を通じた中絶がおこなわれる背景には，医薬品が容易に入手可能なことがある。
　Ⓓ自己投薬を通じた中絶は，学校で少女たちにリスクを説明することで防ぐことができる。

2 国際保健や医療協力に関わる医師がとるべき態度として，最も適切なものを一つ選びなさい。
Ⓐ国際保健や医療協力の現場は日本の医療現場とは大きく状況が異なるので，そこで学んだことを日本の医療現場に応用する必要はない。
Ⓑ現地の同僚と協力しながら，現地の文化的・制度的・経済的文脈を充分に把握できるように努力する。
Ⓒ医学的な解決以外の解決方法については，それぞれの分野の専門家に任せて，医師は医学的な解決方法だけを追求すべきである。
Ⓓ日本で学んだやり方を現地の医療者に伝えることを最優先させるようにする。

もっと詳しく学びたい人のためのブックガイド

ファーマー, P.／岩田健太郎［訳］（2014）.『復興するハイチ——震災から，そして貧困から　医師たちの闘いの記録2010-11』みすず書房
メルローズ, D.／上田昌文・川村暁雄・宮内泰介［訳］（1987）.『薬に病む第三世界』勁草書房

【参照文献】

De Zordo, S.（2016）. The biomedicalisation of illegal abortion: The double life of misoprostol in Brazil. *História, Ciências, Saúde-Manguinhos*, 23(1): 19–35.
Ghana Health Service（2017a）. *2016 annual report*.
Ghana Health Service（2017b）. *The health sector in Ghana: Facts and figures 2017*.
Ghana Statistical Service, Ghana Health Service & Macro International （2009）. *Ghana maternal health survey 2007*.
Nichter, M.（1980）. The layperson's perception of medicine as perspective into the utilization of multiple therapy systems in the Indian context. *Social Science and Medicine*, 14(4): 225–233.
Whyte, S. R.（1992）. Pharmaceuticals as folk medicine: Transformations in the social relations of health care in Uganda. *Culture, Medicine and Psychiatry*, 16(2): 163–186.
World Health Organization （2011）. *Unsafe abortion: Global and regional estimates of the incidence of unsafe abortion and associated mortality in 2008. 6th ed.*
厚生労働省 （2017）.「平成28年 （2016年） 医師・歯科医師・薬剤師調査の概況」
浜田明範 （2008）.「薬剤の流通をめぐるポリティクス——ガーナ南部における薬剤政策とケミカルセラー」『文化人類学』73(1): 25–48.
ファーマー, P.／岩田健太郎［訳］（2014）.『復興するハイチ——震災から，そして貧困から　医師たちの闘いの記録2010–11』みすず書房
メルローズ, D.／上田昌文・川村暁雄・宮内泰介［訳］（1987）.『薬に病む第三世界』勁草書房

23
「死体」をめぐって生じた文化摩擦

執　筆・症例提示：吉田尚史

医療監修：忽那賢志

学修目標：

☐ 医療人類学や医療社会学等の行動科学・社会科学の基本的な視点・方法・理論を概説できる（コアカリ B-4-1-1）。

☐ 病気・健康・医療・死をめぐる文化的な多様性を説明できる（コアカリ B-4-1-2）。

◆ 自身が所属する文化を相対化することができる（コアカリ B-4-1-3）。

◆ 国際保健・医療協力の現場における文化的な摩擦について，文脈に応じた課題を設定して，解決案を提案できる（コアカリ B-4-1-7）。

☐ 具体的な臨床事例に文化・社会的課題を見出すことができる（コアカリ B-4-1-14）。

　国際保健・医療協力の現場では，日本では診ることのない感染症が含まれる。本事例で提示するペストはその一例である。アフリカ地域に属する島国マダガスカルでは，ペストは風土病である。ペスト患者は，毎年の流行期（8月から翌4月の間）に報告される。「黒死病」として恐れられたペストは，世界を見渡すと，過去の出来事ではないのだ。その筆頭が，アフリカ大陸の南東部インド洋に浮かぶ世界第4位の巨大島，マダガスカルである。マダガスカルは観光資源が豊富で，固有種の動植物がたくさんいる。バオバブ（図23-1）は，マダガスカルを象徴する植物であり，キツネザルも有名だ。旅行するのに楽しい国だが，ペストがあるのも事実である。

　2017年，マダガスカルで肺ペストの流行をみた。シーズンの早い時期から，人口が集中する首都アンタナナリボにおいて，肺ペストが流行して大きな問題となった。いつもは腺ペストが主流で，人から人への感染性は低いのだが，肺ペストは人から

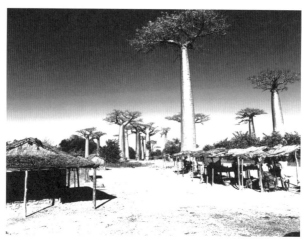

図 23-1　バオバブ街道

人への感染があるため注意が必要である。

　あなたは，現地の国際保健機関に勤務する日本人医師である。当国保健省の人た
ちと協力して，この課題に立ち向かわねばならない。次に示すのは，都市部におけ
る肺ペストの流行時，カンファレンスであなたの同僚から提示されたケースの内容
である。

事例提示1回目

　2017年8月23日，東部沿岸都市であるトアマシナ（Toamasina，図23-2）出
身の30代男性が，首都近郊の中央高地を訪問した後，急な高熱などマラリア
感染に似た症状を呈しました。この男性は，8月27日には首都アンタナナリ
ボ（Antananarivo，図23-2）を経由して，地元東部沿岸都市行きの乗合タクシー
に乗車しました。その移動中，咳・痰などの呼吸器症状を呈した後，全身の状
態が悪化して，同27日に死亡したのでした（WHO Report1 2017，吉田2019: 67）。
　男性が死亡した町の県立病院では，この男性がペスト患者とは把握していな
かったため，遺体に対して安全面での配慮をすることはありませんでした。ま
た男性の遺体は，感染防止の対策をされることなく，地元東部沿岸都市まで運
ばれ，葬儀がおこなわれました。乗り合いタクシーの中で乗客が過度に密集し
ていたこと，感染防止の対策をせずに遺体を直接に触った者がいたことで，

シーズンで最初のペスト患者である先の男性から，人から人へのペスト菌感染が拡大したのでした（WHO Report1 2017，吉田 2019: 67）。

2週間以上経った9月11日，ようやくペスト感染が大量発生しており，すなわちアウトブレイクが起こっていることがわかりました。呼吸器不全のあった40代女性が，首都アンタナナリボの病院にて死亡し，ペストであることが確認され，さかのぼって，先の男性から，この女性にまで感染が及んでいたことが調査で明らかになったのです（WHO Report1 2017，吉田 2019: 67）。その後，ペスト感染は拡大を続けて，アンタナナリボ，

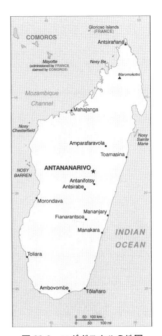

図23-2　マダガスカルの地図
（https://legacy.lib.utexas.edu/maps/cia16/madagascar_sm_2016.gif）

トアマシナといった都市部を中心にして，とりわけ肺ペストが問題となりました。次の図23-3からも，9月下旬以降，肺ペスト症例が急増している状況がわかります。

ペストは，ペスト菌の感染によって発症します。感染経路や症状などによって，腺ペストと肺ペストの二つに大きく分けられます。現在，どちらのタイプも，抗生剤で治療可能な病気となっています。なお肺ペストに感染した患者は，速やかに抗生剤投与による治療を受けないと，通常は死に至ります。

例年，マダガスカルでは腺ペストが雨季に入ると流行します。ペスト菌を保有するネズミを根絶できないせいで毎年流行っています。ペスト菌は，ネズミなどの小さな哺乳類と，その動物に住みついたノミの中に存在しています。腺ペストは，ペスト菌を保有するネズミからノミを媒介して生じるのが典型です。ノミの刺し口からペスト菌は人の体内に侵入して，人に感染します。その後，近接のリンパ節が侵されて，ついで鼠径や腋窩のリンパ節が腫大します。

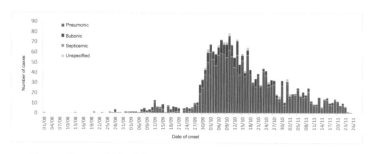

図 23-3　肺ペスト症例の分布　8 月 1 日〜 11 月 26 日（WHO Report14 2017: 2）

　肺ペストが，もうひとつのタイプです。腺ペストが進行すると，ペスト菌が
やがて肺まで到達し，肺炎を起こすと肺ペストとよばれます。肺ペスト患者の
喀痰にはペスト菌が多く含まれており危険です。人から人に飛沫し，感染を拡
げます。

　10 月 19 日の新聞によれば，首都アンタナナリボで，ペスト患者の「死体」
をめぐって住民と当局の間で争いが起きて問題になっています。ペスト菌の感
染を拡大させないため，衛生担当局の担当者は，衛生上の規則にのっとって，
ペスト患者の「死体」を回収しています。感染拡大を防ぐために，政府が定め
た墓地に埋葬するのです。しかし遺族は，遺体を当局に渡すことを拒み，政府
の方針に従おうとしないため，激しい争いが起きているのです（L'Express de
Madagascar 2017）。

　このようななかで，どうすればペスト感染の拡大を防ぐことができるので
しょうか？

Q1　以上が 1 回目のカンファレンスで提示された内容である。

❶住民側が死体を保健省に引き渡すことを拒む理由に関係のありそ
　うなことは何だろう。

❷住民側が死体を保健省に引き渡すことを拒む理由や，保健省がどう
　すればよいかを考えるためには，他にどのようなことを知る必要が
　あるだろうか？

🔍 人類学・社会学的視点からの問い

1回目のカンファレンスに参加した人類学者は，次のような質問をした。

- ●「死体」は，保健省側にとってはペスト菌の感染源となりうるため，撤去すべき対象ですが，住民にとってはどうでしょうか。
- ●住民側は，死んだ家族について，どのような想いをもっているでしょうか。

事例提示2回目：追加情報

　マダガスカルでは一般的に，「死体」は祖先となる大事な死者です。そのため，遺体を近い親族が引き取って故郷まで運び，祖先の集合墓（図23-4）に埋葬します。先の死亡した男性のケースでも，遺体は，死亡先の病院から故郷の東部沿岸都市まで運ばれました。住民にとっての「死体」は，故郷の代々の集合墓に埋葬して先祖として弔うべき対象であるといえます。

　11月27日，マダガスカル政府は，都市部での肺ペスト流行が終結したことを宣言しました。最終的には，死者209名，全2417症例にまで被害は拡大しました（WHO Report14 2017）。

Q2

❶なぜ住民側は死体を保健省に引き渡すことを拒むのだろうか。

❷このような場合，医療者はどうすればよいだろうか。

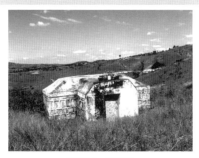

図23-4　集合墓

解　説　✎

1 文化相対主義

　感染症対策の現場では，さまざまな立場の人びとが関わる。異なる文化圏からやってきたあなたは外部者であり，医療専門家であることから，地元マダガスカルの生活者である住民に接する際，決定的な対立を生むこともありうる。上に述べた「死体」をめぐって生じた文化摩擦もその一例である。こうした場合，医療者の立場だけでなく，地元の住民の価値観を尊重し，生活者であるかれらに寄り添わなければ，良かれと思っておこなう感染症対策にあっても，摩擦を生じる可能性が出てくる。

　このような状況において重要な考え方に，文化相対主義がある。文化相対主義とは，人々は，独自の生活様式をもった各々の文化に属しており，それら文化は平等であるという考え方である（→第18章・第21章も参照）。そのため文化と文化の差は，尊重されるべき習慣の違いとして理解される。文化相対主義は，異質の他者への寛容の精神に基づいた異文化に接する時の構えなのである。この人類学における基本的な世界観は，19世紀末から20世紀前半にかけてアメリカで打ち立てられた（桑山2018）。

　本事例における，ペスト感染で死んだ人は，生物学的には人から人へと感染を拡げる危険性を孕んだ「死体」である。他方，住民にとって，「死体」は単なる死者ではなく，先祖であって，親族のネットワークにおいて重要な位置にあり，価値づけられている。故郷にある先祖伝来の墓に埋葬されることは，住民にはとても重要である。なぜなら人びとの生は，生物学的な死によって途絶するのではなく，祖先への道行きの途上をなすと考えられているからである。死者は，故郷の墓に埋葬されることによって，はじめて祖先としての位置づけを与えられる。また遺族は，死者を故郷の墓に埋葬することで，遺族としての義務を果たす。死んで墓に埋葬されないということは，死にゆく人にとっても遺族にとっても，心理的に大きな負担をともなうのである。祖先とは，子孫に祝福と加護を授け，安寧を保障してくれる存在である。その一方で，先祖の位置づけを得ることのない死者は，生者を祟り，生者を脅かしかねない存在なのである（森山2013）。文化相対主義に基づき，このようなことを理解すれば，人びとが死体を保健省に引き渡すことを拒む理由は明らかであろう。

2 自文化中心主義

　元来，文化相対主義は，近代西洋に対する批判的な意味合いが含まれている。感染症対策を担う生物医学は，近代西洋で生まれた。ペスト拡大を防ぐことを最優先にする生物医学中心主義的な「医療者の文化」を基準とすれば，ローカルな住民の文化を否定的に判断したり，低く評価してしまう態度をとったりする恐れがある。いかなる民族，いかなる集団にも，このような自文化中心主義の傾向が内在している。民族だけでなく，さまざまな社会的レベルでの精神的傾向をさしても使うので，本事例における「医療者の文化」にも当てはまる。

　自文化中心主義では，自分の属する文化が自明で絶対であるとして，自らのものの見方と基準を相手に押しつけ，異なる共同性に属する文化的他者を理解しようとしない。先の文化相対主義は，この自文化中心主義とは対立する立場にある。この自文化中心主義に抗する重要な考え方として，反・自文化中心主義が挙げられる。反・自文化中心主義は，自文化の自明性と絶対性に対する疑いから出発し，他者が示す差異への関心，他者を理解し対話する可能性へとわれわれを誘うのである（浜本 1996）。

　反・自文化中心主義としての人類学的な視点を取り入れることで，国際保健・医療協力における文化的な摩擦を解消する方策を探る出発点に立つことができる。そのような観点から，Q2 への回答を準備するならば，たとえば次のような案が考えられる。ひとつは，国際保健機関と政府が協力をして，ペストという病気に関する理解を住民に促して，感染拡大のリスクとなる媒介としての「死体」は，別で国営の墓地に埋葬しなければならないと，住民に納得してもらうよう努めるという方法である。当然，住民側の遺族への想いに理解を示したうえで，それでもなお死体は危険である旨を説明するのである。しかし，このアプローチはこれまでしばしば多大なる困難をともない，うまくいかなかったこともわかっている。もうひとつは，技術的に可能ならば，「死体」を特殊処理することで，これまでどおり集合墓へ埋葬してもペスト感染が拡大しないような対策を，国際保健機関と政府が協力をして準備するという方法である。故郷の集合墓へ埋葬でき，死者は先祖となれて住民の不満もないと考えられるため，「死体」をめぐる対立を解消できることだろう。

　医療者がもつ生物医学的な枠組みだけで留まることなく，こういった現地の文化も尊重しながら，感染予防も可能にするような，妥協案，あるいは落とし所を粘り強く探る試みがとても重要なのである。

3　国際保健・医療協力における人類学の利点

　感染症は，国境をまたぐ危険をともなっており，いまやグローバルに展開する問題だ。だが欧米を中心に開発されてきた保健医療戦略は，普遍的にどこでも応用できるわけではない。英国の医師・人類学者であるセシル・ヘルマン（2018: 463）は，「目的はどうあれ，（……）ほとんどのグローバルな保健医療戦略の中核には，基本的な矛盾が潜んでいるのである」と言及している。つまり，次の二つは基本的に同時には成り立たないというのだ。

1　グローバルな保健医療の問題はグローバルな戦略を必要とする。
2　世界のすべての場所で応用できる普遍的な保健医療戦略というものはない。

　今回の「死体」をめぐる対立を解決するためのあなたの立場としては，生者と死者を含んだ親族関係というローカルな価値観を，グローバルな戦略と両立させて対策を練る必要があった。しかし地元の当事者たちの間では，自分たちの世界観のなかで生きることが優先された。ペストという感染症の拡大を食い止めることに協力して，死者を手放すことは，かれらにとって重要度がより低いことだった。このような状況で，グローバルな観点で立案された国の保健政策を，個別の事例において適合させるためには，そのつど個別の文脈を考慮する必要がある。

　その際に人類学は次のような点で役に立つ。今回の事例でいうと，人類学によって，マダガスカルの葬制と墓制といったローカルな知識を得ることができれば，住民が死体の引き渡しを拒否する原因が明らかになる。そしてそれをおさえたうえで，住民と国の間に入って地域に適合するプログラムを開発することができるかもしれない。また，現地の国家機関や国際機関が現地の文化を考慮せずに生物医学中心的な施策を打ち出していたとすれば，反・自文化中心主義的な考え方を促す役割を人類学は担っている。自文化中心主義の考えをいつまでも続けていては，死体をめぐる対立は平行線のままだろうし，地域に適合した方策案を開発することは難しいと考えられるからである。

Take home messages

- すべての文化は，それぞれ独自の価値体系をもつ対等な存在である。
- 医療者は，自分が属している医療文化は正しいと無批判に捉える傾向があることに，意識的になろう。
- 国際保健・医療協力において，すべての場所で応用できるような，グローバルに普遍的な方策はない。

復習のための小テスト

1　「死体」をめぐる文化摩擦をめぐって，文化相対主義の考え方として正しいものを一つ選びなさい。
　Ⓐ死者を先祖として敬うことが重要と信じていることは迷信にすぎない。
　Ⓑ医療者は，ペスト流行の拡大を防ぐために，遺族が自分たちの集合墓に危険な死体を埋葬することを必ずや阻止しなければならない。
　Ⓒ文化的な摩擦を生じるような事例に接した際，医療者は，自分たちがもつ専門家の文化を内省してみる必要がある。
　Ⓓ医療者は，自分たち専門家の知識は常に正しいのであるから，患者やその家族に対して，かれらの知識不足を解消し，正しい知識をもってもらうよう働きかける責務をもっている。

2　以下の中で，不適切なものを一つ選びなさい。
　Ⓐ国際保健・医療協力の戦略において，グローバルに展開できる普遍的な方策を，担当者は必ずしももっていない。
　Ⓑ国際保健・医療協力に関わる者は，プロジェクトを施行する場所に応じて，その地域の条件にあうプログラム開発をするべきである。
　Ⓒ過去の人類学研究からの知見は，世界各地のさまざまな土地における社会・文化的な慣習を教えてくれる。
　Ⓓ国際保健機関は，世界各地のさまざまな知見を蓄積しているうえに，実務の経験も豊富なので，常に正しい方策を打ち出すことが可能である。

3　あなたは所属する国際保健機関の指示により，別の国の医療機関に異動することになりました。次にマダガスカルに来る医師は，これまで国際協力活動に関わったことがないようで，着任早々，ペストの感染予防について住民の知識不足を強く批判しています。さてこの医師に引き継ぎをする際に，マダガスカルのペストの感染予防についてどのように説明をしますか？

> ### もっと詳しく学びたい人のためのブックガイド
>
> 白川千尋（2015）．『南太平洋の伝統医療とむきあう──マラリア対策の現場から』臨川書店
> 松園万亀雄・門司和彦・白川千尋［編著］（2008）．『人類学と国際保健医療協力』明石書店

【参照文献】

L'Express de Madagascar（2017）．*ANTANANARIVO Rude bataille sur les cadavres des pestiférés*（「首都アンタナナリボ，ペスト患者の死体をめぐって厳しい争い」フランス語，2017年 10 月 19 日 新聞一面記事）

WHO（2017）．*Plague Outbreak Madagascar external situation report 1 – report 14.*〈https://www.afro.who.int/health-topics/plague/plague-outbreak-situation-reports（最終確認日：2021 年 3 月 12 日）〉

桑山敬己（2018）．「文化相対主義の源流と現代」桑山敬己・綾部真雄［編］『詳論　文化人類学──基本と最新のトピックを深く学ぶ』ミネルヴァ書房，pp. 3–16.

浜本　満（1996）．「差異のとらえかた──相対主義と普遍主義」青木　保・内堀基光・梶原景昭・小松和彦・清水昭俊・中林伸浩・福井勝義・船曳建夫［編集］／清水昭俊［編］『思想化される周辺世界』（「岩波講座　文化人類学」第 12 巻）岩波書店，pp. 68–96.

ヘルマン, C.（2018）．「医療人類学とグローバルヘルス」辻内琢也・牛山美穂・鈴木勝己・濱　雄亮［監訳］『ヘルマン医療人類学──文化・健康・病い』金剛出版，pp. 437–468.

森山　工（2013）．「葬制と墓制──死者から祖先への道行き」飯田　卓・深澤秀夫・森山　工［編］『マダガスカルを知るための 62 章』明石書店，pp. 205–209.

吉田尚史（2019）．「声の小さな人びとの語り──マダガスカルのペスト流行から考える」江口重幸［編］『N：ナラティヴとケア 第 10 号　医療人類学──いのちをめぐる冒険』遠見書房，pp. 63–71.

24
医療専門職の苦悩

執　　筆・症例提示：梅田夕奈

医療監修：宮地由佳

学修目標：

☐ 医療人類学や医療社会学等の行動科学・社会科学の基本的な視点・方法・
理論を概説できる（コアカリ B-4-1-1）。

◆ 対人サービスの困難（バーンアウトリスク）を概説できる（コアカリ B-4-1-
10）。

☐ 具体的な臨床事例に文化・社会的課題を見出すことができる（コアカリ
B-4-1-14）。

　ある大学病院で，初期研修医の指導にあたっている呼吸器内科医の A 医師が，臨
床研修センターの専任指導医に，初期研修医の B 医師についての報告と相談にやっ
てきた。

事例

　初期研修医の B 先生について報告します。B 先生は，10 月から総合内科を
ローテーションしており，私のチームについてくれています。B 先生はとても
熱心で，当直あけの日も遅くまで病院に残って，受けもっている症例の勉強を
しているようです。

　私のチームの担当患者さんは，ここのところ終末期の患者さんが続いて入っ
ておられ，緩和ケアチームも介入している方が数名いらっしゃいます。そのな
かで，B 先生には，肺がんの C さんの診療に特に関わってもらうことになりま
した。

　Cさんは，入院時には意識清明でしたが，その後，せん妄状態となりました。おかしな場所に閉じ込められているという感覚があるようで，点滴架台で窓ガラスを割ろうとするなど，痩せてしまった身体で大暴れをするため，Cさん自身の安全の確保のために，せん妄のコントロールがつくまでは身体拘束も検討せざるをえない状況でした。しかしお見舞いにやってこられたご家族は，「最期にお父さんにそんなことをするのは忍びない」と納得されませんでした。

　ご家族や緩和ケアチームとも何度も話し合った末，20時から翌朝7時までは点滴で鎮静してしっかり寝てもらうことにしましたが，特に夕方には，仕事を終えたご家族が不定期に来院されるため，ご家族との時間を確保するためにも，鎮静をせずに過ごしてもらいたいところでした。そこでB先生自ら希望しましたので，看護スタッフとも話し合いのうえ，夕方から20時にかけてはB先生がナースステーションでカルテ記載などの業務をしながら待機すること，危険な行動があったら看護師はすぐにB先生をコールしてB先生が対応することにし，Cさんの身体拘束を回避することにしました。

　結局B先生は，Cさんの病室にずっといて，夕方の混乱したCさんの話を何時間も聞いていたようです。Cさんは経営者としてお仕事を頑張られてきた方だったそうで，B先生にかつての若手の部下を投影してみているのか，B先生もそのようなCさんとの関係を進んで受けとめているようでした。B先生が付き添っていたので危険行動はなく済みましたが，不機嫌に物を投げたり怒鳴ったりといった時間もあったようです。一方，意識が清明な時間には，人生を振り返って，努めて自分の人生はよいものだったと納得される語りをされていました。本当に気骨のある方でした。10日ほどでCさんは亡くなられました。ご家族も感謝してくださり，病棟とチームの全員で出棺を見送りました。

　その後B先生は，数日は変わりのない様子でしたが，チーム回診の際などにみていますと，少し疲れた様子がみえました。前はもっと快活に話していたのにと違和感を覚えました。研修同期の他の先生から，B先生がカルテ記載やプレゼンテーションの準備に以前より時間がかかっているようで，連日帰宅せずに病院で作業しているので心配しているという話も耳にしました。B先生本人に調子を聞いたところ，「特に変わりはないです」と否定していましたが，あきらかに話すのもつらそうな様子だったので，本人が希望していなくても負担の軽減が必要だろうと判断しました。毎日業務時間終了の旨をはっきり告げて，必ず家に帰って休むように伝えました。

　幸いB先生には，2週間ほどで少し活気が戻りました。言葉数が増えたところで，再度調子を尋ねてみたところ，Cさんのお看取りのことが頭を離れなかったということを語ってくれました。B先生はこう言っていました。「自分が特別に弱いような気がして，同期にも話すことができませんでした。かくしゃくとしたCさんの姿は数年前に亡くなった祖父を思い起こさせました。亡くなる間際，しっかりとしていた祖父が混乱した姿を見せた時のショックのことを何度も思いました。ご家族としては限られた最期の時間だけでもお話をされたいだろうと思い，自分が待機できると申し出たこともあってこのような形になりましたが，Cさんご本人には，自分の混乱した姿を誰にも見せたくないという思いがあったのではないかとも思うんです。ご家族は感謝してくださいましたが，Cさんの最期の時間は，あのようなかたちが最善だったんでしょうか。この疑問が残っています。問題なのは，いずれ自分自身が主治医として，いつも何十人もの患者さんを抱えて，働き続ける間ずっと毎日のように，こんな重大な問題について，最善の判断をし続けていけるのだろうかということです。その自信がもてないでいます」。

> **Q1**　あなたがこの臨床研修センターの専任指導医だったら，B先生に対してどのように対処するだろうか？

🔍 人類学・社会学的視点からの問い

　臨床研修センターの専任指導医は，知り合いの人類学者にこの件について話してみたところ，以下のようなことを尋ねられた。

> - 医師が，自らの苦悩や葛藤を語る場というのは，現場のなかに設けられているのでしょうか？
> - 医師が感情を表出するのは不適切であると考えられているでしょうか？ B医師のような研修医にとってはどうでしょうか？

　この問いを受け，臨床研修センターの専任指導医がA医師にもう少し話を聞いてみると，以下のような追加情報が得られた。

追加情報

　判断の迷いを語る場は，公式のカンファレンスや，よりインフォーマルな話し合いのなかでもあります。また，Cさんが亡くなられた後，お看取りとなった症例を振り返るカンファレンス（デスカンファレンス）がおこなわれました。この場では，狭義の医学的な評価を離れ，担当していたスタッフがどう感じたか，どう感じているかといったこともより話題にしやすかったように思います。

> **Q2**　B先生が不調に陥らないために，患者さんが存命中に医療スタッフができたことがあるとすれば，それはどういったことだろうか？

解　説

1　医師の疲弊という問題と「専門家のサファリング」

　近年，日本の医療界においては，働き方改革において医師の労働時間制限について大いに議論になったことなどもあり，医師の働き方や疲弊に対する関心が高まっている。

　医師の疲弊ぶりを調査する際に一つの道具になるのが，心理学用語のバーンアウトと，その尺度である。「バーンアウト」とは，心理学者のFreudenbergerとMaslachによって提唱された，対人援助職における職務に起因した消耗を指す用語であり，その後，対人援助職に限らず広く用いられるようになった。Maslachは，「情緒的消耗感」「脱人格化」「達成感の低下」がバーンアウトにみられる症状であると定義している（Maslach 2003, 久保2004）。バーンアウトは，「感情労働」（ホックシールド2000）に従事する専門職が，情緒的に消耗し，患者に対して紋切り型の対応に終始

してやり過ごそうとしたり，報われなさを感じて職務にやりがいを感じなくなったりする姿を典型像とする。社会学者のホックシールドは，飛行機の客室乗務員に対する調査をもとに，サービス産業では，あたたかな心配りといったかたちで，職業的にコントロールされた感情を表現してみせることそのものが商品となっていることを指摘し，肉体労働と対比してそれを「感情労働」と名づけた。感情労働者が，客に対して親身な気持ちを表現することを職業的に要請される場面は多々ある。このような時，感情労働者は，ただそのような「ふりをする」のではなく，本当に客の気持ちへの共感を自らのうちにかき立てることによって，適切な面持ちを表現したり，客が必要としていることへの気づきを得たりすることができる。ホックシールドは，対人関係の場を演劇の舞台に模して捉える社会学の一派の考え方に基づいて，前者を「表層演技」，後者を「深層演技」と名づけた。「深層演技」でおこなわれる，いわば真心の動員は，感情労働者を，自分の気持ちを職業的な要請から切り離せなくなるというかたちで情緒的に消耗させるのである。

　医療界における医師の疲弊への関心は国内に留まらず，複数の英語誌にバーンアウトの論文が掲載されている（West et al. 2016, Rotenstein et al. 2018）。West らは，バーンアウトについての広範な研究のレビューにおいて，「医師のバーンアウトはエピデミックなレベルに達している」と主張している（2016）。

　この医師の疲弊という問題を，医療専門職が背負う特有の負担がどのような社会的文脈に位置づけられるのかという問いへと広げれば，おそらく，その問いには間接的に多くの医療人類学的研究が関与している。たとえば医師の山上（2014）は，医師の疲弊を考える際に，労働時間といった量的に測れる側面ばかりではなく，質的側面を考察するなかで，医療人類学へと越境して研究をおこなっている。山上は，量的に測りにくいものとして，死に逝く患者に向き合うことによる悲嘆や疲弊（Jackson 2005），告知のストレス（宮地 1996），医療ミスを経験した衝撃（Waterman 2007; Wu 2000），対応が難しい患者とのやりとりにともなういらだちや罪悪感（Sohr 1996），延命治療の際の治療選択に関する葛藤（会田 2011），医学の不確実性に向き合う不安（中川 1996）などを

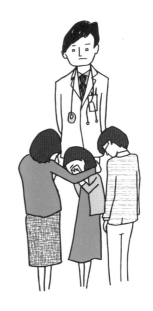

挙げている。

　従来，医療社会学や医療人類学では，医療制度や専門家の視点に対して批判的な距離を保つために，専門家自身が苦悩や葛藤を抱えながら働いていることについての詳細な検討は遅れがちであった。しかし，その進展につれ，「医療専門家のサファリング」も関心の対象となっている（浮ヶ谷 2014）。このような問題意識は，医療界内部から発される苦悩や葛藤と呼応しうるものといえるだろう。医療専門職も社会のなかの登場人物の一人であり，社会全体の構図のなかで，不可避に「葛藤させられている」ともいえる。たとえば，磯野（2017）は，高齢者の終末期医療を扱った論考において，いかに死に逝くかということは社会全体の問題であるにもかかわらず，それが専門職に預けられることで，多くの人びとが日常でこの大きな問題を忘れることが可能になっているのではないかと言う。「死のアウトソーシング」が進んだ社会において，いかに死に逝くかという巨大な問題は高齢者の身体拘束や胃ろうをするかしないかという具体的問題に結実し，それに直面する専門職も現場で葛藤しながら対処している。また，山上（2014）によれば，「医療的な正当性」は，しばしば，医師たちにとって，このような葛藤への一時的な対処法としてももち出される。「正当性を確認できない行為は医師たちを苦しめる」のである。このような視点は，医療職のバーンアウトの問題にも関係するものだといえるだろう。心理学がバーンアウトの典型的像として取り出した「情緒的な消耗」を経験する過程と，医療人類学が描く専門家特有の葛藤や苦悩とは，重なり合っているのだと思われる。B医師が遭遇したのは，このような医療専門家のサファリングであるのだと言える。

2　医師の感情

　医療者は，「死のアウトソーシング」が進んだ社会のなかで，多くの人が人生のなかでそう何回も遭遇しないような深刻な生老病死にまつわる問いに日常的に向き合いながら心身のバランスを保って生活するという特殊な生き方を身につけなければならない。職場に身を置いていないときにも，職場で抱えた葛藤や苦悩は脳裏から離れないかもしれない。B医師のように，私的な思い出が医療現場に投射されることがありうるし，逆に，医療現場での経験が私的な経験へと投射されることもありうる。それにもかかわらず，専門家であれば感情とは適切にコントロールされており，医療行為においては医療者自身の感情は本質的な要素ではないと，患者ばかりではなく舞台裏を知る医療者自身も考えがちである。

　この背景には，医学の対象である自然科学的な身体観の特性が関わっているという見方もできるかもしれない。自然科学は，観察する主体と観察の対象である身体とを分離する。医学においては，前者は医療者が担い，後者は患者に帰属する。理性は医師の側に，感情をもつ身体は患者の側に置かれがちである。医療現場とは，まずもって医学がもつこのような身体観をもって医師と患者とが関係を取り結ぶ場であるために，医師は感情を語るのが難しいのかもしれない。また，本来疲れたり病気になったりする身体をもつことにおいては，患者も医療者も変わりはないが，患者と医療者という立場で出会ったときには，医療者は，疲れたり病気になったり，あるいは家庭にケアをしなければいけない存在が待っているといった面をみせず，あたかも身体的な弱さは患者の側にしか原理的に存在しえないものであるかのように振る舞う。

　しかし，医師のグループマン（2011: 50–68）やオーフリ（2016）は，医師の感情は医療行為に本質的な影響を与えると指摘している。さらには，感情はそれによって乱されてしまうから排除すべきものではなく，その存在を否定するべきではないというのである。たとえばGranek ら（2012）は，腫瘍内科医たちが，自らの悲嘆に自覚的であるにもかかわらず，職場で感情を表現することは専門家にふさわしくないとされるために悲嘆を表現するのを自制することを，インタビュー調査をもとに指摘している。そして患者やその家族と近しい関係を育んでいたときや，医療者からの患者への転移が生じていたとき（たとえば，この事例のように自分の近親者との関係をなぞっていたとき）に医師はより強く，患者の死を困難な課題だと感じると言う。Granek らの研究は，経験ある腫瘍内科医たちにとっても，患者を看取る過程で経験される感情に個人的背景は無関係ではないこと，また，悲嘆は経験されないわけでもなく，しっかりと自覚されてこそ表現が抑制されていることを教えてくれる。

　そしておそらくなにより，医療者を助けているのは，ピアサポートである。医療者どうしが互いを感情と身体をもつ者として遇し合う場は，本質的な重要さをもっている。このような場は，インフォーマルなスタッフルームの片隅にとどまらない。時にデスカンファレンスのように，医学的な用語を離れ，より一般的な言葉で語る枠組み

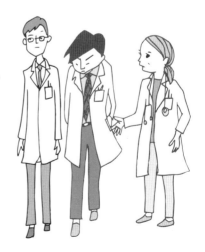

を設定したうえで，語り合う場が設けられていることもある。

　Jackson ら（2005）によれば，訓練途上の医師は死について上級医よりも衝撃を受けているが，その感情について上級医に相談できないという。本章の事例では，B 医師が A 医師に自らの感情を伝えられたのは幸いなことであった。A 医師が指導医として，それを単なる未熟さや専門家としての不適切さとして扱わずに受けとめれば，B 医師にとってはよりよい結果となるように思われる。

Take home messages

- 医療専門職が抱え込み，現場で葛藤している問題は，実は社会全体の問題であることも多い。
- 医療行為において，感情はそれによって乱されてしまうから排除すべきものではなく，その存在を認めるべきである。

復習のための小テスト

1　次の中から適切なものを一つ選びなさい。
　Ⓐ医療専門家はいかなる場面であっても，苦悩や葛藤を語るべきではない。
　Ⓑ医療専門家が適切な判断をするにあたって，感情の影響はできるだけ排除したほうがよい。
　Ⓒ未熟な医療専門家だけが情緒的消耗を経験する。
　Ⓓ心理学者の Maslach は，「情緒的消耗感」「脱人格化」「達成感の低下」がバーンアウトにみられる症状であると定義している。

2　対人サービスの困難について，不適切なものを選びなさい。
　Ⓐ現在，多くの医師がバーンアウトを経験している。
　Ⓑ医師は職場で自らの感情を表現すべきではないため，感情労働とは無縁である。
　Ⓒ医師が患者の死に直面した際，悲嘆表現を自制することはバーンアウトの一因となっている。
　Ⓓバーンアウトを防ぐため，医療者は自らの感情の存在を否定しないことが必要である。

もっと詳しく学びたい人のための映像資料

Wiseman, F.（1989）. *Near death.*（http://www.zipporah.com で購入可能）

【参照文献】

Granek, L., Krzyzanowska, M. K., Tozer, R., & Mazzotta, P.（2012）. Difficult patient loss and physician culture for oncologists grieving patient loss. *Journal of Palliative Medicine, 15*(11): 1254–1260.

Jackson, V. A. et al.（2005）. "It was haunting…": Physicians' descriptions of emotionally powerful patient deaths. *Academic Medicine, 80*(7): 648–656.

Maslach, C.（2003）. *Burnout: The cost of caring*. ISHK.

Rotenstein, L. S., Torre, M., Ramos, M. A., Rosales, R. C., Guille, C., Sen, S., & Mata, D. A.（2018）. Prevalence of burnout among physicians: A systematic review. *JAMA, 320*(11): 1131–1150.

Sohr, E.（1996）. *The difficult patient*. Medmaster Inc.

Waterman, A. D.（2007）. The emotional impact of medical errors on practicing physicians in the United States and Canada. *Joint Commission Journal on Quality and Patient Safety, 33*(8): 467–476.

West, C. P., Dyrbye, L. N., Erwin, P. J., & Shanafelt, T. D.（2016）. Interventions to prevent and reduce physician burnout: A systematic review and meta-analysis. *Lancet, 388*(10057): 2272–2281.

Wu, A. W.（2000）. Medical error: The second victim: The doctor who makes the mistake needs help too. *BMJ, 320*(7237): 726–727.

会田薫子（2011）.『延命医療と臨床現場——人工呼吸器と胃ろうの医療倫理学』東京大学出版会

磯野真穂（2017）.『医療者が語る答えなき世界——「いのちの守り人」の人類学』筑摩書房

浮ヶ谷幸代（2014）.「医療専門家の苦悩をいかに解き明かすか？」浮ヶ谷幸代［編著］『苦悩することの希望——専門家のサファリングの人類学』協同医書出版社, pp. 1–24.

オーフリ, D. ／堀内志奈［訳］（2016）.『医師の感情——「平静の心」がゆれるとき』医学書院

久保真人（2004）.『バーンアウトの心理学——燃え尽き症候群とは』サイエンス社

グループマン, J. E. ／美沢惠子［訳］（2011）.『医者は現場でどう考えるか』石風社

中川米造（1996）.『医学の不確実性』日本評論社

ホックシールド, A. R. ／石川　准・室伏亜希［訳］（2000）.『管理される心——感情が商品になるとき』世界思想社

宮地尚子（1996）.「告知についての医師の態度の形成過程と影響要因」『医学教育』*27*(1): 49–54.

山上実紀（2014）.「医師の役割意識と苦悩」浮ヶ谷幸代［編著］『苦悩することの希望——専門家のサファリングの人類学』協同医書出版社, pp. 79–106.

25
ICU に緊急入院した
重症交通外傷者への対応

執　　筆：工藤由美

症例提示・医療監修：及川沙耶佳

学修目標：

☐　医療人類学や医療社会学等の行動科学・社会科学の基本的な視点・方法・理論を概説できる（コアカリ B-4-1-1）。

☐　病気・健康・医療・死をめぐる文化的な多様性を説明できる（コアカリ B-4-1-2）。

☐　自身が所属する文化を相対化することができる（コアカリ B-4-1-3）。

◆　他職種の医療・保健・福祉専門職，患者・利用者，その家族，地域の人びとなど，さまざまな立場の人が違った視点から医療現場に関わっていることを理解できる（コアカリ B-4-1-13）。

☐　具体的な臨床事例に文化・社会的課題を見出すことができる（コアカリ B-4-1-14）。

　あなたは病床数 600 程の A 病院で救急・集中治療部をローテーション中の 2 年目研修医です。この A 病院には 10 床の集中治療室（ICU：Intensive Care Unit）があり，集中治療医が常駐しています。患者さんの治療方針については，主治医である専門科の医師と，集中治療医が毎朝相談して決めています。

　あなたは先日，救急部で B さん（56 歳・男性）という患者さんの初期診療を担当しました。B さんはその後 ICU に入院となりましたが，入室 5 日目にお亡くなりになりました。本日は，ICU での対応について振り返りをおこなう多職種合同カンファレンスが予定されています。カンファレンスには，あなたと一緒に B さんの初期診療をおこなった救急医，ICU に入ってからの治療を担当した集中治療医と脳神経外科の医師，そして集中治療部看護主任が出席します。司会は集中治療部の部長が務

めました。

　あなたはこのカンファレンスで救急部での初期対応についてプレゼンするようい
われました。

症例提示1回目

　あなた「Bさん（56歳・男性）は，オートバイの自損事故による頭部外傷により
　　月曜日の午前2時，救急部へ搬送されました。既往歴・アレルギー歴は奥さ
　　んによるとありません。最終食事は前日の午後6時。搬送時，意識レベルは
　　GCS　E1　V1　M2[1)]ですぐに気管挿管をおこないました。FAST[2)] 陰性で他
　　に外傷はありませんでした。頭部CTにて外傷性クモ膜下出血と広範な脳挫
　　傷と著明な脳浮腫を認めました。オンコールの脳神経外科のC先生をコー
　　ルしコンサルトしましたが手術適応はなく，救急部では，血圧コントロール
　　などをおこないました。Bさんの奥さんにはC先生より病状説明をしてもら
　　い，臓器移植の意思はないことを確認し，朝方にICUに入室となりました」。
　司会「はい。ありがとうございます。この患者さんについては最初のご家族対
　　応が少し難渋したと聞いていますが，主任さん，ここからの説明をお願いで
　　きますか？」
　D主任（集中治療室の主任看護師）「はい，BさんがICUに入室して1時間後くら
　　いに，Bさんの息子のEさん（30歳）が来られました。留守電を聞いてあわ
　　ててきたようでした。Eさんは少し落ち着きがない様子でしたので，私はす
　　ぐにBさんの奥さんが待っている家族控え室へと案内し，ICUに戻りました。

---

1) GCS（Glasgow Coma Scale）：意識レベルの評価法。E：開眼（eye opening），V：一言語
　音声反応（best verbal response），M：運動反応（best motor response）についてそれぞれ数
　字で重症度を表す（下表）。

E	自発的に開眼…4，言葉により開眼…3，痛み刺激により開眼…2，開眼しない…1
V	見当識あり…5，混乱した会話…4，不適当な単語…3，理解不能な発声…2，発声がみられない…1
M	指示に従う…6，痛み刺激部位に手足をもってくる…5，痛みに手足を引っ込める（逃避屈曲）…4，異常な屈曲反応（除皮質硬直）…3，伸展反応（除脳硬直）…2，まったく動かさない…1

2) FAST（Focused assessment with sonography in trauma）：超音波検査による胸腔・腹腔内出
　血のスクリーニング検査。

ICU では C 先生が診察に来ており，その日の ICU 当直の F 先生と今後の治療について相談をしていました。F 先生は点滴の量や降圧薬の量などを確認しているようでした。相談が終わったところで私は C 先生にお声がけをし，二人で家族控室にいきました」。

司会「ではそのあとの経過を脳神経外科の C 先生，お願いできますか？」

C 医師「はい，家族控室に入ると B さんの妻と E さんは何やら口論をしていました。B さんは中小企業の社長だそうで，B さんが亡くなった場合の会社の経営やお金に関する話のようでした。二人ともとても混乱している様子でした。E さんから，「あと，どれくらい（父は）もつのか」と聞かれたので，厳しい状態でありもう長くないと伝えました。そのうえで，親族などで呼んだ方がいい人がいるならば連絡してほしいとお伝えしました」。

司会「なるほど。ご家族は混乱されていたのですね」。

C 医師「はい。具体的に伝えた方がいいと思いましたので，人にもよるがもって数日かもしれないと伝えました。ただ，E さんはけっこう取り乱していて，私の話はあまり頭に入っていないようでした」。

司会「そうですか。他に何か追加することはありますか，主任？」

D 主任「C 先生が退室されたあと，E さんは関係各所に電話をするためにしばらく控室を離れられました。B さんの奥さんはかなり憔悴されていたので，私はなるべくそばにいるようにしました。時々 E さんが戻ってこられて，意識が戻ることはもうないのか，とか，数日ってだいたい何日なのか，など何度も聞かれました。なんでも，会社の経理関係はすべて社長である B さんがされていたみたいで，E さんはかなり苛立っている様子でした。一方で，B さんの奥様は会社のことよりも B さんの状態をとても心配され，できるだけご主人のそばにいたいと言って泣いておられました」。

司会「そうだったのですね，いろいろと大変でしたね。実は後日，E さんから病院に連絡があり，B さんの ICU 入室時に，もっときちんと説明をしてほしかったと言われました。いろいろ大変な状況だったと思いますが，何かご意見はありますか？」

C 医師「E さんもかなり動揺されていたので，今回は仕方ないと思います。それに，病状説明は通常通りきちんとやりました。説明用紙にも記載して渡しました。今回は冷静に話を理解できるご家族がいなかったと思います」。

D 主任「……おそらく E さんとしては今後起こりうる経過などをもっと詳細に

教えてほしかったのだと思います。どんな時間経過で，どんなふうに亡くなっていくのか……。心の準備ができていない状態で予後は厳しいと言われたことでEさんはひどく混乱されていました。ご家族が死に瀕している状態では，普通の精神状態ではいられなくなることがありますし，そういう時だからこそ時間をかけて説明を繰り返す必要があると思います」。

C医師「考えられる経過については説明用紙に記載して説明しましたし，こちらも他の患者でよばれていたので，Eさんのところへ何度もいくことは無理でした。それに，あんな興奮状態のEさんにはそれ以上説明を繰り返しても意味がなかったと思います。少し落ち着いて考えられるようになるための時間が必要だと思いましたし，そういう意味で主任さんが付き添ってくれていたので大丈夫だろうと思っていました」。

D主任「確かにそうかもしれませんが，看護師側も夜勤帯は人が少ないので，ずっとご家族に付き添うのは難しい時もあります」。

司会「わかりました。今回は，大変な症例だったと思います。医師も看護師も

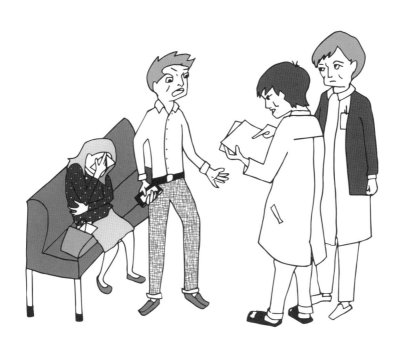

忙しいですし。それでは，今後のためにも多職種連携として何か工夫できることはないか，具体的に考えてみましょう」。

Q1 以上が多職種合同カンファレンスでの議論の最初の部分である。

❶提示された内容から，あなたは B さんの家族についてどのように思うだろうか。

❷ E さんが B さんの ICU 入室時に「もっときちんと説明してほしかった」と主張してきた背景には，どのようなことが考えられるだろうか。

🔍 人類学・社会学的視点からの問い

この事例を検討するにあたり，人類学者は次のような質問をしました。

- B さんの家族構成やその関係性について，もう少し詳しく教えてもらえますか。
- B さんの会社の規模についてはわかりますか。
- 息子の E さんの仕事は何ですか。
- 看護師は，患者さんの死期の予測を尋ねてくる家族に対して普段はどのように対応しているのでしょうか。

上記の質問を受け，引き続きおこなわれたカンファレンスでは，以下の内容が日々の看護記録等をもとに D 主任から提示された。

症例提示2回目：追加情報

司会「B さんと家族の関係性について，看護師間で把握していることはありますか？」

D主任「はい。Bさんには離婚歴があり，Eさんは前の奥さんとの子供だそうです。今の妻との間には子供はおらず，二人暮らしをされていたようです。今の奥さんは，できる限り主人のそばにいたいと，ICUの面会時間には必ず来られていました。以前から夫婦仲はよかったようです。奥さんは，ワンマン経営者タイプの夫を支え，夫のためにいろいろと雑用をこなしていたそうですが，経営について細かいことは知らないとのことでした。一方で，Eさんと奥さんの関係性はあまりよくなかったようです。奥さんの方はEさんと仲良くしたいという思いがあったそうですが，Eさんは気性が荒く，最近はBさんとも会社の将来のことで口論になることが多かったみたいです。Bさんはよく，会社をEさんに任せて大丈夫だろうか，とぼやいていたようです」。

司会「Bさんの会社の規模について把握していることはありますか？」

D主任「はい。会社は社員30人ほどですが，業界では知られていて，取引先は多いと聞きました。現在進行中の企画などは，会社の役員も把握しているものと，そうでなく社長であるBさん本人が一人で担当していたプロジェクトもあるようです。経理についてはすべてBさんが自らされていたようです」。

司会「息子のEさんの仕事については，何か記録はありますか？」

D主任「一応，Bさんの後継者として，同業他社で修行中だったとのことです。そこでの仕事ぶりは，基本的に真面目で，問題になることはあまりなかったようです」。

司会「患者の死期の予測を聞いてくる家族に対して，看護師は普段どのような対応をされていますか？」

D主任「死期の予測については担当医に聞くよう話し，医師にも家族が知りたがっていることを知らせておきます。死期の予測を知りたい理由などについて家族が話してくる場合は，適切な場所を選んで話を聞き，要点を看護記録に残しておきます。医師と共有しておいた方がよいと考えられる情報は医師に伝えます」。

司会「はい。D主任，ありがとうございました」。

【この症例の転帰】

　脳神経外科や集中治療部の医師らは，Bさんに対して血圧コントロールや脳

浮腫などに対する治療などを積極的におこなった。しかしながら，ICU 入室 5 日目，B さんは妻と息子の E さん，B さんの会社の方 2 名に看取られて，息を引き取った。

> **Q2** 息子の E さんはなぜ，B さんの具体的な死期を聞いてきたのだろうか。あなたは，息子の E さんが B さんの具体的な死期を医師に尋ねたことについて，どのように思うだろうか。

解　説

　この症例は，臨床的には緊急に対応を迫られる問題を抱え，同時に，死も切迫している状況にある。緊急の救命治療を必要とする臨床的局面と，死への対処を準備せざるをえない社会的局面という，相反する二つの局面が併存しているのである。ここでは，救命治療と死の転帰が短期間で展開した事例をもとに，患者家族の視点と医師・看護師の視点から，臨床現場における「突然の死」の問題を考えてみたい。

1　突然の死への対処：社会的プロセスとしての死

　B さんに起こった出来事を，まず家族や会社の視点から考えてみよう。

　B さんの死因はバイクの自損事故で負った頭部外傷である。事故の時点までは，いつもどおり中小企業の社長として活発に働き，生活していた。ところが，そのまま続くと誰もが疑わなかった B さんの人生は，突然の事故によって絶たれることになった。命を取り留める可能性は低いと告げる医師の言葉は，家族，会社の関係者にとって，文字どおり晴天の霹靂であったに違いない。

　人間が生まれて死ぬまでの間には，入学，受験，就職，結婚，離婚，引越，昇進，失業など，誰でも大小さまざまな転機に遭遇する。そのとき，変化の大小に応じてさまざまな混乱が生じ，それへの対処が必要になる。家族の死はその最たるものの一つで，なかでも突然の死は大きな混乱を生じさせる。死による混乱の中心には，死者が家族内と社会内に占めていた場所が空白になるという事実がある。この空白

＝喪失は感情的情緒的にも社会的にも埋められる必要がある。死者を悼むのと同時に，社会関係に生じたこの空白を埋め，遺された者たちの生活を再び軌道に乗せねばならない。死の社会的なプロセスは，常にこの二つの側面をもって進行する。

死の社会的プロセスは，ある一人の人間が亡くなって初めて始動するわけではない。少なくとも，その人の死が切迫していると認められた時点で，すでにそのプロセスは始動しているといえる。

波平が紹介している，ある老医師の語りには救命の努力と死の社会的プロセスの同時進行が端的に描き出されている（波平 2011: 202）。

　「自分は農村地帯をかかえる小さな地方都市で長年診療所を開いてきた。以前は自宅に往診することも多く，行ってみると患者は危篤状態である。たすかるような段階ではないが，とにかく数時間でも生命をのばすことができればと思い，あれこれ治療を試してみている。ところが，驚いたことに，病人の枕もとには家族は誰もいなくて，皆，隣の部屋で葬儀の準備の打ち合わせをしているのだ。患者はまだ息をしているのに」

今にも息を引き取りそうな患者，その横で少しでも延命させようと治療を試みる医師，患者は医師任せ，葬式の段取りに動き始めている家族という対照が目を引く。患者の死後に，その後の舵取りをしなければならない者にとって，死が急であればあるほど，悲しむより先にしなければならないことはたくさんある。重要なことは，こうして進行する死の社会的プロセスには，死者を悼む思いを表出するさまざまな機会が用意されるものであり，また，局面の変化にともなって家族や関係者の役回りや必要とする情報も変化していくということである。

このような状況は，切迫する家族の死に隣接して展開をはじめる。それは病院内も同様である。

Ｂさんの死は，中小企業の社長という立場を考えると，家族だけの問題ではなく，会社ぐるみの問題であったと考えられる。Ｂさんの死は，単なる生物学的，臨床的現実ではない。それは，家族や友人，Ｂさんが経営してきた会社の役員や社員，さまざまな取引先など，Ｂさんが関わりをもってきたさまざまな個人と集団を巻き込んで，社会的プロセスとして展開していく出来事なのである。

死の社会的プロセスにはいくつかの段階があり，少なくとも最初の段階は生前からはじまっている（→第19章も参照）。「死に目」に間に合うように近親者をよぶの

も，このプロセスの一段階に他ならない。このプロセスのほとんどは，死者のいなくなった世界が，死者の遺した空白を補填され，普通に機能しはじめたところで終了する。それが完全に終わるのは，日本の多くの場合，いわゆる「弔いあげ[3]」の時点である。医学的な死の判定は，死の社会的プロセスのどの時点からその人を生物学的＝法的に死者として扱うかを決定してくれる。しかし，社会的プロセスとしての死は，そこで終わりを告げるわけではない。

2 治療計画とケアプラン

この事例には緊急の救命治療を必要とする臨床的局面と，死への対処を準備せざるをえない社会的局面とが併存していた。臨床的局面については救急医を中心に迅速な診断がおこなわれ，早いタイミングで脳神経外科医から患者説明がおこなわれている。集中治療室に入室し，脳神経外科医と集中治療医の連携で治療方針が決められている。当初から不幸な転帰が推測されてはいたが，ICU入室後少しでも長く生きられるように最善を尽くしたであろう。家族との間で齟齬が生じる余地があったとすれば情報伝達＝説明の部分だったと思われる。

他方，死の社会的プロセスの初期段階への対応はどうだったろうか。前項で考察したように，この段階では家族は感情的・情緒的な混乱状態にあることが多く，それを乗り越えるための支援が必要であることはいうまでもない。この事例では，Bさんが経営していた会社の問題もあり，初期段階から家族外の関係者が関わってくる可能性もあった。いよいよというときに混乱しないよう，葬儀その他相談しておかなければいけないことは家族だけの場合より多くなると考えられ，死期の予測も重要な意味をもってくる。

終末期にある患者家族のケアについて，医療側では，「集中治療領域における終末期患者家族のこころのケア指針（以下，こころのケア指針と略す）」（日本集中治療医学会 倫理委員会 2011）がまとめられ，そこには家族が「悲嘆を十分に表出」し，「その家族らしい意思決定ができ」「満足のいく看取りができるよう」ケアすることの重要性が記されている。

こころのケア指針には，この事例のような家族のニーズへの対応も示されている。

3）法要を営む最終の年忌。三十三回忌または五十回忌とする所が多い。これ以後，年忌供養を営まない。問い切り（デジタル大辞泉）。

それは，①「家族の抱える複雑なニーズや苦痛，揺れ動く気持ちを表出することが
できる環境を提供する」，②「患者や家族の身体的・精神的・社会的な苦痛を知り，
苦痛緩和につとめる」，③「家族の感情表出を促し，情緒的な安定を図る」，④「家
族がプライベートな時間がもてるような場を提供する」，⑤「医療者と家族の感情・
意思の疎通を促進し，家族が価値観や望みを伝えることで，すれ違いや衝突が生ま
れないように調整する」，⑥「家族に患者の病状や今後の見通しなどをわかりやすい
言葉で伝える」，⑦「医療チーム全体でケアに取り組む」ことなどである。

　これらの項目を，そのままBさんの家族に対するケアプランとして設定してみよ
う。①，④，⑦は管理的アプローチからの，②，③，⑤，⑥は直接的アプローチか
らの指針であるが，実行可能性から考えると同列には置きにくい。実際，④として
家族控室を確保したことによって①も部分的には達成できているように見える。部
分的というのは，患者の病状についての必要十分な情報は①でいう環境の重要な構
成要素であると考えるからである。そして，担当医による病状の説明，死期の予測
など，⑤，⑥に関わる努力が多忙ななかでもなされているにもかかわらず，結果的
にはこの部分にクレームがついてしまっている。興味深いのは，⑤，⑥とは対照的
に，必ずしも積極的な対応がなされたわけではない②，③や，チームとしての意思
疎通の問題が垣間みえる⑦にはクレームがついていないことである。理由として考
えられることの一つは，回復への一縷の望みを抱えながら死の社会的プロセスをも
歩んでいる家族が，何より必要としていたのは患者の病状のできる限り正確な見通
しについての情報であり，②，③の面について医療者に介入してもらうことではな
かったのではないかということである。⑦の医療がチームとして機能しているかど
うかは，この項目が①から⑥のすべてを円滑に遂行するうえでの下地になるものな
のだろう。⑤，⑥に関するクレームを考えるうえで重要な，専門職者らの職業文化
に関しては次項でまとめたい。

　いずれにせよ，患者家族に対して，患者の死の社会的プロセスを支援するために
は，場所と時間，そして患者の病状から社会資源までのさまざまな情報の提供に十
分な配慮を払うことが医療者側には求められていると考えられる。

3　専門職と職業文化

　最後に，Eさんのクレームに対するC医師とD主任のやりとりを，職業文化とい
う観点から見てみたい。学問でも職業でも，その対象が適切に構築されてはじめて

専門性として成立する。たとえば，物理学や化学は物質を対象とし，医学と看護学は人間を対象とする。しかし，医学の対象としての人間と，看護学の対象としての人間は決して同じではない。

　グッドによれば，医学を学ぶということは，人体を医学にふさわしい対象として，分子レベルから細胞，組織，そして個体に至る自然の階層秩序をもった「まったく新しい世界」（グッド 2001: 126）として構築する方法を学ぶことである。臨床医学教育では，学生は病気の人を「医学的治療に相応しい対象として認識され，分析され，呈示される患者として構成する」ことを学び（グッド 2001:130），それは回診やカンファレンスでの症例呈示で試される。そこでは，患者は「疾患の場」として，診断や治療に関係のないすべてを除外された「医学的な課題として定式化」され，それは「患者の生活世界への無関心」にもつながっていく（グッド 2001:138）。

　そして，医師としての臨床実践では，生物学的身体として対象を構築することの有効性を日々確認することになる。そのために，日常実践を通じて形成される医師の文化では，生物学的人間像が卓越せざるをえないと同時に，意識的無意識的を問わず，人間を常に合理的な選択をする存在として前提しがちになる。

　他方，看護師の実践の中心にあるのは「患者のニーズの同定とそれに応える援助の提供」である。患者は常にニーズの集合として意識され，しかも各ニーズが他とどのような関連にあるのかが説明される必要はないし，その関連を読み解く方法論も提供されていない。その結果，ケアの対象としての人間＝患者の全体像はニーズという点の集合，さまざまなニーズを集めたパッチワークとして構成されることになる（岩佐ほか 2007: 121）。

　医師の文化と看護師の文化における人間像＝患者像の違いを念頭に置いて，C医師とD主任のやりとりをみてみよう。やり取りの発端は「もっときちんと説明してほしかった」というEさんのクレームである。それに対して二人が言及しているのは説明の内容とEさんの精神状態だけである。C医師は，「病状説明は通常どおり」「説明用紙にも記載して渡した」「今回は冷静に話を理解できるご家族がいなかった」と言い，冷静に聞けば理解できるはずの医学的に筋のとおった説明をしたことを主張している。それに対してD主任は，Eさんが普通の精神状態ではなかったことに同意したうえで，「そういう時だからこそ時間をかけて説明を繰り返す必要がある」と主張し，C医師は「あんな興奮状態では……それ以上説明を繰り返しても意味がなかった」と反論している。言い換えれば，C医師は理性的合理的人間が相手でなければ説明するに値しないと主張し，D主任は，それでも説明へのニーズは

存在する，とニーズへの対応を要請しているのである。

　ところで，C医師とD主任が共に想定していないことがある。それは，Eさんが求めた「説明」は二人が暗黙のうちに共有している「説明」と同じではないかもしれないということである。EさんにはEさんの論理（理屈）があり，合理性があるのかもしれない。だが，それに気づかせないのが職業文化の力だと考えられる。それは，医師の場合，グッドが描いたような医学生になって以降，医学の世界にどっぷりつかってきた職業人生をとおして，看護師の場合も同様に，看護基礎教育とその後の臨床実践によって，自然に身についてきたものである。そして，身につくプロセスの自然さゆえに，強い拘束力ももつようになる。その結果，それ以前には一般の非医療職者たちと共有していたであろう，感情的な揺れや理不尽さも内包するかれらの危機の論理を理解できないもの，ないし，理解に値しないものと受けとめてしまうのである。しかし，揺れや理不尽さを含むとしても，患者や家族にとって自身の論理は一連なりのものであり，そこに含まれる不合理ゆえに否定されてよいものではない。患者や家族の論理を理解しようとするなら，各々の医療職者は自分たちが普段使っている言葉とその意味だけでなく，自分たちにとっての合理性もまた「自明のものではない」として括弧に括るところから出発しなければならない。また，患者や家族との対話の重要性はいうまでもないが，その言葉の意味するところも文字どおりのものとは限らないので，一連の対話を分析的に解釈するための方法論も必要になり，人文社会科学的な視点も有効であろうと考えられる。

Take home messages

- 死の切迫した状況では，患者の救命を最優先に最大限の努力を払うことは当然だが，同時に患者の死後を見据え，社会的プロセスとしての死に家族や近親者が対応できるように配慮することも医師の重要な仕事の一つである。
- 医師をはじめとした医療専門職集団は，その専門的な知識と技術を獲得し，日々の現場で繰り返し実践することを通して，その専門職のものの見方（考え方）も獲得していく。そのため，それぞれの専門職の前提が異なることもあれば，患者の前提と異なることもある。

復習のための小テスト

1　死の社会的プロセスについて説明したものとして不適切なものを一つ選びなさい。
　Ⓐ死の社会的プロセスは，医学的な死の判定と同時にはじまる。
　Ⓑ死の社会的プロセスは，当人だけでなく家族や仕事仲間など，周囲の人びとも含めて経験することである。
　Ⓒ死の社会的プロセスは，葬儀のあとも続く。
　Ⓓ死の社会的プロセスには，当人が死亡したあとの社会的役割の代行や葬送儀礼の準備も含まれる。

2　医療者の職業文化について説明したものとして適切なものを一つ選びなさい。
　Ⓐ医学的な人間の見方は，一般の人びとにも共有されている。
　Ⓑさまざまな医療職者の患者に対する認識は，一致していると考えてよい。
　Ⓒ医師の職業文化は，医学教育の生物学的な諸教科を通じて学ぶことからはじまっている。
　Ⓓ医師の職業文化は，医師として臨床で実際に働くことを通じて獲得しはじめる。

もっと詳しく学びたい人のためのブックガイド

磯野真穂（2017）．『医療者が語る答えなき世界――「いのちの守り人」の人類学』筑摩書房

【参照文献】

岩佐光広・工藤由美・武井秀夫（2007）．「医療的世界――その人間像の探求」『千葉大学人文社会科学研究』15: 117–128.
グッド, B. J.／江口重幸・五木田紳・下地明友・大月康義・三脇康生［訳］（2001）．『医療・合理性・経験――バイロン・グッドの医療人類学講義』誠信書房
波平恵美子［編］（2011）．『文化人類学［カレッジ版］（第3版）』医学書院
日本集中治療医学会 倫理委員会（2011）．「集中治療領域における終末期患者家族のこころのケア指針」〈http://www.jsicm.org/pdf/110606syumathu.pdf（最終確認日：2021年3月9日）〉

26
多剤併用

執　　筆：松繁卓哉
症例提示：錦織　宏
医療監修：錦織麻紀子

学修目標：

☐ 医療人類学や医療社会学等の行動科学・社会科学の基本的な視点・方法・
理論を概説できる（コアカリ B-4-1-1）。

◆ 社会をシステムとして捉えることができる（コアカリ B-4-1-8）。

☐ 具体的な臨床事例に文化・社会的課題を見出すことができる（コアカリ
B-4-1-14）。

　A 病院は郊外にあり，病床数 300 の，この地区では規模の大きな病院である。この地区は典型的なベッドタウンであり，住人は団塊世代が中心で，高齢化率 40％という超高齢化エリアである。A 病院を利用する高齢患者の多くが複数の疾患をかかえ，A 病院以外の近隣の医療機関にも通院している。以下に示すのは，そのような状況に置かれている A 病院の総合内科医が提示したケースである。地域のなかにさまざまな医療機関・関係機関が存在することの意義と課題について考えよう。

症例提示 1 回目

　81 歳男性の B さんは，慢性閉塞性肺疾患のため 10 年前から A 病院呼吸器内科を受診していました。在宅酸素療法の適応にはなっていません。B さんには 20 年来の高血圧もあり，そちらは近医の C 内科に通院し，薬を内服しています。また 3 年前に緑内障の手術をして以来，近医の D 眼科も不定期に受診しています。B さんは 75 歳になる妻と暮らしていますが，妻には慢性関節リウマチがあり，家事もままならず，夫の服薬管理もできずにいます。

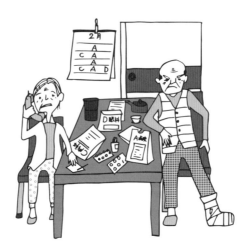

　今回，2週間前から続く両側下肢の浮腫を主訴に，A病院の腎臓内科を受診し，採血・尿検査をおこないました。ネフローゼ症候群ではないとされ，当科（総合内科）に紹介されました。お薬手帳を調べてみたところ，C内科からCa拮抗薬を処方されており，それが浮腫の原因ではないかと私は考えました。Bさんのお話では便秘がひどいといいます。私は，利尿薬を出し，便秘に対しては下剤を追加しました。

　翌週，Bさんの妻から電話があり，2日前にBさんが自宅で転倒し，骨折をしてしまったようで，次回に予定している日の通院ができなくなったとの相談がありました。妻とのやりとりのなかで，実際には，お薬手帳に書かれている薬剤以外にも，他の病院・診療所から合わせて20種類もの薬が出されていることが判明しました。

Q1

❶この症例では何が問題となっているのだろうか。

❷その問題の原因としては，どのようなことが考えられるだろうか。

❸状況を改善するために，医療者は他にどのようなことを知る必要が
　あるだろうか。

🔍 人類学・社会学的視点からの問い

1回目のカンファレンスに参加した社会学者は，次のような質問をした。

- ●お薬手帳に書かれていない薬剤はどのようにして処方されたのでしょうか？
- ●A病院とC内科とD眼科の医師は普段どのように連携しているのでしょうか？
- ●Bさんの転倒の要因として，どのようなことが考えられるでしょうか？
- ●Bさん夫婦にはお子さんはいるのでしょうか？
- ●Bさんの奥さんは家事もままならないとのことですが，普段，家事は誰がしているのでしょうか？
- ●Bさん夫婦は病院の通院以外に訪問介護やデイ・サービスなどの福祉サービスは利用していますか？

　上記の質問を受け，その後，2回目におこなわれたカンファレンスでは，以下の内容が提示された。

症例提示2回目：追加情報

　お薬手帳には薬局からもらったシールを貼るのですが，Bさんはそのシールをよく貼り忘れていたようでした。

　A病院とC内科は，病診連携でしばしばお互いに患者さんを紹介しているようですが，それは一般的にある病診連携の関係性です。A病院の呼吸器内科とC内科医院の院長との間の人間関係についてはよくわかりません。D眼科は，A病院の呼吸器内科やC内科とは診療科が違うこともあって，あまり連携はとっていないようです。

　Bさんの自宅は古い一軒家で，段差があちこちにあります。Bさんは庭にある段差につまずいて転倒したとのことでした。

　Bさんには50代になる息子さんと娘さんがいますが，別居しており，Bさん夫婦の家には年に1回くらいしか顔を出していません。

　Bさんの家は片づけもなかなかできておらず，部屋は散らかっていると聞いています。食事もスーパーで買ったお惣菜が中心で，ときどきヘルパーさんにつくってもらったりしているようです。

　主治医に勧められた呼吸器リハや下肢筋力低下予防のための歩行リハビリなどをBさんは頑なに拒否しているため，デイケアの利用はありません。

> **Q2**　妻による服薬管理が難しいこのケースにおいて，誰が，どのような点に留意する必要があるだろうか？

解　説　✏

1 医療の機能分化と連携

　老年症候群や慢性疾患により，複数の医療機関を受診する必要性が生じるのが高齢患者の特性の一つである。医療機関の機能分化が進展するなかで，一人の患者が通院する医療機関の数も複数に及ぶとなると，薬剤の数も増えることとなり，薬の重複や有害事象等のリスクも考えられる。国の医療政策では，今後もますます医療

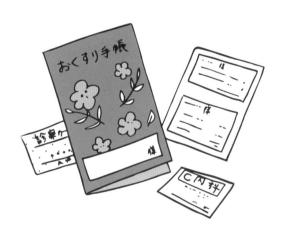

の機能分化が進められていくといわれている。そもそも，なぜ医療機関の機能分化が推進されてきたのだろうか。

　日本では，平成の約 30 年間において医療の機能分化が進展した。平成 5（1993）年の第 2 次医療法改正において，特定機能病院と療養型病床群が創設されたのを皮切りに，その後の医療法改正や診療報酬改定で医療・病床の機能分化が進められた。特定機能病院は高度な先端医療を提供する病院と位置づけられ，療養型病床群は長期にわたり療養を必要とする患者のための病床とされ，それぞれに明確な機能が付与された。その後，平成 12（2000）年の第 4 次医療法改正では，それまでの「その他の病床」というカテゴリーが，「一般病床」と「療養病床」の二つに分けられ，病床の機能が一層明確に規定されることとなった。

　このような機能分化が必要とされた理由はどこにあるのだろうか。戦後，日本における国民医療費は一貫して伸びつづけ，平成 25（2013）年には 40 兆円に達している。人口の高齢化が続く限り，この傾向が継続していくことが予想されてきた。国は，医療の機能分化を進めることによって，効率化，資源の有効活用，そしてコスト削減に取り組んできた。ここでいう「機能分化」とは，簡単にいえば医療機関の役割分担であるといえる。通常，医療機関には，「外来」と「入院」という二つの機能があり，後者についてさらにみていくと「急性期」「回復期」「慢性期」といった病床機能に分類することができる。また，医療機関には数多くの診療科が存在する。専門性が細分化されていくにつれて，過去には存在しなかった新しい診療科も増えている。それぞれの機能に特化した施設を整備していくことで，人材配置も設備投資も効率化できるというのが機能分化の根底にある考えである。それぞれの医療機関がそれぞれに専門性を高めていくことができるので，医療の質も向上していくことが期待されている。

　では，患者や家族にとっての機能分化や連携のもつ意義は，どのように考えることができるのだろうか。それぞれの機能に特化した技術の開発・向上により，より高度で専門的な治療をそれぞれの医療機関で受けることができる，という点を挙げられるかもしれない。本章の事例では，81 歳男性の B さんは慢性閉塞性肺疾患のため A 病院呼吸器内科による専門性の高い治療を受けることができており，その一方で，20 年来の高血圧については別の C 内科において，緑内障に関しては D 眼科において，それぞれ治療を受けてきた。しかし，ここで疑問に思う人も出てくることだろう。「機能分化」とは反対に，すべてのことがひとつの医療機関で完結する「ワンストップ」の体制の方が，患者・家族にとっては利便性が高く，何よりも楽で

はないのか。同時に複数の医療機関を受診した経験がある人であれば，このような感想を抱いたことがあるだろう。

　上述のとおり医療の機能分化が進められてきた背景には国民医療費の増大があった。財政的な問題が医療の機能分化が進められるに至った主な要因となっている。しかし，資源活用の最適化に主眼が置かれているものの，もしサービス利用者である患者にとっての不利益（たとえば，連携不足が原因による不適切な多剤併用や，多職種間の申し渡しの欠如，救急医療における「たらい回し」の発生など）が生じることがあれば，機能分化は「絵にかいた餅」になりかねない。機能分化は，あくまで分化された一つひとつの機能が「システム」として緊密かつ有機的に統合されていることが前提となっているのである。

2　社会という「システム」

　さて，本章の主な学修目標は「社会をシステムとして捉えることができる」である。「システム」とは，どういうもの・どういう状態を示すのだろうか。以下で考えてみよう。医療に限らず，教育・産業・行政など，人びとのあらゆる営みは，構成要素（教育を例にとれば「学校」「子ども」「教育委員会」「自治体」「家庭」「PTA」「地域住民」などがこれに相当する）が相互に結びつきながら，円滑な進み方をするような仕組みが整えられている。このように構造と機能を有する一つの仕組みのことを社会学では「社会システム」とよぶ。

　「システム」という言葉は，私たちの日常でも頻繁に使われる。かみ砕いていうと，どういうことになるのか。類義語としては，「仕組み」「体制」「制度」などが挙げられるだろう。つまりは，人間が社会生活をしていくうえで必要とされ，整えられてきた仕組みとして「システム」を理解することができる。では，社会学における「社会システム」とは，どのようなことを示しているのだろうか。ドイツの社会学者ニクラス・ルーマンは，私たちが暮らす環境（自然環境・社会環境）はさまざまな「複雑性」に満ちていると述べている。気候を例にとって考えてみよう。気候は目まぐるしく変動する。長期的には温暖化のような現象も起こる。そうなると，私たちの生活する環境が破壊されていく可能性がある。しかしながら近代以降，科学的な手法を用いて気候変動や環境破壊などについてある程度の予測が立つようになり，起こりうる自然環境の変化に対し一定レベルの対応が可能になった。気候の変動を察知するために気象学が発展し，気象学の知見に基づいて予報や警報などを発する気

象庁のような機関が設置されるようになり，私たち生活者はテレビやインターネットなどの媒体をとおして情報を得て，気象の変化に備えることができるようになった。この意味では「複雑性」とは，予測不可能性から生じる，人間にとって制御不能な状態を指し示しているといえる。私たちはシステムを整えることで，さまざまな複雑性に取り囲まれながらも生活を守ってきた。複雑性を縮減するもの，これこそがルーマンのいう「システム（社会システム）」である（ルーマン 1993; 1995; 2002）。

　では，システムとは，いかにして成立するものなのだろうか。ひとたびシステムがつくられれば，私たちの生活は安泰となると考えてよいのだろうか。この問いについて考えるために，ルーマンの社会システム論について，もう少しみていこう。ルーマンの社会システム論を理解するキーワードの一つに「自己準拠」がある。ここで言う自己準拠とは，システム自身が，また，システムを構成する各要素自体が，環境に応じて必要なものを自ら産出したり，再生産したりする特性を示している（ルーマン 1993; 1995）。医療体制を例にとって考えてみよう。今日，日常の医療実践の積み重ねをとおして必要と判断されれば，新たな専門医制度・新たな診療科・新たな人員配置体制などがつくられている。それら産出・再生産の過程は，内部完結的であり，かつ，相互依存的でもあると考えられている。どういうことか。「内科」「眼科」「薬局」等の医療システムを構成する「要素」について考えてみよう。内科には内科のシステム（内科学会・専門医制度・その他），薬局には薬局のシステム（薬剤師会・調剤システム・その他）がある。それらの各システムは，独自の方針で，独自に変化を遂げていくこともあれば（内部完結的），横のつながりのなかで影響を受けながら変化していく（相互依存的）可能性もある。

　次に，あるシステムが機能的に分化していくことを考えてみよう。本章で取り上げてきたように，日本をはじめとする多くの国々で医療体制の機能分化が進展している。分化が成立するためには，分化された各要素が正常に機能していなければならない。たとえば，病床が「一般病床」と「療養病床」とに分けられたとき，それぞれが規定されたとおりの機能を果たしていることによって医療システムは成立する。ここで重要な点は，それぞれが独立した機能を有している一方で，相互に補完し合う関係にもあることである。一人の患者は状態の変化によって「一般病床」と「療養病床」との間を移動することがあるが，情報共有など機能的な連携が欠落した場合，その患者の状態の変化に応じた適切なケアはなされなくなり，「医療」という全体システムの機能は果たされなくなってしまう。

3　社会をシステムとして捉え，医療に従事する

　社会における基幹をなす法・教育・経済・科学と同様，医療もひとつの「システム」として成り立っている。国や自治体の施策により，医療提供体制の大枠が策定され，資格制度・教育体制・社会保障体制が整えられ，地域においては，病院・診療所・保健所・介護施設など，さまざまな機関が人びとの健康と病いを支えている。このような仕組みは，ルーマンのいう「複雑性を縮減する」という機能を果たしているといえるだろう。

　A病院総合内科の担当医は，今，81歳男性のBさんの診療を担当している。10年前からあるBさんの慢性閉塞性肺疾患に対しては，同院の呼吸器内科が担当してきた。Bさんの20年来の高血圧には近医のC内科が，3年前の緑内障の手術は近医のD眼科が，といったように，地域の複数の医療機関がBさんの日常を支えている。他方，75歳になるBさんの妻には慢性関節リウマチがあり，家事もままならず，夫の服薬管理もできずにいる。こうした事例は，今日の日本社会に無数に存在しているのではないだろうか。

　前節でみてきたように，システムは各種の専門機能を有する機関が整備されれば完成するわけではない。各機関が本来有する機能が想定したとおりに発揮されるためには，全体としての有機的な連携・統合が欠かせない。事例では，総合内科医がBさんを診察し薬を処方したが，後日になって，それぞれの病院・診療所から合わせて20種類もの薬が出されていることが判明した。近年，薬剤数が増えれば薬物有害事象の頻度が増加することがわかっている。今回の事例では直接の因果関係は不明だが，不適切な多剤併用が転倒などの薬物有害事象を引き起こすケースもある。では，そうした不適切な多剤併用はいかにして引き起こされるのか。

　高齢患者が複数の医療機関を受診する際，不安にかられている患者は，それぞれの医療機関において抱えているすべての症状を訴えるかもしれない。各医療機関では，それらの症状に対応し，薬を処方することだろう。こうして異なる医療機関から同じような薬が処方され服用される可能性が出てくる。高齢患者が，機能分化されたそれぞれの医療機関の専門機能を正しく理解し，適切に使い分けることを前提とするのは難しい。

　では，医療システムの一員である医療従事者は，何に留意する必要があるのだろうか。広く知られているように「お薬手帳」は患者に処方されている薬剤を知るうえでの貴重な情報源である。一方で，必ずしも関係機関の間で手帳が浸透し活用さ

れているわけではない現状がある。医師がすべての薬を把握することは難しい。薬剤師と医師との間で連携が成立していることで，不適切な多剤併用へのシステマティックな対応が可能になるかもしれないが，現状はどうであろうか。多くの課題が残されているのではないか。薬剤師からの疑義照会・問い合わせに対する医師の理解・対応はどうであろうか。複数の医療機関の間の連携はどうだろうか。それぞれの医療従事者の薬物間相互作用に関する認識・知識についてはどうだろうか。

　せっかく医療機関の専門分化・機能分化が進められていったとしても，それぞれの機関がそれぞれの専門実践のみに終始する内部完結的な状態に閉じてしまうと，機能分化の弊害の方が大きくなる。高齢化の進む今日の日本社会では，医療と介護との縦割りの弊害も問題視されてきた。医療も介護も必要とする高齢者にとって，切れ目のないサービス提供体制が不可欠となっている。住みなれた地域で，縦割りによる手続きの煩雑さに悩まされることなく，統合されたケアが提供される「地域包括ケアシステム」は，このようにして今，日本の各地域で整備されてきている。機能分化と同等に機能統合について取り組んでいくことが，今日の保健・医療・介護の喫緊の課題である。そして，高い専門性とともに，他領域・他職種と緊密に連携できる力を備えた医療者が，医療システムには不可欠である。

Take home messages

- 世の中のさまざまな「複雑性」を縮減するために，システムが整えられてきた。
- システムが機能するには，各構成要素が自律的に機能すると同時に，他の構成要素との間で相互補完的に機能することが必要である。
- ひとたびシステムがつくられれば自動的に社会がまわっていくわけではなく，その一員としてシステムを機能させること（他機関・他職種との緊密な連携）に意識を向けることが重要である。

復習のための小テスト

1　社会システムに関する説明として，不適切なものを一つ選びなさい。
　Ⓐ人間にとって予測不可能な事柄は社会の「複雑性」を生じさせるが，社会システム
　　は，そうした複雑性を縮減しうる。
　Ⓑ社会システムは，環境に応じて，システム構成要素を産出したり，再生産したりす
　　ることができる。
　Ⓒ社会システムはさまざまな構成要素が組み合わさって出来上がっており，各構成要
　　素は，独立していると同時に相互補完的でもある。
　Ⓓ自身の専門性の向上こそがシステムの構成員として果たすべき唯一の役割である。

2　医療の機能分化に関する説明として，不適切なものを一つ選びなさい。
　Ⓐ機能分化とは，医療機関の役割分担を意味しており，「外来」と「入院」の機能や，
　　「急性期」「回復期」「慢性期」など病床の機能を分化していくことを指す。
　Ⓑ医療機関の機能を明確にし，急性期から回復期・慢性期まで，患者の状態に適した
　　医療を提供できる体制を整えることが，資源の効果的かつ効率的な配置を促すため
　　に必要とされている。
　Ⓒ戦後，国民医療費は一貫して伸び続けている一方で，高齢化による医療需要の増加
　　は今後も避けられないため，医療資源を有効に使い無駄なコストを抑えるねらいが
　　医療の機能分化の背景にある。
　Ⓓ機能分化が明確になれば，医療機関の間の連携は不要となる。

もっと詳しく学びたい人のためのブックガイド

ハーバーマス, J., & ルーマン, N. ／佐藤嘉一・山口節郎・藤沢賢一郎［訳］（1984）.
　『批判理論と社会システム理論──ハーバーマス＝ルーマン論争』木鐸社

【参照文献】
ルーマン, N. ／大庭　健・正村俊之［訳］（1990）.『信頼──社会的な複雑性の縮減メカニ
　ズム』勁草書房
ルーマン, N. ／佐藤　勉［監訳］（1993）.『社会システム理論（上）』恒星社厚生閣
ルーマン, N. ／佐藤　勉［監訳］（1995）.『社会システム理論（下）』恒星社厚生閣

27
新型コロナウイルス流行下の不安 *

執　　筆・症例提示：西　真如

医療監修：染谷真紀

*本章には，「患者の家族から PCR 検査を強く要求されて医師が困惑する」場面がありますが，これは新型コロナウイルス検査の実施に多くの制約があった流行初期の状況にもとづくものです。

学修目標：

☐ 医療人類学や医療社会学等の行動科学・社会科学の基本的な視点・方法・理論を概説できる（コアカリ B-4-1-1）。

◆ 人々の暮らしの現場において病気・健康がどのようにとらえられているかを説明できる（コアカリ B-4-1-4）。

☐ 人の言動の意味をその人の人生史や社会関係の文脈の中で説明することができる（コアカリ B-4-1-5）。

◆ 経済的側面や制度的側面をふまえた上で，医療現場の実践を評価できる（コアカリ B-4-1-11）。

☐ 具体的な臨床事例に文化・社会的課題を見いだすことができる（コアカリ B-4-1-14）。

　A 医師は，大都市圏内の住宅地で A 医院を開業する小児科医である。患者や家族の不安を少しでも和らげようと，日頃からわかりやすく丁寧な説明を心がけている。以下は，新型コロナウイルスの流行初期に A 医師が経験した症例である。なお症例提示における医師の判断は，2020 年 3 月当時の考え方・推奨に基づくものである。

症例提示 1 回目

　B くんは 10 歳の男児です。A 医院に隣接する団地で母 C さん（43 歳）と祖父 D さん（72 歳）と 3 人で暮らしており，乳児期から当院がかかりつけ医です。幼児期から喘息発作を繰り返し，吸入や点滴などの治療を行なっていましたが，

小学校に入学する頃には発作は起こらなくなりました。現在はコントローラーの導入はなく，定期的な治療は不要です。他にこれといった既往歴はなく，最近はたまに風邪をこじらせて来院する程度でした。2020 年 3 月下旬のある日，発熱のためお母さんに付き添われて来院しました。受診 2 日前の朝，起きると身体がとてもだるく，検温すると 38℃をこえる熱があったそうです。母Ｃさんが新型コロナウイルス感染を心配して市の専用相談窓口に電話したところ，「渡航歴がなく感染確定者との接触もないならば，新型コロナウイルス感染の可能性は低い。熱が続くようなら近くの医院を受診するように」と言われたとのことです。その後，38℃前後の熱が下がらないまま当院受診に至りました。

　他の患者さんとの動線分離に配慮しながら，問診と身体診察に加えて，胸部単純レントゲン検査，血液検査を実施しました。発熱を認める以外は，バイタルサインは安定しており，聴診所見も異常なく，問診・身体診察では新型コロナウイルス感染症は疑われませんでした。胸部単純レントゲン検査では，肺炎を疑うような所見は認められず，血液検査でも軽度の白血球上昇，CRP 上昇を認めるのみで，その他の異常は認めませんでした。そのため，新型コロナウイルス感染症の可能性は低く，インフルエンザ感染症の疑いが濃厚だと判断しました。先週以降，同様の発熱で受診した数名の児童に抗インフルエンザ薬を処方しており，その翌日に電話で確認したところ，いずれも熱が下がっていたことも判断を後押ししました。

　Ｂくんとお母さんには，念のため抗インフルエンザ薬を処方できること，ただしインフルエンザ検査は，今回は省略することを告げました。お母さんが怪訝そうな顔をしたので，「インフルエンザ感染の有無を確かめるためには鼻の奥の粘膜を採取する必要があるのですが，その際に患者さんが咳やくしゃみをして，飛沫が飛び散ることがあります。現在コロナウイルス感染症が流行しており，インフルエンザの検査を行う際に感染のリスクがあるため，インフルエンザの検査を行わないように日本全体の医療機関に推奨されています」と説明しました。

　お母さんはそれ以上，インフルエンザ検査にはこだわりませんでしたが，そのかわりにＢくんが過去に喘息を患っていたこと，Ｂくんと同居の祖父Ｄさんが糖尿病を患っていることを訴え，新型コロナウイルスの PCR 検査を強い調子で要求しました。そこで，当院では PCR 検査も抗体検査も実施しておらず，他の病院への紹介もできないことを説明しました。またそれだけでは不親切と思い，「現時点でＢ君に検査をしても信頼性が高くないので，検査さえ受ければ安

心というわけではありません。おじいさんとは，自宅内で十分な距離を確保するようにして万一の感染を防いで下さい。どうしても心配ならば県の相談窓口に電話してもらうほかありませんが，検査を受けられる見込みは少ないでしょう」とつけ加えました。

　説明をしながら，お母さんの表情が曇ってゆくのがわかりました。最後は涙ぐんだ様子で，「信頼していたのに残念です」と言い捨てるようにして診察室を出ていかれました。私としては，できるだけ丁寧に説明したつもりが全く受け入れられなかったことに呆然としてしまいました。その日の診察が終わったあと，カルテを見返しながらこれまでのことを思い返しました。子どもの病気を過剰に心配する家族は珍しくありませんし，長く小児科医をしていると，些細なきっかけで患者の親を逆上させてしまった経験が全くないわけでもありません。しかしBくんのお母さんについていえば，Bくんが喘息の発作を起こしたときも，お母さんが冷静さを失ったことはないと記憶しています。どちらかといえば，私の説明を理解しようと熱心に耳を傾けてくれるお母さんでしたし，これまでは治療に疑問をさしはさむことも，強い調子で何かを要求するようなこともなかったように思います。

Q1
A医師の対応は，新型コロナウイルス感染症の初期診療に関する当時のガイドラインに沿ったものであった。またA医師は，これまでの経緯からBくんのお母さんとは信頼関係があると考えていた。それにもかかわらず，説明が受け入れられなかったのはなぜだろうか。

🔍 人類学・社会学的視点からの問い

- お母さんはいつもと違うようだが，なぜ冷静さを失って涙ぐんだりしているのだろうか。
- 新型コロナウイルス流行下で，家族関係や生活状況にどんな変化があったのだろうか。

症例提示 2 回目：追加情報

　診察の翌日，当院の看護師が電話で B くんの様子を確認する際に，C さん一家の近況についても尋ねてもらいました。普段と違う C さんの様子から，最近，生活に大きな変化があった可能性を考え，特にその点を注意して聞いてもらうようにお願いしました。以下は，その時に看護師が聞き取った内容です。

　B くんの一家は，団地内にある 2LDK の賃貸マンションに暮らしています。C さんは翻訳業を営んでおり，自宅の一角を職場にしているそうです。仕事の依頼の多くはイギリスの旅行業者からのもので，同国の観光地や宿泊施設を紹介する文章を日本語に翻訳しています。子どものころから湖水地方への憧れを持ち続けてきた彼女にとって，とてもやりがいのある仕事だし，最近は安定した収入を得られるようにもなったとのこと。彼女は幼いころに喘息の治療を受けていたことがあり，その経験から，息子の B くんが発作を起こしたときには冷静に対応できたそうです。彼女の父（B くんの祖父）D さんは年金生活者で，喫煙と飲酒の習慣があります。60 歳の時に糖尿病と診断され，服薬治療を続けています。カメラが趣味で，同世代の仲間と一緒に国内各地へ撮影旅行に出かけるのがいちばんの楽しみであるとのことです。

　新型コロナウイルスの流行が騒がれるようになった当初，C さんの家族は特に気に留めることもなく日常生活を送っていました。C さんは仕事柄，中国からの観光客が激減して国内の観光業者が苦境に陥っていることに心を痛めていましたが，彼女のような独立の翻訳業者には直接の影響はないように思われました。

　3 月上旬に小学校が休校になり，B くんが自宅で過ごすようになると，食事の準備などで C さんは急に忙しくなりました。周囲の友人たちとのあいだで，ウイルス流行について話すことが多くなりました。糖尿病や喫煙習慣のある高齢者は，新型コロナウイルスに感染した場合の死亡リスクが高いという話を聞き，急に D さんのことが心配になりました。3 月末に予定していた撮影旅行を止めて自宅に留まることを提案しましたが，聞き入れてもらえなかったとのこと。あまり強く言うと機嫌が悪くなるので，その時点では仕方がないと思うことにしたそうです。

　3 月中旬になってイギリスでも感染が拡大すると，C さんの仕事が目に見えて減りはじめ，3 月 23 日にボリス・ジョンソン首相が外出禁止令を発表した

あとはイギリスの業者からの依頼が途絶えました。Cさんは普段から
Facebookで知り合いの翻訳業者と情報交換をしていたのですが，ページを開
いても新型コロナウイルスについての投稿ばかりが並ぶようになっていました。
パソコンに向かってウイルス流行の情報収集に費やす時間が自然と長くなりま
した。日本では感染者数を増やさないため，「故意に」検査が抑制されていると
いう投稿がいくつも目に入ってきました。こうしている間にも，それと知らず
にウイルスを飛散させている人が周囲にいるかも知れないと，いたたまれない
気持ちになったそうです。Dさんのことがまた心配になり，撮影旅行を止める
ように説得して，こんどは何とか納得してもらいました。けれども散歩や買い
物などの日常的な外出も控えて家に留まるよう提案すると「病人扱いしすぎ
だ」と気分を害し，険悪な空気になったそうです。

　Bくんが発熱したのはその翌朝のことでした。一刻も早く検査を受けさせる
必要があると考え，市の専用相談窓口に電話したのですがとりあってもらえず，
怒りをおさえて電話を切りました。Dさんに万一のことがあれば全くの無収入
になるという考えが頭から離れず，その日からよく眠れなくなったそうです。
相談窓口に電話した翌々日，Bくんの熱が下がらないので当院を受診。医師が
丁寧に説明しようとしてくれたのは理解できたが，やはり検査は受けさせても
らえないことがわかると，絶望的な気持ちになったと話してくださいました。
Bくんは処方された抗インフルエンザ薬を服用して帰宅したあと，午後になっ
ても熱は下がらなかったので，Cさんはまた心配になっていくつかの病院に電

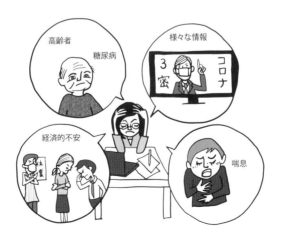

話したところ，いずれも検査は実施できないという返事でした。その夜は不安で眠れなかったとのことです。

　翌朝になってBくんの熱が下がり，少し安心できたそうです。改めてPCR検査について調べてみると，検査は患者の希望ではなく，医師の判断によって行うものだということがわかり，少し冷静になれたとのことです。ただし，受診時のやり取りにはまだ納得できないところがあるとのことでした。「新型コロナウイルス感染を防ぐためにインフルエンザ検査を実施できない」という説明と，「新型コロナウイルスの疑いは小さいからPCR検査は必要ない」という判断は矛盾しているのではないかと指摘されました。また糖尿病を抱える高齢者と同居していることは考慮してもらえなかったのだろうか，狭い自宅内で適切な距離を取れるか不安だと話して下さいました。

Q2　Cさんが「一刻も早く検査を受けさせる必要がある」という強い信念を抱くようになった背景について，Cさんの仕事や家族の状況，インターネット上の不確かな情報といった観点から検討してみよう。その上でA医師の対応を再検討し，どのようなことを話し合えばCさんの不安に応えることができたか考えよう。

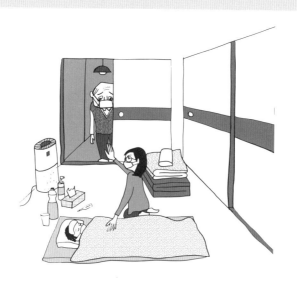

<h1 style="text-align:center">解　説 </h1>

1 検査は不安を解消しない

　A医師が要検査の判断をしなかったのは，新型コロナウイルス感染症に対する医療体制の逼迫を心配したこともあるが，不安への対処を主目的に検査をすべきでないという信念からである。「現時点でB君に検査をしても信頼性が高くないので，検査さえ受ければ安心というわけではありません」というA医師の説明には十分な根拠がある。仮に検査をして陰性であっても，偽陰性の可能性は排除できないし，検査のあとに感染する恐れも排除できない。Bくんが10歳という年齢を考えれば，祖父に対してどのような配慮が必要かは理解できるだろう。家族が互いを守るためには，検査で安心するのではなく，家庭内で十分な距離をとることが肝要なのである。

　以上のことが理解できていれば，Cさんは息子がPCR検査を受けられないことを納得してくれただろうか。そうはならなかったと筆者は考える。ここで，新型コロナウイルス流行下の社会的な不安という要因について考えてみよう。Cさんはインターネット上で情報収集を試みる過程で，「日本では感染者数を増やさないため，「故意に」検査が抑制されている」という見解に少なからず影響を受けていた。当時，インターネット上で同様の情報に接した記憶のある読者も少なくないだろう。疫病の流行がひきおこす社会的な不安は，誰かを非難するのに都合の良いストーリーの流通を促す。厄介なのは，この手の憶測は完全に否定できるだけの明確な根拠を示しにくいことである（証明も反証もできないことは，いわゆる陰謀論に共通する特徴である）。このような憶測を流布する人たちの動機はさまざまであろうし，正義感から拡散に協力した人も少なくないだろう。だが結果的にその憶測は，人々の不安――「それと知らずにウイルスを飛散させている人が周囲にいるかも知れない」という不安――を増幅させ，PCR検査の提供を拒む医療者への不信をいたずらに煽る効果があったように思われる。

　Cさんと同様の不安を抱く人たちに対して，医療者としては「何が正しい情報なのかを見極めるようにして下さい」とアドバイスしたくなるかもしれない。だがそれは，現実的なアドバイスではない。PCR検査の提供については専門家のあいだでも見解の相違がある。PCR検査がさまざまな論争の焦点となっている状況において，何が正しい情報で，何が間違った情報かを見極めるのは著しく困難だと考えた方が

よい。

　医療人類学者の浜田明範（2020）は，不確実性に晒された状況で個々人が正しい選択肢を見極めることには限界があると述べる。その上で浜田は，同じく医療人類学者のアネマリー・モルの議論（2020）を引用しながら，「ペイシャンティズム」によって新型コロナウイルスの流行を乗り切ろうと提案する。ペイシャンティズムとは，生活のための標準を健康な者ではなく身体に何らかの不具合を抱えている患者（ペイシャント）の方に設定しようという態度のことである。新型コロナウイルスの流行に即していえば，私たちは誰でもウイルスに感染する可能性があるという前提を受け入れた上で，ウイルスのふるまいを理解しながら生活環境を調整してゆくことが，ペイシャンティズムの考え方に近い。これはたとえば，お互いに距離を確保するとか，マスクを着用することで周囲に配慮するという，まっとうな実践につながる考え方である。「自己の判断」に限界があることを認め，「他者への配慮」を規範として行動することで，私たちは新型コロナウイルスの流行を乗り切ることができるのではないだろうか。

2　なぜ検査だけが頼りだと考えるのか

　「一刻も早く検査を受けさせる必要がある」というCさんの信念について検討する上で，もうひとつ重要なポイントがある。Cさんはシングルマザーであり，自らの翻訳業と父の年金とで家族の生計が維持されてきた。新型コロナウイルスの流行で翻訳業の収入が途絶える中，「父に万一のことがあれば全くの無収入になる」という問題が，何よりもCさんを不安にさせている。問題の核心は，検査をするかしないかという選択肢そのものというよりも，生活上の不安である。実際に外出や営業を自粛するように要請された状況下で仕事も住む場所も失った人たちが少なくないことを考えると，これはCさんにとって十分に根拠のある，そして差し迫った不安であることが理解できる。

　新型コロナウイルスの流行に対しては，いわゆる外出自粛要請や緊急事態宣言，さらには海外のいくつかの国で実施されたロックダウンのように，国民の行動に対して広範な制限が課された。人類学者のカルロ・カドゥフによれば，ロックダウンは単に公衆衛生上の効果があるだけではなく，疫病の負の効果を再配分するための政治的なメカニズムである（Caduff, 2020）。「負の効果を再配分する」という表現は少し難解であるが，たとえば医療崩壊を予防するかわりに，誰かの所得が大きく減

少するとか，子どもが教育機会を奪われるとか，経済的・社会的な負担を強いられる人たちが必ずいるということである。

　ここで重要なことは，公衆衛生対策としての行動変容はすべての人に対する要請であるにもかかわらず，その負の効果がどこまで厳しいものになるかは，人によって大きく異なるという点である。Ｃさんのように観光業に関連した自営業者は，経済的な困窮という負の効果をもっとも強く被った人たちである。日本政府はその負の効果を緩和するための措置として，2020 年 4 月に現金給付や持続化給付金の支給を決定した。しかしＣさんがＡ医院を受診した 3 月末の時点では，現金給付の金額や対象が確定しておらず，持続化給付金をどのように申請するかも明らかではなかったことに注意する必要がある。自粛要請のもとで出口の見えない不安が広がる中，負の効果を緩和するための施策の行方も定まらなかった 3 月末の状況はＣさんにとって，自身と家族の健康を自分たちで守る以外に何も頼るものがないと感じられた。その追い詰められた状況で「検査はできません」と告げられたことは，当時のＣさんの立場からみれば残酷に感じられただろう。

　新型コロナウイルス感染症に限らず，患者やその家族にとって病気への不安は，生活上の不安と一体になっていることが多い。医師は往々にして，その不安を構成するさまざまな問題の全体像を把握しないまま，患者やその家族に病気やその治療についての説明をしている。2 回目の症例提示で示したように，患者の生活環境を知ることは，一見すると理不尽な訴えの背景を理解する助けとなる場合がある。

3 ┃ 自宅は安全な場所か

　さてここまで来れば，PCR 検査についてのＡ医師の説明がなぜ受け入れられなかったかという問いに答える準備ができた。Ｃさんは，検査の可否について丁寧に説明してもらうだけでは解決しない問題をいくつも抱え込んでいた。問題の核心が検査の可否そのものではない以上，丁寧な説明が受け入れられなかったのも無理はない。診察室のやり取りだけでは完結しない社会的な問題が，この症例の背景にはある。だからといって，直ちにＣさんの要求に応じて検査をすれば問題が解決するわけではないところに，この事例の難しさがある。既に述べたように，検査は社会的な不安を解消するための道具ではない。まして生活が困窮するかもしれないという不安を，検査で埋め合わせることはできない。検査をするのかしないのかという

問題に注目する限り，A医師の見解とCさんの要求とはすれ違ったままである。

　そこで少し視野を広げて，「自宅内で十分な距離を確保するようにして万一の感染を防いで下さい」というA医師のアドバイスについて考えてみよう。Cさんはこのアドバイスに対して「糖尿病を抱える高齢者と同居していることは考慮してもらえなかったのだろうか，狭い自宅内で適切な距離を取れるか不安だ」と述べている。これは重要なポイントである。なぜならば，「PCR検査を実施しない」というA医師の判断の前提には，「患者は日常生活において家族を含む周囲の人たちと適切な距離を確保できる」という考えがあるからである。既に述べたように，Cさんが抱いているさまざまな不安の中には，検査の是非とは切り離して考えたほうがよいものもある。だが同じ不安ということばが用いられていても，「自宅で適切な距離を取れるか」は，新型コロナウイルスの感染予防に密接に結びついた問題である。A医師はCさんとこのことについてきちんと話し合うことができたはずである。その上で，A医師とCさんがともに「適切な距離を取ることができる」という確信に至れば，Cさんにとっても PCR 検査が不要な状況が見えてくる。他方で「適切な距離が取れない」ことが明らかになれば，逆にA医師が再考を迫られることになろう。その条件では，より積極的な検査と隔離が現実味を帯びてくるからである。

　新型コロナウイルス感染症の不安を訴える患者や家族に対して，医療者はどのように接すれば良いだろうか。教科書的な説明では，「適切な治療の指針は議論の余地なく明らかで，医師の指導のもと患者はその治療指針に協力する」ような関係が想定される臨床例として，「急性伝染病」が挙げられることが多い。これに対して，治療計画への患者の積極的な参加が求められるのは，「慢性病など，患者自身の行動変容が重要」である場合だと説明される（石川ほか 2012: 142–143）。新型コロナウイルス感染症についていえば，急性期の治療については前者の指導‒協力モデルがあてはまりそうだが，社会的距離戦略に代表される予防的・非医薬的な介入の局面では，人々の行動変容が決定的な重要性をもつ。どのような行動変容が必要とされており，かつ現実に実行できるかは，その人の身体的な特性や生活環境によって異なることを考えれば，医療者からの一方的な指示によって現実的な行動変容が引き出される可能性は，必ずしも大きくない。

　新型コロナウイルスの流行下でよく聞かれるフレーズに，"stay home, stay safe" というものがある。しかし自宅は，無条件に安全な場所ではない。本章でみたように，家庭は感染の不安や生活上の不安といった，さまざまな不安が交差する場所でもある。医療者は，新型コロナウイルス流行がひきおこすあらゆる不安や困難を解決で

きるわけではないが，患者やその家族との話し合いをとおして，この困難な局面を
ともに乗り切るための道筋をみいだせる可能性はあるだろう。

Take home messages

● 新型コロナウイルスのような未知の病原体による感染症の流行下では，正しい選択肢
を見極めようとする態度は，かえって不安を高める結果となりうる。判断の正しさで
はなく，他者への配慮を規範として行動することが，流行を乗り切る助けとなる。
● 新型コロナウイルスの流行下において，自宅は無条件に安全な場所ではない。家庭の
環境は多様であり，場合によっては感染の不安や生活上の不安といった，さまざまな
不安が交差する場所にもなる。

復習のための小テスト

1　新型コロナウイルスの流行から自身や家族を守るための助言としてもっとも適切と
思われるものを選びなさい。
Ⓐ「正確な知識にもとづいた正しい選択を常に実行することだけが，ウイルス感染か
ら身を守る方法です」
Ⓑ「社会的な不安を背景として流通するさまざまな憶測に惑わされず，常に正しい情
報だけを選び取るよう心がけて下さい」
Ⓒ「家族の誰かに嗅覚異常や発熱などの異変があれば，すぐかかりつけ医を受診して
PCR検査を要求して下さい」
Ⓓ「距離を確保したりマスクを着用するといった日常的な配慮の積み重ねで，結果的
に互いの健康が守られる可能性が高まります」

2　新型コロナウイルス流行の社会的な影響について，もっとも適切に説明している文
章を選びなさい。
Ⓐ緊急事態宣言やロックダウンといった対策は，年齢や性別を問わずすべての国民を
対象とするものである限り，すべての人に等しい負担を求めるものである。
Ⓑ新型コロナウイルス流行に起因する社会的な不安を収束させるためには，PCR検
査の実施数を大幅に増やすことが有効である。
Ⓒ自粛による経済活動の停滞は一時的なものであるから，国民一人ひとりの創意工夫
で乗り越えるべきである。
Ⓓ新型コロナウイルス流行によって日常生活が脅かされる程度は，職業や家族構成と
いった要因に大きく左右される。

もっと詳しく学びたい人のためのブックガイド

河出書房新社編集部［編］(2020).『思想としての〈新型コロナウイルス禍〉』河出書房新社

クロスビー，A. W.／西村秀一［訳］(2004).『史上最悪のインフルエンザ──忘れられたパンデミック』みすず書房

ケック，F.／小林　徹［訳］(2017).『流感世界──パンデミックは神話か？』水声社

美馬達哉 (2020).『感染症社会──アフターコロナの生政治』人文書院

【参照文献・ウェブサイト】

Caduff, C. (2020). What went wrong: Corona and the world after the full stop. *Medical Anthropology Quarterly, 34*(4), 467-487.

石川ひろの・進藤雄三・山崎喜比古 (2012).『社会学 第6版』医学書院

浜田明範 (2020).「新型コロナ「感染者を道徳的に責める」ことが，危機を長期化させる理由──必要とされるペイシャンティズム」現代ビジネス〈https://gendai.ismedia.jp/articles/-/71660（最終確認日：2021年3月9日)〉

モル，A.／田口陽子・浜田明範［訳］(2020).『ケアのロジック──選択は患者のためになるか』水声社

おわりに（1）

　私（錦織宏）の妻は内科・家庭医療・在宅医療を専門とする診療所の医師である。今も内科医として働く私は，生活を診ることを専門としている医師である妻との毎日の会話のなかで，日常診療にまつわるいろいろなことを話す（患者さんの守秘義務が守られた形での会話になるが）。そのなかでしばしば「可愛く年をとった方がいい」ということがよく話題に上がる。私自身，これまでに多くの患者さんを診てくるなかで，医療者に可愛いと思ってもらえる患者さんとそうでない患者さんのケアには明らかな有意差があるのではないかと思うようになってきた。家族に介護負担を強いることが（よい意味で）少なくなってきている今日，老後，他人様（ひとさま）にお世話になる可能性は極めて高い。その時に「可愛いじいちゃん・ばあちゃんになれるかどうか？」は，受ける医療・看護・介護の質を決定するのではないかと思う。確かにチャールズ・ディケンズのクリスマス・キャロルに出てくるスクルージみたいな患者を診察している風景を想像すると，この仮説はある程度正しいと思う。

　上記の逸話（アネクドート）からもわかるように，EBM（Evidence Based Medicine）とEBN（Evidence Based Nursing）で医療の「内容」がどれだけ標準化しようと，医師を含めた医療人のおこなう診療の質を完全に標準化することは不可能だし（人工知能を備えたロボットに置き換われば別だが），そうすべきではないと個人的には考えている。また近年，Shared Decision Makingの潮流を受け，医師と患者との関係は（これもよい意味で）より双方向性のものになってきた。つまり，今日の医療は，医師がエビデンスに基づいた客観的な事実のみを患者に一方的に伝えるのではなく，個別性の高い患者と医師の双方向性のやりとりのなかで，医師自身の価値観もある程度反映される形で，医療方針が決まっていっている。よって今後，医師が幅広い視野をもち，患者さんの生活を想像でき，色々な価値観に対してオープンであることは，より重要になってくるだろう。

　そのような医師・医療者を育成するために，人文社会科学の果たす役割は大きいと私は思う。ただこれまでの医学教育においては，それらの学問が教養教育において医療と切り離された形で取り扱われていたため，医学生にその価値を伝えることは難しかった。総論で人文社会科学の教育は大事だというものの，各論でどうするかについては思考停止していた医学教育の現状において，飯田先生と私が今回，多くの執筆者と共に本書で成し遂げた仕事は，人類学者と医師が協働し，症例基盤型

の形で医学生・医師を対象に人類学・社会学の教育を展開することであり，それに
よって人類学・社会学と医学・医療とを架橋することであった。同様のアプローチ
でこれまでに実施してきた症例検討会の参加者の反応からは一定の手応えを感じて
いるが，その限界もあると我々は認識している。読者のなかから，我々の取り組み
（症例を介した人類学・社会学と医学・医療との架橋）を批判し，医療と人文社会科学の
架橋というテーマをさらに次のステージへと進めてくれる研究者が生まれてくるこ
とを切に願っている。

　最後に再び個人的なナラティブに戻るが，私が医師になった動機は，患者さんの
人生から多くの重要なことを学びたい，というものであった。医師になって20年
以上になるが，これまで患者さんから，（医学以外のことも含めて）本当に多くのこと
を学ばせてもらったように感じている。これまでに関わりのあった患者さんに感謝
するとともに，そのような医師という職業に就いている，もしくは今後就く予定の
読者の皆さんに，「人文社会科学の視点をもって患者さんと接することで日常診療
が非常に豊かなものになる」ということを今後も引き続き伝え続けたいと強く思っ
ている。

錦織　宏

おわりに（2）

　「医療者に可愛いと思ってもらえる患者さん」って，結局それは，医療者に従順な
患者ということではないか。錦織先生の「おわりに」を読んで私（飯田）が最初に
引っかかった点である。その意見を伝えると，錦織先生は「いや，わかるんですけど，
でも，現場の医療者は共感すると思いますよ」と言い，しばらく議論になった。も
ちろん錦織先生は，従順な患者の方がよいケアを受けられる，と単純にいっている
わけではないことは私もわかっている。次の段落を読めば，どんな患者にも（スク
ルージのような患者にも）標準化された医療が提供されなければならないという大前
提はあったうえで，それでも医療者も人間であるし，ケアというものは個別性の高
いものであり，医療者側の価値観が反映されることは否めず，むしろ医療者はその
ことに自覚的になるべきだということをいっていることはわかる。しかし，冒頭の
ような書き方は，（特に医療に批判的な）読者からは誤解を受けるのではないか……。
　編者間の議論の一端を読者に垣間みていただくために，私たちは，この議論を
「おわりに」にそのまま掲載することにした。本書の編集過程で，錦織先生と私はた
くさんの議論を積み重ねてきた。錦織先生も述べているように，医療と人文社会科
学の架橋は，総論としてはその重要性を理解できても，具体的な事例に対処しよう
とするとたちまち困難に突き当たる。「事例集」である本書の作成過程でも，そうし
たことが少なくなかった。特に多かったのは，人類学者の書くことが医療者にとっ
て理想論にみえ，錦織先生から「それで結局，臨床現場ではどうすればいいのか」
と問われるということであった。人類学者としては，「どうすればいいのか」はそれ
こそ文脈に依存し，答えは一つではないため，明確な物言いはできない。しかし臨
床現場で日々，具体的な患者と向き合っている医療者の目には，そのような人類学
者の姿勢は物足りない，あるいは無責任なものにも映ってしまう。各事例の編集に
あたっては，執筆者や事例提供者を含めて何度も議論を重ねるなかで，私たちはで
きる限り双方が納得する落としどころを探った。こうした議論は，一つひとつが非
常に興味深いものであり，いつか（？）それ自体を材料として考察することも夢想
している。
　最後になったが，謝辞を述べておきたい。本書の出版に至るまでには，さまざま
な方々や組織のお世話になった。まず，本書の構想を練るための議論の多くは国立
民族学博物館の共同研究「医療者向け医療人類学教育の検討：保健医療福祉専門職

との協働」（2015–2018 年度）を通じてなされた。この共同研究は，日本文化人類学会の課題研究懇談会「医療人類学教育の検討」（代表：浜田明範）の「医療者向け医療人類学教育」ワーキンググループ（代表：飯田淳子）における議論を土台として発足した。これらの議論にご参加くださった方々にも感謝申し上げる。なお，本書の編集作業は JSPS 科研費基盤研究（B）「人類学の外部から考える人類学の可変性と可能性：医学教育をめぐる協働の現場から」（代表：伊藤泰信，課題番号：18H00782）の助成を受けた。

　また，既述したように，本書は私たちが 2015 年から日本プライマリ・ケア連合学会等で実施してきた医師・人類学者合同の「症例検討会」での経験から多くの示唆を得ており，そこで扱われた症例もいくつか所収している。症例検討会にご参加くださった皆さんに心より御礼申し上げたい。本書のために「症例」を提示してくださった，京都大学「現場で働く指導医のための医学教育学プログラム——基礎編」修了生の医師の方々にも謝辞を述べる。勤務先の川崎医療福祉大学や川崎医科大学では本書の原稿の一部を用いて授業をおこない，受講生の反応を編集の参考にさせていただいた。受講生の皆さんに深く感謝している。

　深刻な事例が多いなか，心を和ませる素敵なイラストを描いてくれた北井真由美さんには，幼なじみゆえ遠慮のない要望を聞いてもらった。最後に，本書の執筆・編集作業がなかなか進まないなか，辛抱強くお付き合いくださったナカニシヤ出版および編集担当の米谷龍幸さんに厚く御礼申し上げる。

飯田淳子

医学教育モデル・コアカリキュラム（平成 28（2016）年度改訂版）との対応表

本書は，「医学教育モデル・コアカリキュラム 平成 28 年度改訂版」（コアカリ）の「B 社会と医学・医療」の「B-4 医療に関連のある社会科学領域」「B-4-1）医師に求められる社会性」の各学修目標に対応した構成となっています。
以下の一覧では，コアカリの各学修目標と，本書での関連する章を記載しています。**太字**になっている章では，その学修目標が主に扱われています。

B-4-1）医師に求められる社会性

ねらい：文化的社会的文脈のなかで人の心と社会の仕組みを理解するための基礎的な知識と考え方およびリベラルアーツを学ぶ。臨床実践に行動科学・社会科学の知見を生かすことができるよう，健康・病い・医療に関する文化人類学・社会学（主に医療人類学・医療社会学）の視点・方法・理論について，理解を深める。

コアカリ学修目標	関連する章
1 医療人類学や医療社会学等の行動科学・社会科学の基本的な視点・方法・理論を概説できる。	全章（**2**，**3**，**コラム 1**）
2 病気・健康・医療・死をめぐる文化的な多様性を説明できる。	**8**，**11**，21，22，23，25，コラム 2
3 自身が所属する文化を相対化することができる。	8，**11**，18，**21**，**23**，25，**コラム 2**
4 人びとの暮らしの現場において病気・健康がどのように捉えられているかを説明できる。	**5**，9，**10**，12，13，17，18，19，21，**27**，コラム 2
5 人の言動の意味をその人の人生史や社会関係の文脈のなかで説明することができる。	6，**7**，**9**，**10**，11，12，13，**14**，**15**，17，**18**，**19**，**20**，21，27
6 文化・ジェンダーと医療の関係を考えることができる。	**12**，**13**，18，22
7 国際保健・医療協力の現場における文化的な摩擦について，文脈に応じた課題を設定して，解決案を提案できる。	**22**，**23**
8 社会をシステムとして捉えることができる。	**26**
9 病人役割を概説できる。	**4**，**7**，**10**
10 対人サービスの困難（バーンアウトリスク）を概説できる。	**24**
11 経済的側面や制度的側面を踏まえたうえで，医療現場の実践を評価できる。	**4**，21，**22**，**27**
12 在宅療養と入院または施設入所との関係について総合的な考察ができる。	4，9，**16**，17，20
13 多職種の医療・保健・福祉専門職，患者・利用者，その家族，地域の人びとなど，さまざまな立場の人が違った視点から医療現場に関わっていることを理解する。	**6**，7，**15**，16，**17**，**20**，25
14 具体的な臨床事例に文化・社会的課題を見出すことができる。	1，2，3 章を除く全章

医学教育モデル・コアカリキュラム（令和4（2022）年度改訂版）との対応表

令和4（2022）年度に「医学教育モデル・コアカリキュラム」（コアカリ）が改訂されました。以下の一覧では，令和4（2022）年度改訂版コアカリの各学修目標と，本書での関連する章を記載しています。

コアカリ学修目標	関連する章
PR-02-02 他者理解と自己理解	全章
GE-04 医学的・文化的・社会的文脈における健康	全章
GE-04-02-01 人の言動の意味をその人の人生史・生活史や社会関係の文脈の中において検討できる。	6, **7**, **9**, **10**, 11, 12, 13, **14**, **15**, 17, **18**, **19**, **20**, 21, 27
GE-04-02-02 文化人類学・社会学 (主に医療人類学・医療社会学) の視点で，患者やその家族と生活環境・地域社会・医療機関等との関係について説明できる。	4, 6, 7, 9, 15, 16, 17, 20
GE-04-02-03 文化人類学・社会学 (主に医療人類学・医療社会学) の理論や概念を用いて，患者の判断や行動に関わる諸事象を説明できる。	4, 5, 6, 7, 8, 10, 11, 12, 13, 15, 16, 17, 20, 21, 22, 26
IP-02-03-02 自らの価値観や言動について，多職種及び他の医療系学部の学生との関係性の中で，相対化できる。	15, 17, 20, 25
SO-04-02 ジェンダーと医療	**12**, **13**, 18, 22
SO-05-01-06 医療提供体制と医師の働き方について自身の考えを述べることができる。	24
SO-05-02-01 国際的に取り組む必要のある医療・健康課題について，歴史・社会的背景を踏まえて，概要を理解している。	22, 23
SO-06 社会科学の視点から捉える医療	全章
SO-06-01-01 日常生活や外来診療・在宅療養・入院・施設入所等において，健康・病気・死の捉え方を探索できる。	**5**, 9, **10**, 12, 13, 17, 18, 19, 21, **27**, コラム2
SO-06-01-02 時代の流れ，社会の状況や諸制度との関わりのなかで医療に関する諸事象を捉え，構造的に説明できる。	4, 21, 22, 26, 27
SO-06-01-03 個や集団に及ぼす文化・慣習による影響（コミュニケーションの在り方等）を理解している。	8, 11, 21, 22, 23, 25, コラム2

🔍 事項索引

🔍 人名索引

執筆者紹介 （編者は *）

執筆以外についての担当章番号は症例／事例提示を *Italic* とし，医療監修を **Gothic** とする。

飯田淳子 * （いいだ じゅんこ）
川崎医療福祉大学医療福祉学部教授
担当：はじめに，9，おわりに（2）

錦織　宏 * （にしごり ひろし）
名古屋大学大学院医学系研究科教授
担当：はじめに，1，*26*，コラム 2，おわりに（1）

星野　晋 （ほしの しん）
山口大学国際総合科学部准教授
担当：2

伊藤泰信 （いとう やすのぶ）
北陸先端科学技術大学院大学（JAIST）教授
担当：3，コラム 1

浜田明範 （はまだ あきのり）
関西大学社会学部准教授
担当：4，22，*22*

石原　慎 （いしはら しん）
藤田医科大学医学部教授
担当：*4*，**4**

吉田尚史 （よしだ なおふみ）
立正大学社会福祉学部特任教授
担当：5，*5*，**5**，**6**，23，*23*

西　真如 （にし まこと）
広島大学人間社会科学研究科准教授
担当：6，16，27，*27*

和田忠志 （わだ ただし）
いらはら診療所在宅医療部医師
担当：**6**

島薗洋介 （しまぞの ようすけ）
大阪大学グローバルイニシアティブ・センター
専任講師
担当：7，20

孫　大輔 （そん だいすけ）
鳥取大学医学部地域医療学講座講師
担当：*7*，**7**

工藤由美 （くどう ゆみ）
国立民族学博物館外来研究員
担当：8，25

肥田侯矢 （ひだ こうや）
京都大学医学部附属病院消化管外科医師
担当：*8*，**8**

宮地純一郎 （みやち じゅんいちろう）
北海道家庭医療学センター 教育学習支援センター長
浅井東診療所　副所長
担当：*9*，**9**，**15**，**17**，**21**

梅田夕奈 （うめだ ゆうな）
東京都立松沢病院精神科医師
担当：**9**，24，*24*

照山絢子 （てるやま じゅんこ）
筑波大学図書館情報メディア系准教授
担当：10，14，*14*

林　幹雄 （はやし みきお）
関西医科大学医学教育センター助教
担当：*10*，**10**

辻内琢也 （つじうち たくや）
早稲田大学人間科学学術院教授
浜松医科大学医学部・看護学部非常勤講師
ポレポレクリニック副院長医師
担当：11，*11*

木村武司 （きむら たけし）
京都大学医学部附属病院総合臨床教育・研修センター特定病院助教
担当：**11**

松尾瑞穂（まつお みずほ）
国立民族学博物館准教授
担当：12, 12

伊賀健太朗（いが けんたろう）
聖隷浜松病院産婦人科医長
担当：12, 22

濱　雄亮（はま ゆうすけ）
東京交通短期大学准教授
担当：13, 13, 19

佐々木香織（ささき かおり）
東京女子医科大学八千代医療センター小児科
担当：13

古橋忠晃（ふるはし ただあき）
名古屋大学大学院医学系研究科准教授
担当：14

大谷かがり（おおたに かがり）
中部大学生命健康科学部助教
担当：15, 15, 17, 17, 21

田中淳一（たなか じゅんいち）
東北大学大学院医学系研究科医学教育推進セン
ター講師
担当：16, 16

堀口佐知子（ほりぐち さちこ）
テンプル大学日本校教授
担当：18, 21

錦織麻紀子（にしごり まきこ）
上賀茂診療所医師
担当：18, 18, 26

井上和興（いのうえ かずおき）
鳥取大学医学部地域医療学講座講師
担当：19, 19

島﨑亮司（しまざき りょうじ）
シティタワー診療所医師
担当：20, 20

忽那賢志（くつな さとし）
大阪大学大学院医学系研究科感染制御学教授
担当：23

宮地由佳（みやち ゆか）
京都大学医学部附属病院 緩和医療科医師
担当：24

及川沙耶佳（おいかわ さやか）
福島県立医科大学医療人育成・支援センター助教
担当：25, 25

松繁卓哉（まつしげ たくや）
国立保健医療科学院 医療・福祉サービス研究部
主任研究官
担当：26

染谷真紀（そめや まき）
京都大学医学部附属病院総合臨床教育・研修セ
ンター助教
担当：27

北井真由美（きたい まゆみ）
イラスト

松井善和（まつい よしかず）
作図

（所属・職階：2022 年 7 月現在）

「復習のための小テスト」解答

章番号	問1	問2
4	C	C
5	D	B
6	B	C
7	A	A
8	C	A
9	D	D
10	C	B
11	C	D
12	B	A
13	D	A
14	D	B
15	C	C
16	D	C
17	A	C
18	B	A
19	B	D
20	B	D
21	C	B
22	D	B
23	C	D
24	D	B
25	A	C
26	D	D
27	D	D

本書では実例をもとにして事例を記述している章もあるが，倫理面については細心の注意を払っている。個人が特定されないよう，個人名や施設名を匿名化していることはもとより，適宜，ストーリーを大きく変えない範囲で事例をフィクション化している部分もある。なお，本書で採用している「症例検討会」による学習・教育に関する「行動科学・社会科学を医学教育に組み込む方法としての医療者・社会科学者協働の臨床症例検討会の開発」という研究は，京都大学での倫理審査（審査番号：R0865）の承認を得ている。

医師・医学生のための人類学・社会学
臨床症例／事例で学ぶ

2021 年 3 月 31 日	初版第 1 刷発行
2024 年 3 月 31 日	初版第 3 刷発行

編　者　飯田淳子
　　　　錦織　宏
発行者　中西　良
発行所　株式会社ナカニシヤ出版
〒606-8161　京都市左京区一乗寺木ノ本町 15 番地
　　　　　　　　Telephone　　075-723-0111
　　　　　　　　Facsimile　　075-723-0095
　　　　Website　http://www.nakanishiya.co.jp/
　　　　Email　　iihon-ippai@nakanishiya.co.jp
　　　　　　　　郵便振替　　01030-0-13128

印刷・製本＝ファインワークス／装幀＝白沢　正
Copyright © 2021 by J. Iida, & H. Nishigori
Printed in Japan.
ISBN978-4-7795-1576-7